U0947857

2022年

国家医疗服务与质量安全报告
肿瘤专业分册

国家肿瘤性疾病医疗质量控制中心 编

编写工作组

主 编 赫 捷

副主编 樊 嘉 李 宁

编 委 （按姓氏笔画排序）

于金明 马 丁 王 平 王 军 王成伟 王绿化 王勤章 王锡山
卢彦达 史 健 白 静 白文启 冯继锋 邢念增 朴浩哲 吕国悦
刘天舒 许 斌 李晔雄 杨文静 肖亚洲 吴永忠 何志嵩 张 玉
张一力 张成武 张建功 陈传本 林 源 林桐榆 易俊林 季加孚
郎景和 赵 仁 赵玉兰 郝继辉 胡超苏 钱立庭 徐万海 徐兵河
徐瑞华 郭 军 黄云超 葛明华 程向东 谭诗生 魏少忠

编写工作人员 （按姓氏笔画排序）

王 畅 王 惠 王玉栋 王志意 邓 明 邓浩程 乔江华 刘垚鑫
安 宇 李 扬 李 薇 李辰晨 杨 娟 杨文静 杨淑敏 杨谨成
时黎明 何 振 陆建伟 陈晓钟 林伟龙 周成诚 郑苏菲 胡 冰
姜 达 姚文秀 崔久嵬 路春阳

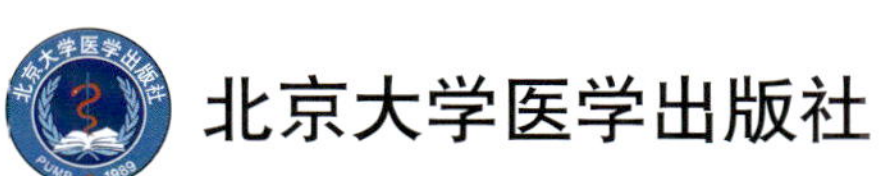

2022 NIAN GUOJIA YILIAO FUWU YU ZHILIANG ANQUAN BAOGAO ZHONGLIU ZHUANYE FENCE

图书在版编目（CIP）数据

2022年国家医疗服务与质量安全报告. 肿瘤专业分册 / 国家肿瘤性疾病医疗质量控制中心编. —北京：北京大学医学出版社，2024.5
ISBN 978-7-5659-3113-0

Ⅰ. ①2… Ⅱ. ①国… Ⅲ. ①医疗卫生服务－质量管理－安全管理－研究报告－中国－2022 ②肿瘤－诊疗－质量管理－安全管理－研究报告－中国－2022 Ⅳ. ①R197.323.4 ②R73

中国国家版本馆CIP数据核字（2024）第059564号

2022年国家医疗服务与质量安全报告肿瘤专业分册

编： 国家肿瘤性疾病医疗质量控制中心
出版发行： 北京大学医学出版社
地　　址：（100191）北京市海淀区学院路 38 号　北京大学医学部院内
电　　话： 发行部 010-82802230；图书邮购 010-82802495
网　　址： http://www.pumpress.com.cn
E-mail： booksale@bjmu.edu.cn
印　　刷： 北京金康利印刷有限公司
经　　销： 新华书店
责任编辑： 董采萱　**责任校对：** 靳新强　**责任印制：** 李　啸
开　　本： 889 mm × 1194 mm　1/16　**印张：** 8.5　**字数：** 275千字
版　　次： 2024年5月第1版　2024年5月第1次印刷
书　　号： ISBN 978-7-5659-3113-0
定　　价： 150.00元

前　言

肿瘤是当前严重威胁我国人民健康的重大疾病之一。国家癌症中心最新数据显示，2016 年我国恶性肿瘤粗发病率为 293.91 / 10 万，发病前 5 位的恶性肿瘤为肺癌、结直肠癌、胃癌、肝癌、乳腺癌；恶性肿瘤粗死亡率为 174.55 / 10 万，死亡前 5 位的恶性肿瘤为肺癌、肝癌、胃癌、结直肠癌、食管癌。面对我国恶性肿瘤发病和死亡呈现不断上升的态势，加强我国各级医院恶性肿瘤诊疗的医疗质量管理与控制工作尤为重要，有助于提升各级医院肿瘤规范化、同质化诊疗水平，从而提高恶性肿瘤患者的生存率，降低死亡率。

2012 年，卫生部医管司委托国家癌症中心 / 中国医学科学院肿瘤专科医院成立了国家肿瘤性疾病医疗质量控制中心（简称国家肿瘤质控中心）。其主要职责包括：①分析肿瘤领域国内外医疗质量安全现状，研究制订我国肿瘤医疗质量安全管理与控制的规划、方案和具体措施。②拟订肿瘤医疗质量控制指标、标准和质量安全管理要求，提出质量安全改进目标及综合策略，并组织开展肿瘤领域质控培训工作。③收集、分析肿瘤医疗质量安全数据，定期发布质控信息，编写年度肿瘤医疗服务与质量安全报告。④加强肿瘤领域质量安全管理人才队伍建设，落实医疗质量安全管理与控制工作要求。⑤组建全国相应的肿瘤质控网络，指导省级以下肿瘤质控中心和医疗机构开展医疗质量安全管理与控制工作。⑥承担国家卫生健康委交办的其他工作任务。

在国家卫生计生委 / 卫生健康委的指导下，国家肿瘤质控中心已连续 8 年参与编写《国家医疗服务与质量安全报告》（肿瘤章节部分）；同时，基于国家卫生健康委医院质量监测系统的年度数据，具体分析了我国二、三级医院肿瘤医疗质量安全数据结果，形成了《2022 年国家医疗服务与质量安全报告肿瘤专业分册》。

本报告在数据收集分析、报告内容编写过程中，得到了国家卫生健康委医政司、国家肿瘤质控中心专家委员会及各亚专业质控专家组、各省级肿瘤质控中心、标普医学信息研究中心的大力支持，同时获得中国医学科学院医学与健康科技创新工程项目（编号：2021-I2M-1-001）、国家重点研发计划项目“肿瘤智能诊疗支持系统开发、验证及推广”（编号：2021YFF1201305）资助，在此一并表示衷心的感谢！

由于编者的时间和水平有限，报告在一定程度上还存在局限性，不足与疏漏之处敬请同行批评指正，以便今后的报告不断完善。

国家肿瘤性疾病医疗质量控制中心

编写说明

一、数据来源和范围

《2022年国家医疗服务与质量安全报告肿瘤专业分册》（以下简称《报告》）是由国家卫生健康委医政司组织，国家肿瘤质控中心编写的年度报告。《报告》重点围绕我国内地二级及以上医院的肿瘤住院患者医疗服务与质量安全相关质控指标进行报告，主要汇总展示了2021年1月1日至2021年12月31日的肿瘤住院患者相关诊疗数据。数据来源于医院质量监测系统（hospital quality monitoring system，HQMS），2021年主要纳入全国2 068家三级公立医院16 639 429例肿瘤住院患者病案首页中的医疗服务与质量安全相关质控指标数据，3 566家二级公立医院2 057 853例肿瘤住院患者病案首页中的医疗服务与质量安全相关质控指标数据。

二、主要内容

《报告》主要分为3个部分，包括基于HQMS的全国二、三级公立医院肿瘤专业医疗服务与质量安全情况，省级肿瘤质控中心工作经验和典型做法，以及肿瘤规范诊疗质量控制指标。主要内容如下：

1．基于HQMS的全国二、三级公立医院肿瘤专业医疗服务与质量安全情况　本部分主要展示2021年二、三级公立医院肿瘤住院患者医疗服务与质量安全相关质控指标数据结果总体情况，以及重点肿瘤（肺癌、乳腺癌、结直肠癌、胃癌、肝癌）住院患者医疗服务与质量安全相关质控指标数据结果的情况，主要包括住院天数、住院费用、离院方式、手术级别等方面的内容。

2．省级肿瘤质控中心工作经验和典型做法　本部分主要介绍8个省级肿瘤质控中心年度质控工作开展情况，为各级肿瘤质控中心开展肿瘤质控管理工作提供经验借鉴。

3．肿瘤规范诊疗质量控制指标　本部分列出了由国家癌症中心各肿瘤单病种质控专家组制订的肿瘤单病种规范诊疗质量控制指标，供各级医院开展肿瘤单病种质控监测参考。

三、其他说明

1．疾病分类编码 《报告》中涉及的疾病分类编码采用《疾病分类代码国家临床版2.0》，手术操作分类编码采用《手术操作分类代码国家临床版3.0》。

《报告》中肿瘤住院患者的范围为主要诊断 ICD-10 编码为 D00-09、C00-C97，主要诊断 ICD-10 编码为 Z08 或 Z51 且其他诊断 ICD-10 编码为 C00-C97 或 D00-09。肺癌住院患者的范围为主要诊断 ICD-10 编码为 C34，主要诊断 ICD-10 编码为 Z08 或 Z51 且其他诊断 ICD-10 编码为 C34。乳腺癌住院患者的范围为主要诊断 ICD-10 编码为 C50，主要诊断 ICD-10 编码为 Z08 或 Z51 且其他诊断 ICD-10 编码为 C50。结直肠癌住院患者的范围为主要诊断 ICD-10 编码为 C18、C19、C20，主要诊断 ICD-10 编码为 Z08 或 Z51 且其他诊断 ICD-10 编码为 C18、C19、C20。胃癌住院患者的范围为主要诊断 ICD-10 编码为 C16，主要诊断 ICD-10 编码为 Z08 或 Z51 且其他诊断 ICD-10 编码为 C16。肝癌住院患者的范围为主要诊断 ICD-10 编码为 C22，主要诊断 ICD-10 编码为 Z08 或 Z51 且其他诊断 ICD-10 编码为 C22。

2．医院分组 《报告》中的医院分组按医院类型分为综合医院、肿瘤专科医院和其他专科医院，不包括中医医院和军队医院；按医院级别分为三级公立医院和二级公立医院。

3．统计指标 《报告》中所涉及的患者例数均为住院人次数，涉及金额的数据均为人民币费用。

目 录

第一部分 基于 HQMS 的全国二、三级公立医院肿瘤专业医疗服务与质量安全情况…………1

一、肿瘤患者医疗服务与质量安全总体情况…………1

（一）收治肿瘤患者医院数…………1

（二）肿瘤患者例数…………2

（三）肿瘤患者平均住院日…………3

（四）肿瘤患者次均费用…………4

（五）肿瘤患者住院死亡率…………5

（六）肿瘤手术患者医疗服务与质量安全情况…………6

（七）肿瘤化疗患者医疗服务与质量安全情况…………11

（八）肿瘤放疗患者医疗服务与质量安全情况…………15

二、重点肿瘤患者医疗服务与质量安全情况…………19

（一）肺癌患者医疗服务与质量安全情况…………19

（二）乳腺癌患者医疗服务与质量安全情况…………36

（三）结直肠癌患者医疗服务与质量安全情况…………52

（四）胃癌患者医疗服务与质量安全情况…………69

（五）肝癌患者医疗服务与质量安全情况…………86

第二部分 省级肿瘤质控中心工作经验和典型做法…………104

一、北京市肿瘤治疗质量控制中心和改进中心…………104

（一）完善组织体系，健全质控网络…………104

（二）建立质控标准，持续开展质控活动…………104

（三）开展化疗质控专项评价，成效显著…………104

（四）充分利用已有信息资源，提高质控信息化水平…………105

二、浙江省肿瘤性疾病医疗质量控制中心…………105

（一）立足“规范化”，不断推进质量改进工作…………105

（二）立足“精细化”，不断提高诊治规范水平…………105

（三）立足“标准化”，不断开展质控检查工作…………105

（四）立足“区域化”，不断完善三级质控体系…………106

（五）立足“同质化”，不断提升基层防治能力…………106

（六）立足“信息化”，不断强化质控效能建设…………106

（七）立足“责任化”，不断压实质控职责使命……106
三、四川省肿瘤性疾病医疗质量控制中心……106
（一）搭平台，完善质控组织体系……107
（二）建机制，丰富质控工作内涵……107
（三）促规范，助力诊疗水平提升……107
四、江苏省肿瘤质控中心……107
（一）完善组织体系，加强中心管理……108
（二）优化质控网络平台，加强诊疗服务建设……108
（三）质控工作多样化，提升质控成效……108
（四）发挥单病种质控专业委员会作用，推行单病种多学科诊疗模式……108
（五）注重质控培训学习，提升全省肿瘤诊治水平……109
（六）定期召开质控工作会议，提升质控管理水平……109
五、河南省肿瘤诊疗质控中心……109
（一）规范中心工作，完善质控体系……109
（二）锚定改进目标，统一工作要求……109
（三）完善专业规范，多措并举质控……110
（四）扎实勤勉工作，质控成效初现……110
六、安徽省肿瘤质量控制中心……110
（一）健全组织架构，覆盖全省地市……110
（二）完善质控标准，促进规范诊疗……111
（三）丰富评估形式，落实改进要求……111
（四）查找分析问题，提出解决方案……111
七、吉林省肿瘤科医疗质量控制中心……112
（一）搭建肿瘤质控网络，为质控工作顺利开展提供保障……112
（二）积极抗击新冠疫情，竭力解决患者就医难题，保障规范治疗……112
（三）组织规范化诊治巡讲，持续推进肿瘤规范化诊治……112
八、河北省肿瘤内科质量管理与控制中心……113
（一）加强地市级质控中心组织建设，健全完善质控网络……113
（二）多措并举，落实肿瘤专业质控工作改进目标……113
（三）加强肿瘤诊疗人才培训，提高肿瘤规范化诊疗能力……113
（四）落实肿瘤诊疗规范和临床路径，规范肿瘤诊疗行为……114
（五）推行“单病种多学科”诊疗，优化肿瘤诊疗模式……114
（六）积极完成国家肿瘤质控中心和河北省卫生健康委部署的各项工作……114

第三部分　肿瘤规范诊疗质量控制指标……115

一、乳腺癌规范诊疗质量控制指标……115

二、肺癌规范诊疗质量控制指标……116

三、肝癌规范诊疗质量控制指标……116

四、卵巢癌规范诊疗质量控制指标……117

五、宫颈癌规范诊疗质量控制指标……117

六、结直肠癌规范诊疗质量控制指标……118

七、淋巴瘤规范诊疗质量控制指标……119

八、鼻咽癌规范诊疗质量控制指标……119

九、甲状腺癌规范诊疗质量控制指标……120

十、黑色素瘤规范诊疗质量控制指标……120

十一、胃癌规范诊疗质量控制指标……121

十二、膀胱癌规范诊疗质量控制指标……121

十三、前列腺癌规范诊疗质量控制指标……122

十四、喉癌规范诊疗质量控制指标……123

十五、食管癌规范诊疗质量控制指标……123

十六、胰腺癌规范诊疗质量控制指标……124

十七、肾癌规范诊疗质量控制指标……124

第一部分

基于 HQMS 的全国二、三级公立医院肿瘤专业医疗服务与质量安全情况

一、肿瘤患者医疗服务与质量安全总体情况

（一）收治肿瘤患者医院数

2021 年纳入分析的三级公立医院共 2 068 家，其中综合医院 1 498 家，肿瘤专科医院 52 家，其他专科医院 518 家；按省域分布，四川相对较多，西藏相对较少（图 1-1）。二级公立医院共 3 566 家，其中综合医院 2 983 家，肿瘤专科医院 21 家，其他专科医院 562 家；按省域分布，广东相对较多，新疆生产建设兵团（以下简称兵团）相对较少（图 1-2）。

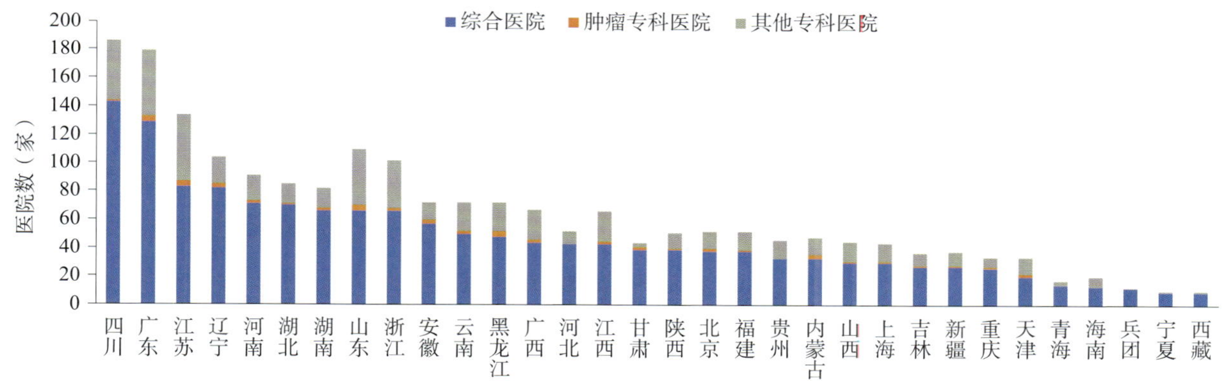

图 1-1　2021 年各省（自治区、直辖市）纳入分析的三级公立医院数

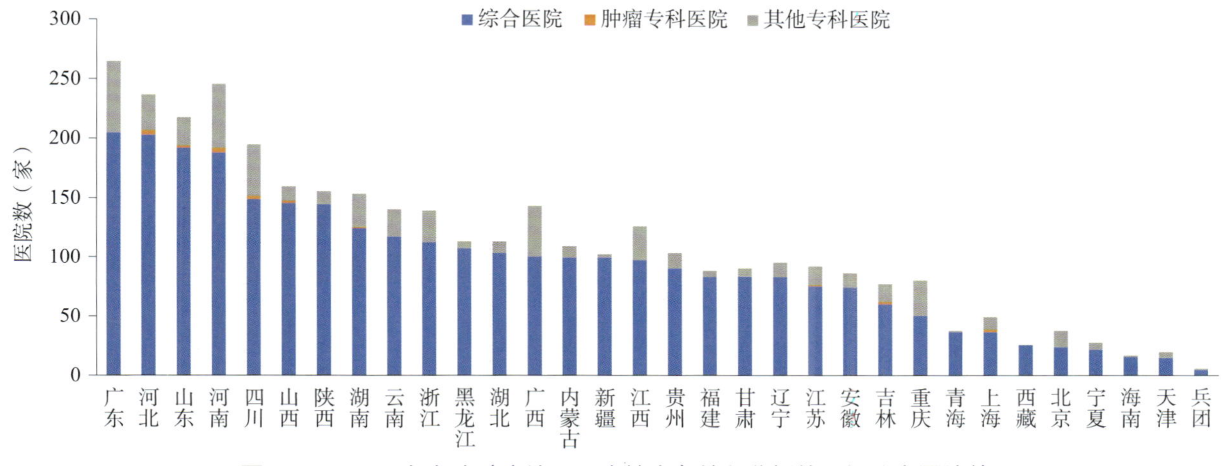

图 1-2　2021 年各省（自治区、直辖市）纳入分析的二级公立医院数

（二）肿瘤患者例数

2021 年纳入分析的三级公立医院肿瘤患者共 16 639 429 例，其中综合医院 13 148 419 例，肿瘤专科医院 2 738 978 例，其他专科医院 752 032 例；按省域分布，山东相对较多，西藏相对较少（图 1-3）。二级公立医院肿瘤患者共 2 057 853 例，其中综合医院 1 920 548 例，肿瘤专科医院 96 862 例，其他专科医院 40 443 例；按省域分布，山东相对较多，西藏相对较少（图 1-4）。

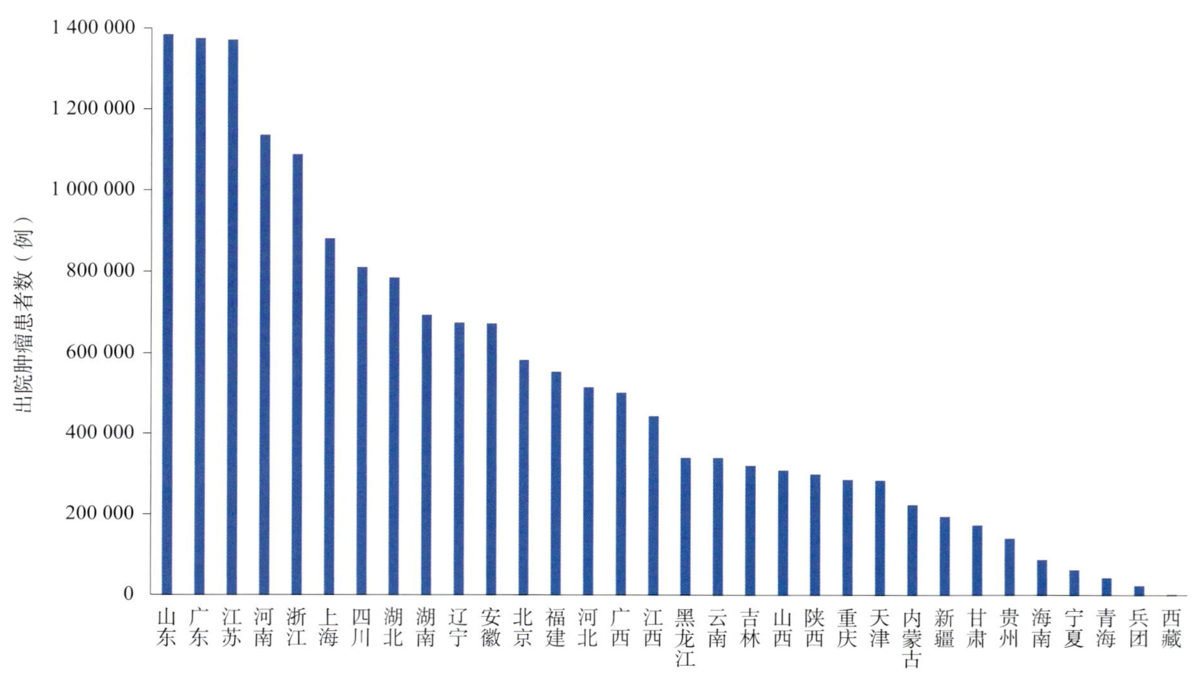

图 1-3　2021 年各省（自治区、直辖市）纳入分析的三级公立医院肿瘤患者分布

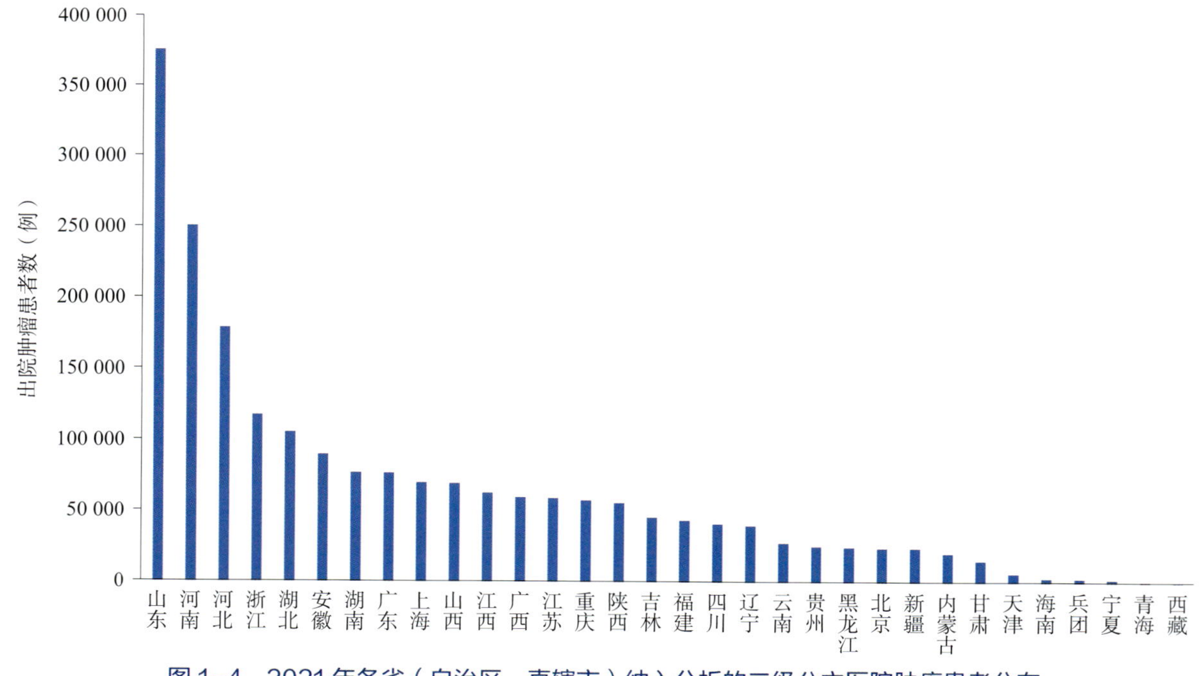

图 1-4　2021 年各省（自治区、直辖市）纳入分析的二级公立医院肿瘤患者分布

（三）肿瘤患者平均住院日

2021 年纳入分析的三级公立医院肿瘤患者平均住院日为 7.8 天，其中综合医院为 7.9 天，肿瘤专科医院为 7.4 天，其他专科医院为 7.2 天；按省域分布，西藏相对较多，上海相对较少（图 1-5）。二级公立医院肿瘤患者平均住院日为 9.3 天，其中综合医院为 9.1 天，肿瘤专科医院为 11.5 天，其他专科医院为 11.6 天；按省域分布，四川相对较多，黑龙江相对较少（图 1-6）。

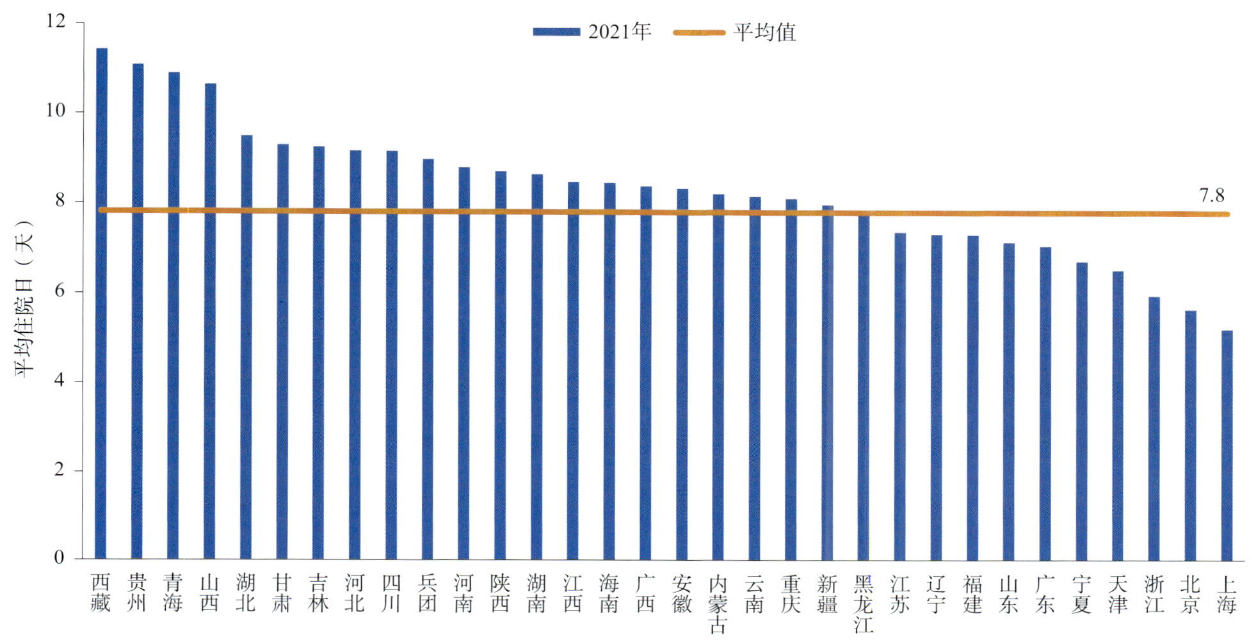

图 1-5　2021 年各省（自治区、直辖市）三级公立医院肿瘤患者平均住院日

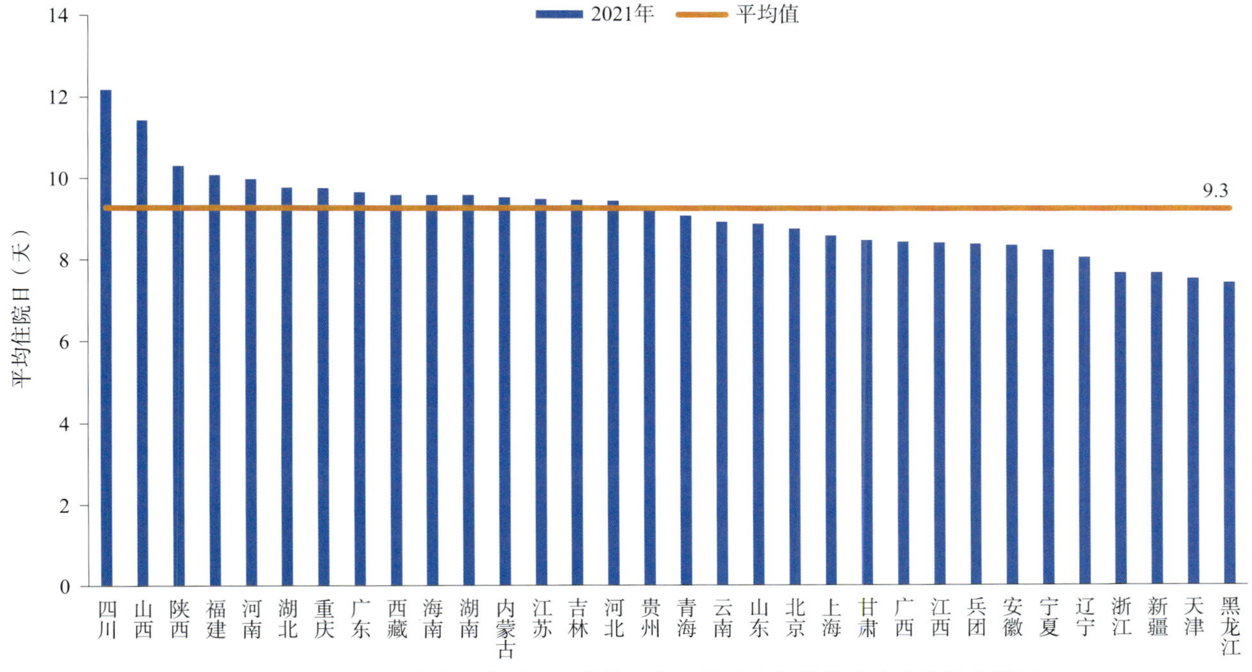

图 1-6　2021 年各省（自治区、直辖市）二级公立医院肿瘤患者平均住院日

（四）肿瘤患者次均费用

2021 年纳入分析的三级公立医院肿瘤患者次均费用为 17 643.87 元，其中综合医院为 17 298.99 元，肿瘤专科医院为 18 869.13 元，其他专科医院为 19 211.01 元；按省域分布，北京相对较高，兵团相对较低（图 1-7）。二级公立医院肿瘤患者次均费用为 10 483.77 元，其中综合医院为 10 310.71 元，肿瘤专科医院为 13 269.94 元，其他专科医院为 12 028.80 元；按省域分布，北京相对较高，甘肃相对较低（图 1-8）。

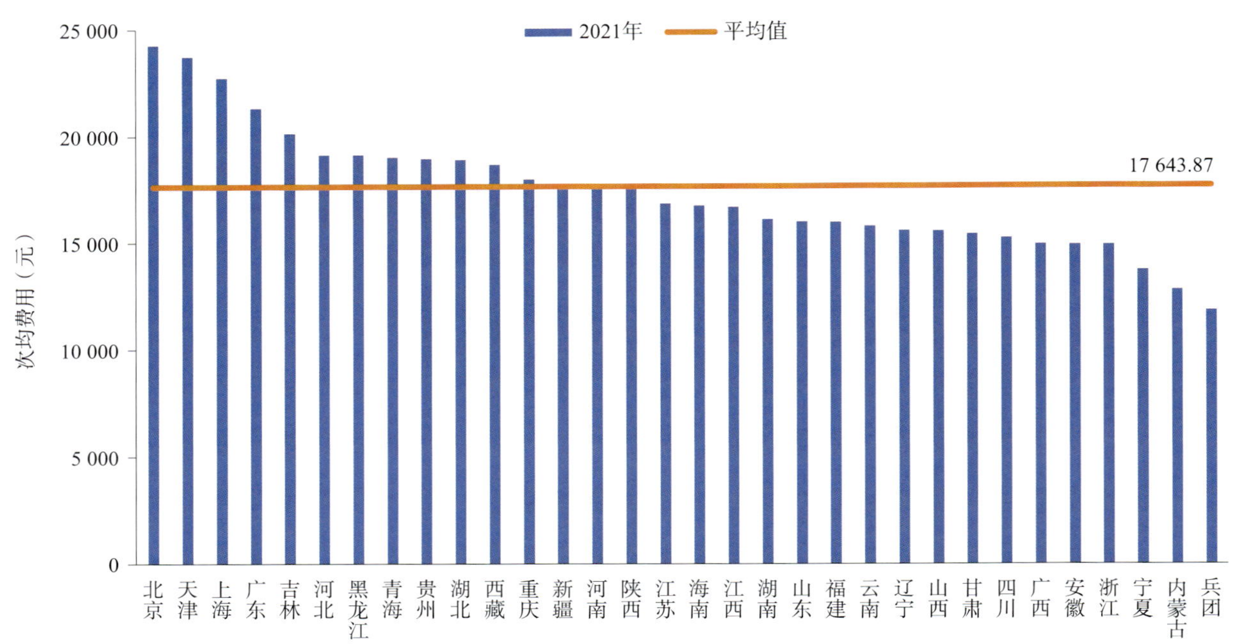

图 1-7　2021 年各省（自治区、直辖市）三级公立医院肿瘤患者次均费用

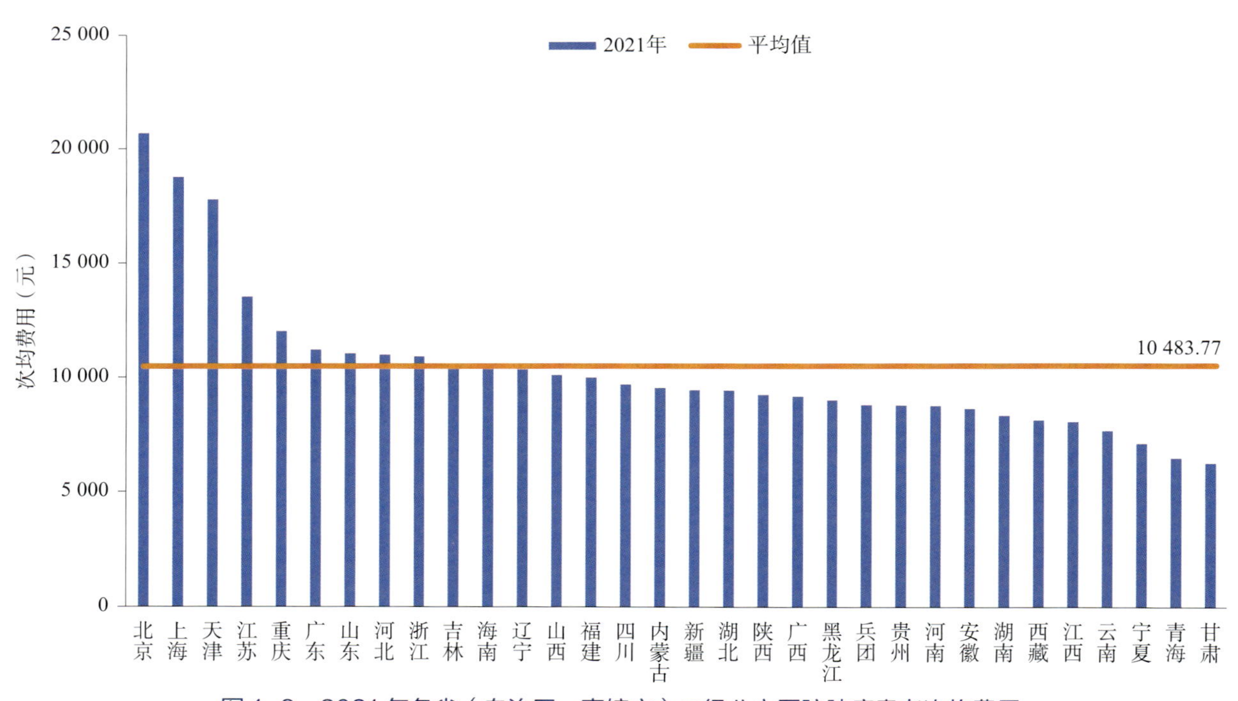

图 1-8　2021 年各省（自治区、直辖市）二级公立医院肿瘤患者次均费用

（五）肿瘤患者住院死亡率

2021 年纳入分析的三级公立医院肿瘤患者住院死亡率为 0.66%，其中综合医院为 0.76%，肿瘤专科医院为 0.20%，其他专科医院为 0.61%；按省域分布，兵团相对较高，福建相对较低（图 1-9）。二级公立医院肿瘤患者住院死亡率为 2.07%，其中综合医院为 2.11%，肿瘤专科医院为 0.97%，其他专科医院为 2.49%；按省域分布，广东相对较高，河南相对较低（图 1-10）。

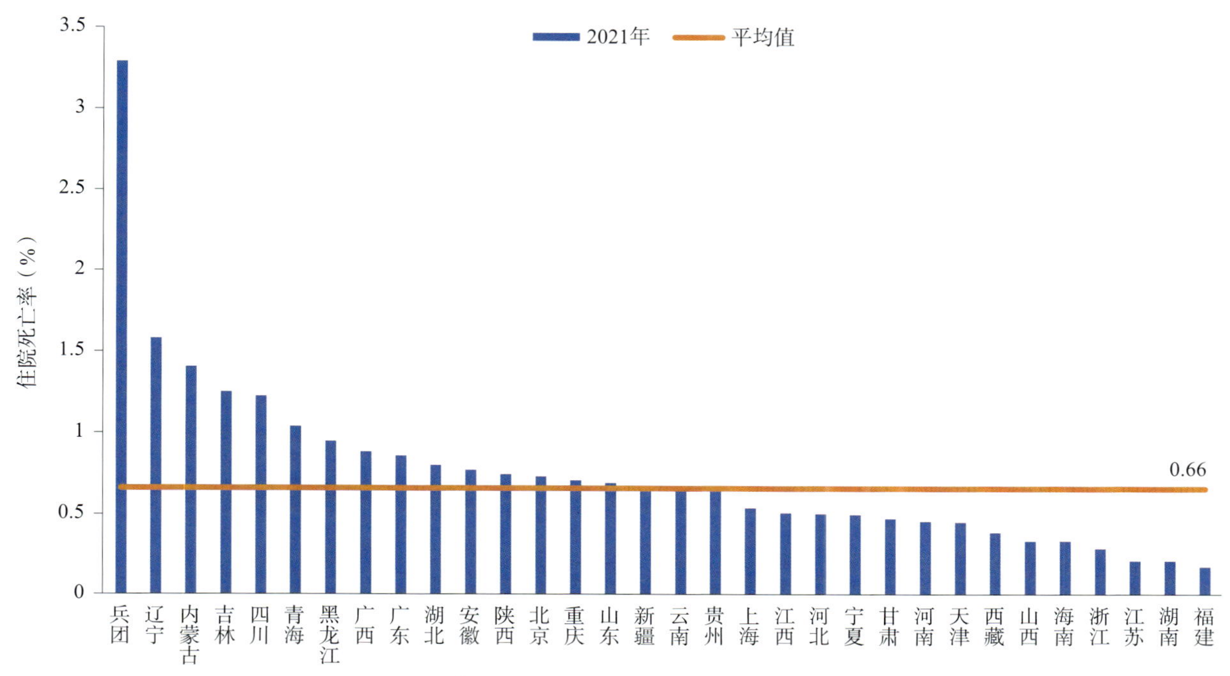

图 1-9　2021 年各省（自治区、直辖市）三级公立医院肿瘤患者住院死亡率

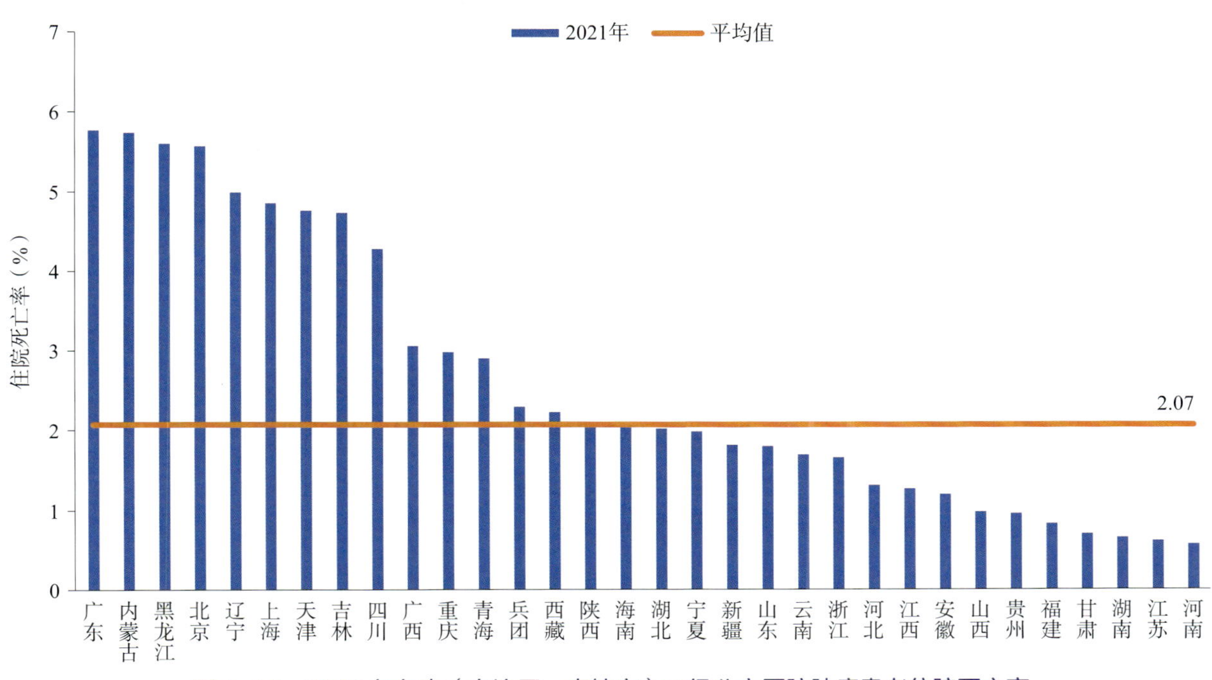

图 1-10　2021 年各省（自治区、直辖市）二级公立医院肿瘤患者住院死亡率

（六）肿瘤手术患者医疗服务与质量安全情况

1．肿瘤手术患者分布 2021 年纳入分析的三级公立医院肿瘤手术患者共 2 862 948 例，其中综合医院 2 284 411 例，肿瘤专科医院 411 024 例，其他专科医院 167 513 例；按省域分布，广东相对较多，西藏相对较少（图 1-11）。二级公立医院肿瘤手术患者共 231 570 例，其中综合医院 214 409 例，肿瘤专科医院 4 876 例，其他专科医院 12 285 例；按省域分布，山东相对较多，西藏相对较少（图 1-12）。

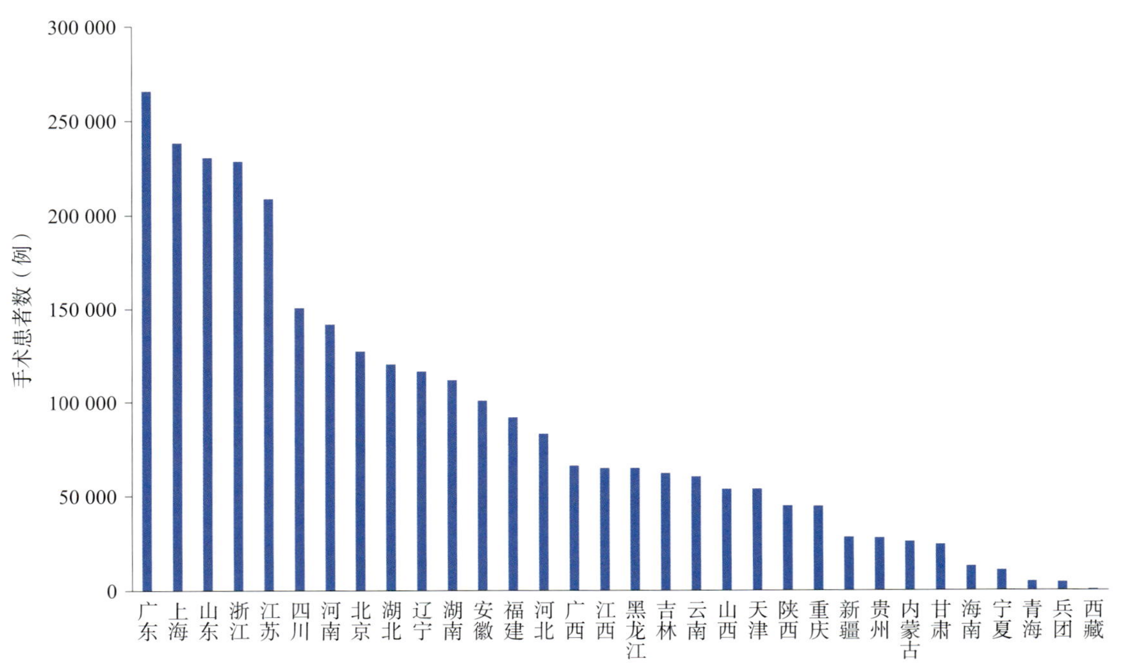

图 1-11 2021 年各省（自治区、直辖市）三级公立医院肿瘤手术患者分布

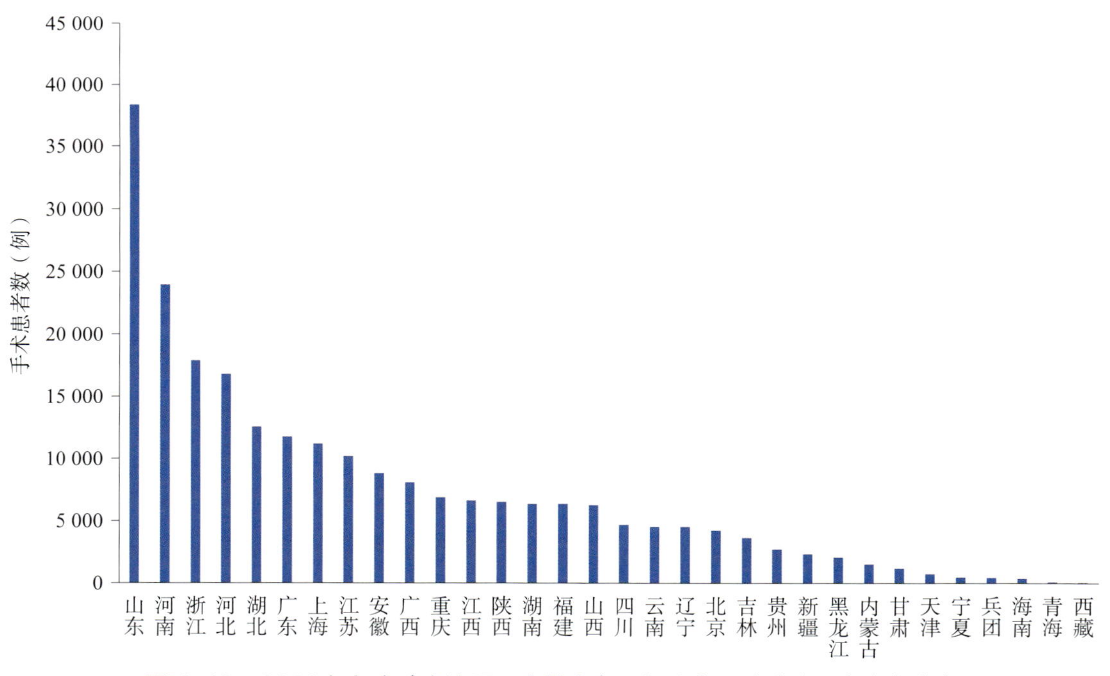

图 1-12 2021 年各省（自治区、直辖市）二级公立医院肿瘤手术患者分布

2．肿瘤手术患者平均住院日　2021 年纳入分析的三级公立医院肿瘤手术患者平均住院日为 12.8 天，其中综合医院为 13.1 天，肿瘤专科医院为 12.2 天，其他专科医院为 10.8 天；按省域分布，西藏相对较多，上海相对较少（图 1-13）。二级公立医院肿瘤手术患者平均住院日为 15.2 天，其中综合医院为 15.3 天，肿瘤专科医院为 19.1 天，其他专科医院为 10.7 天；按省域分布，四川相对较多，宁夏相对较少（图 1-14）。

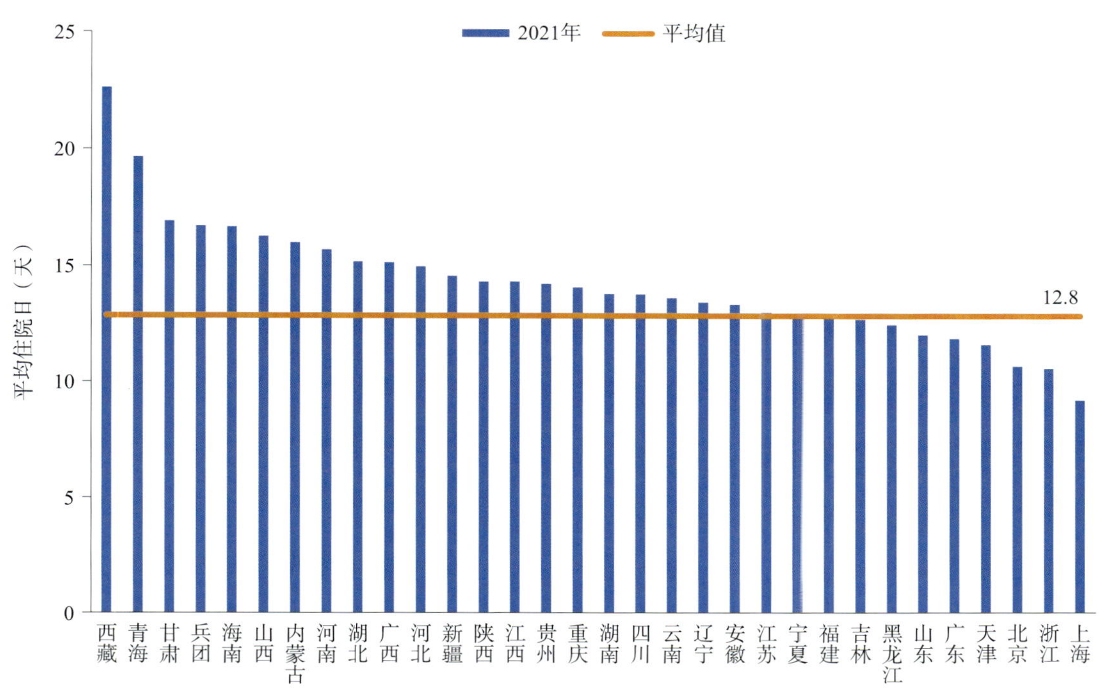

图 1-13　2021 年各省（自治区、直辖市）三级公立医院肿瘤手术患者平均住院日

2021年
平均值
平均住院日（天）
20
18
16
14
12
10
8
6
4
2
0
15.2
四川 湖北 山西 陕西 西藏 兵团 河南 青海 河北 新疆 湖南 福建 重庆 内蒙古 云南 山东 广西 贵州 安徽 甘肃 广东 辽宁 江西 吉林 黑龙江 海南 上海 北京 浙江 江苏 天津 宁夏

图 1-14　2021 年各省（自治区、直辖市）二级公立医院肿瘤手术患者平均住院日

3. 肿瘤手术患者次均费用　2021 年纳入分析的三级公立医院肿瘤手术患者次均费用为 42 905.08 元，其中综合医院为 42 433.56 元，肿瘤专科医院为 46 931.07 元，其他专科医院为 39 456.69 元；按省域分布，北京相对较高，兵团相对较低（图 1-15）。二级公立医院肿瘤手术患者次均费用为 25 563.70 元，其中综合医院为 26 186.24 元，肿瘤专科医院为 27 538.86 元，其他专科医院为 13 914.50 元；按省域分布，北京相对较高，宁夏相对较低（图 1-16）。

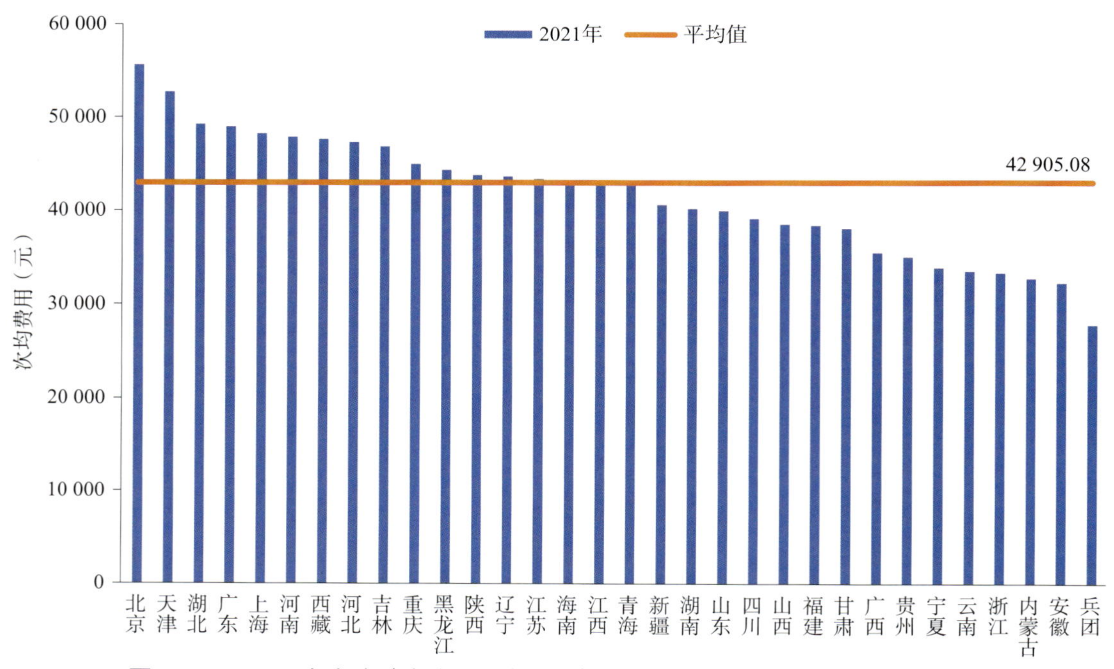

图 1-15　2021 年各省（自治区、直辖市）三级公立医院肿瘤手术患者次均费用

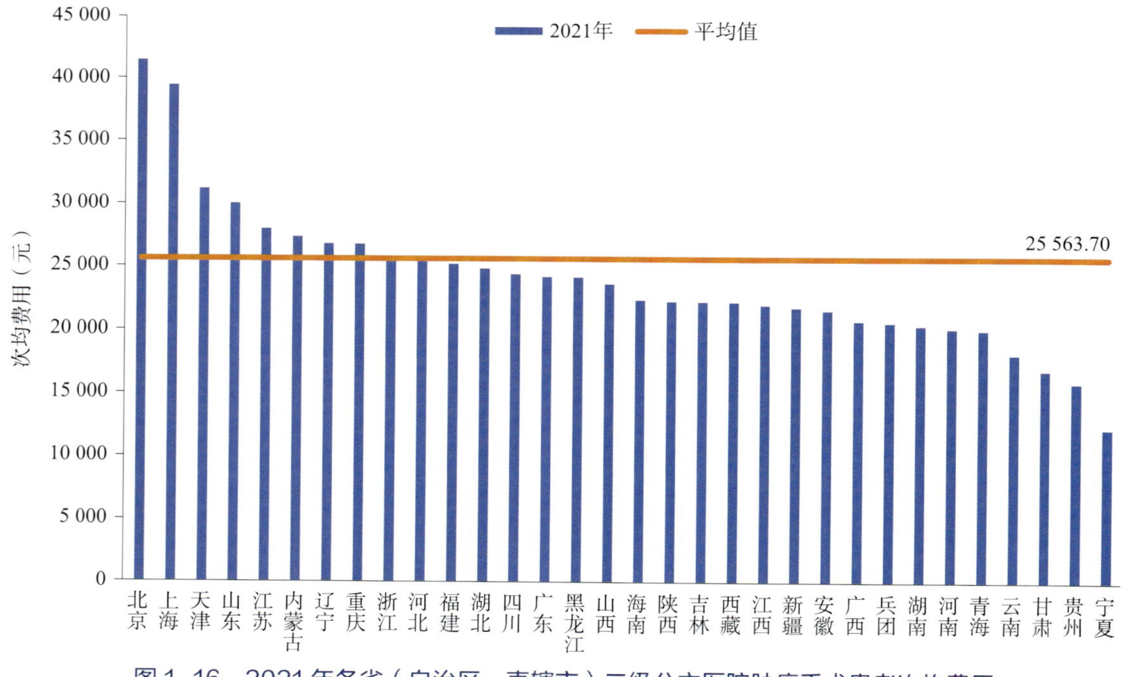

图 1-16　2021 年各省（自治区、直辖市）二级公立医院肿瘤手术患者次均费用

4．肿瘤手术患者四级手术比例　2021 年纳入分析的三级公立医院肿瘤手术患者四级手术比例为 61.29%，其中综合医院为 62.81%，肿瘤专科医院为 62.95%，其他专科医院为 37.13%；按省域分布，江苏相对较高，云南相对较低（图 1-17）。二级公立医院肿瘤手术患者四级手术比例为 39.70%，其中综合医院为 41.17%，肿瘤专科医院为 24.57%，其他专科医院为 18.75%；按省域分布，江苏相对较高，西藏为 0（图 1-18）。

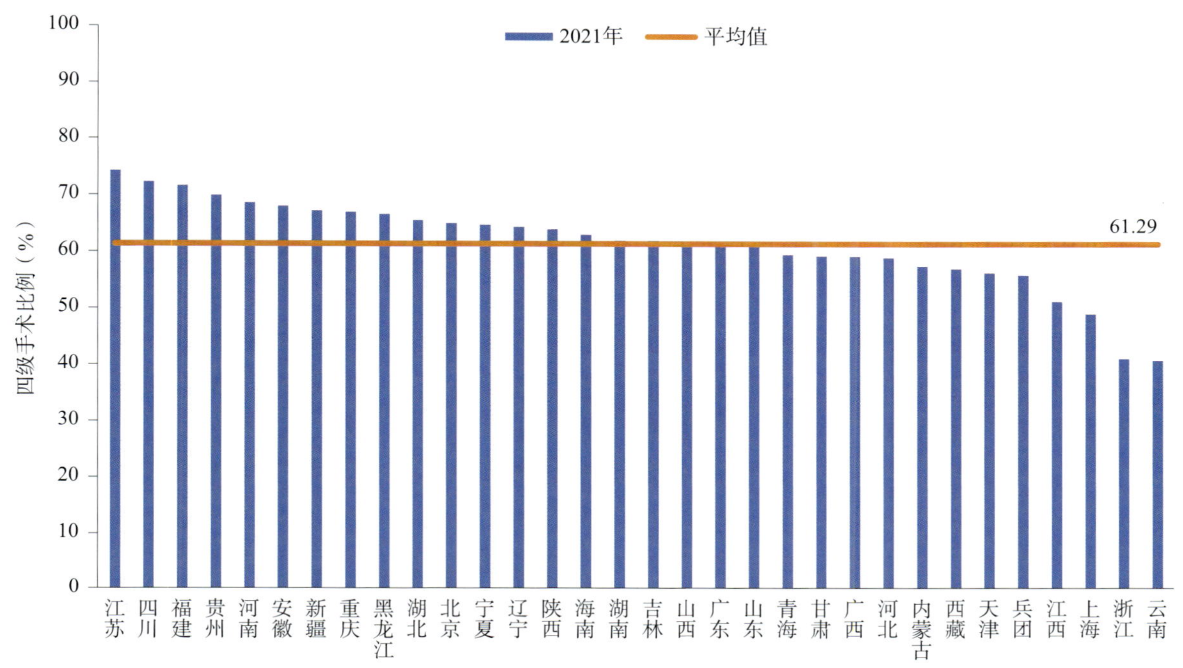

图 1-17　2021 年各省（自治区、直辖市）三级公立医院肿瘤手术患者四级手术比例

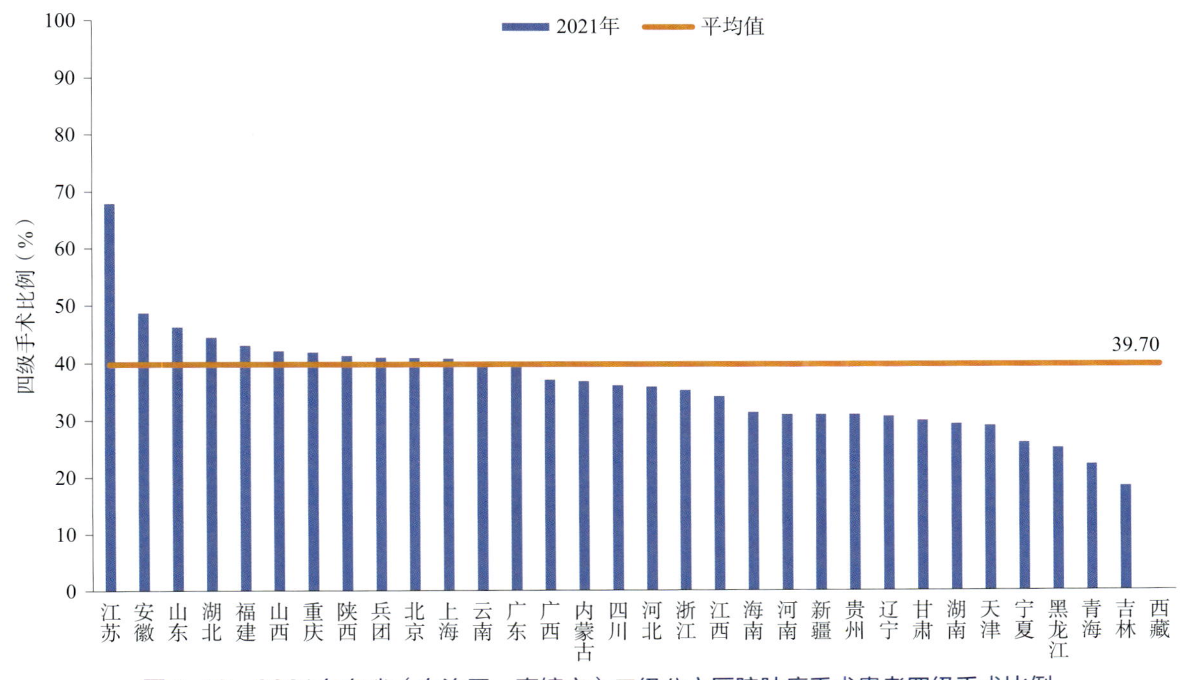

图 1-18　2021 年各省（自治区、直辖市）二级公立医院肿瘤手术患者四级手术比例

5．肿瘤手术患者住院死亡率　2021 年纳入分析的三级公立医院肿瘤手术患者住院死亡率为 0.23%，其中综合医院为 0.26%，肿瘤专科医院为 0.10%，其他专科医院为 0.11%；按省域分布，兵团相对较高，福建相对较低（图 1-19）。二级公立医院肿瘤手术患者住院死亡率为 0.36%，其中综合医院为 0.38%，肿瘤专科医院为 0.21%，其他专科医院为 0.11%；按省域分布，广东相对较高，海南、宁夏、青海、西藏均为 0（图 1-20）。

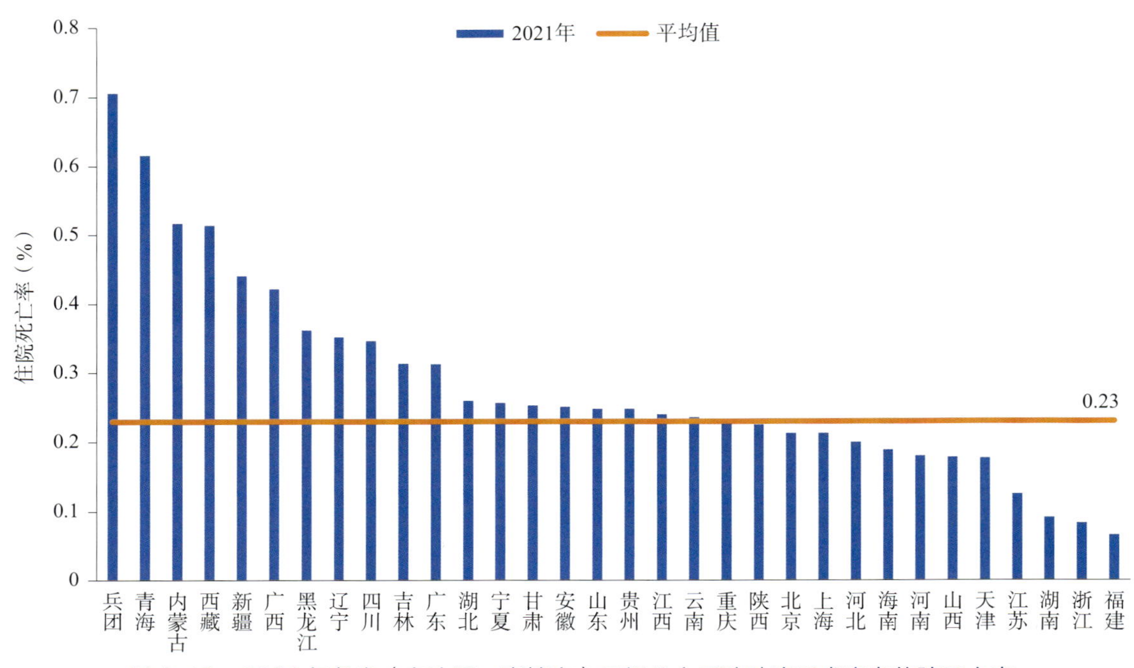

图 1-19　2021 年各省（自治区、直辖市）三级公立医院肿瘤手术患者住院死亡率

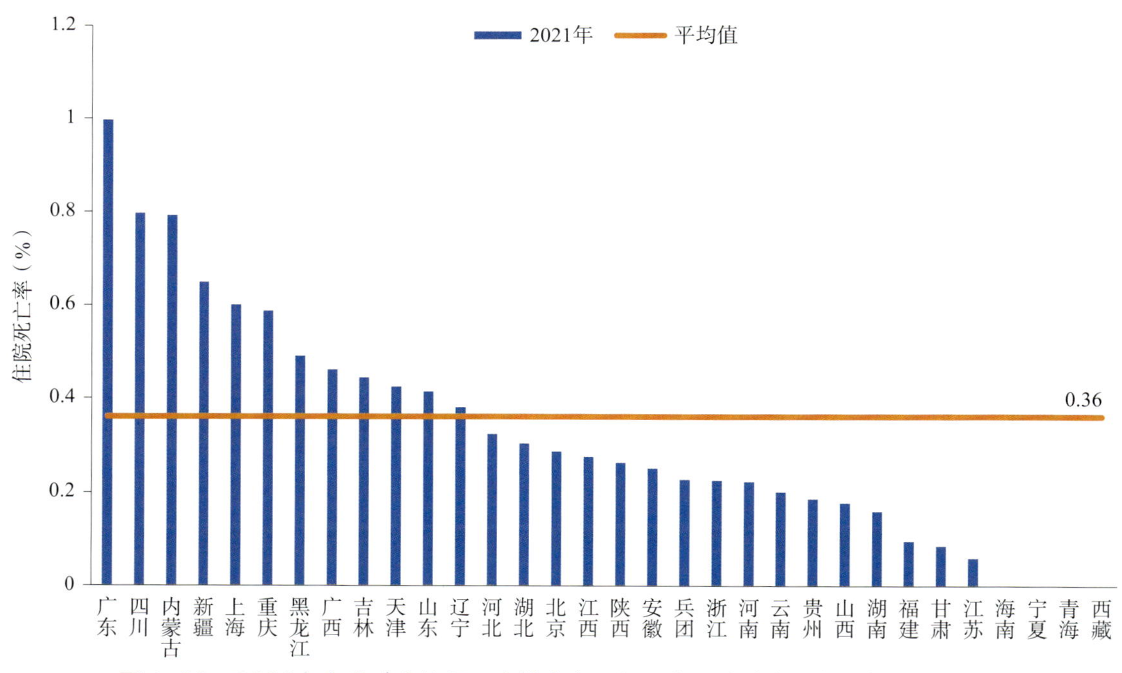

图 1-20　2021 年各省（自治区、直辖市）二级公立医院肿瘤手术患者住院死亡率

（七）肿瘤化疗患者医疗服务与质量安全情况

1．肿瘤化疗患者分布　2021 年纳入分析的三级公立医院肿瘤化疗患者共 6 707 694 例，其中综合医院 5 251 491 例，肿瘤专科医院 1 148 297 例，其他专科医院 307 906 例；按省域分布，山东相对较多，西藏相对较少（图 1-21）。二级公立医院肿瘤化疗患者共 590 152 例，其中综合医院 549 480 例，肿瘤专科医院 31 600 例，其他专科医院 9 072 例；按省域分布，山东相对较多，青海相对较少（图 1-22）。

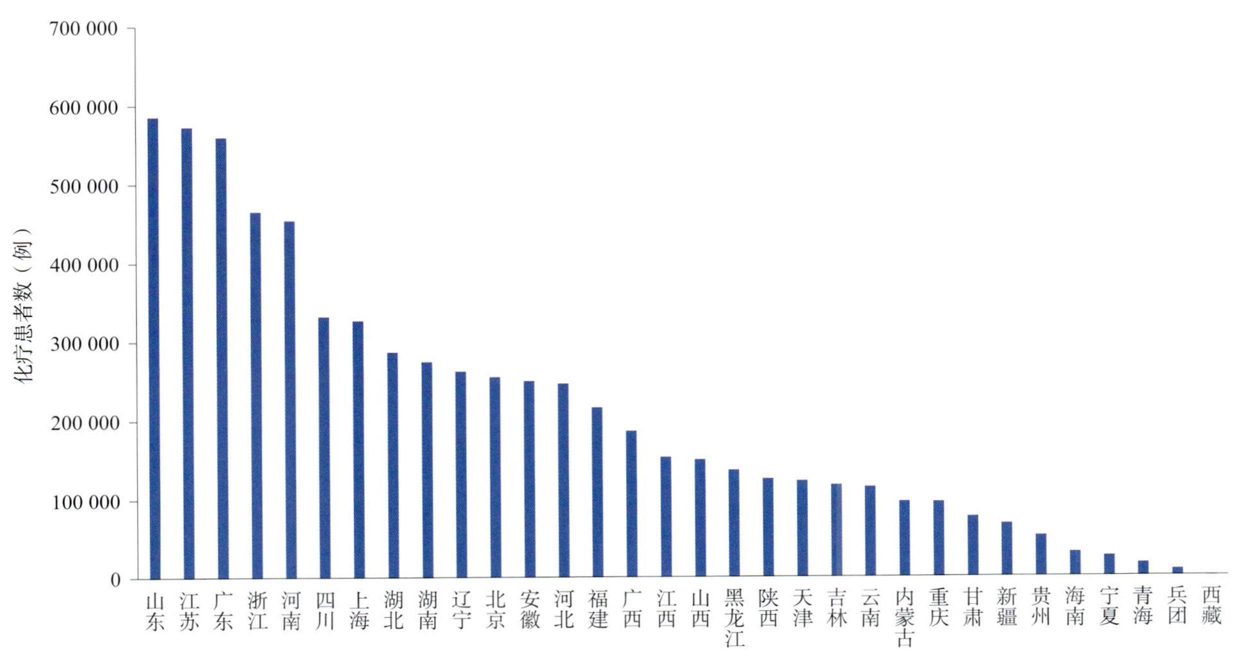

图 1-21　2021 年各省（自治区、直辖市）三级公立医院肿瘤化疗患者分布

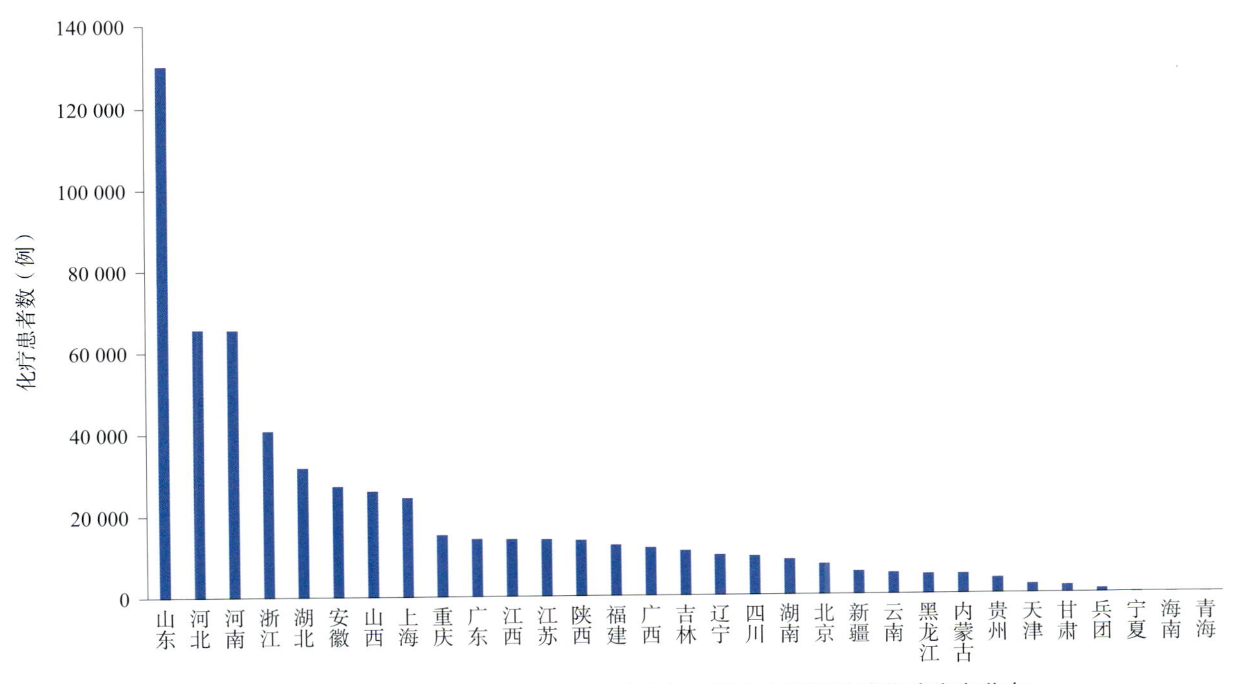

图 1-22　2021 年各省（自治区、直辖市）二级公立医院肿瘤化疗患者分布

2．肿瘤化疗患者平均住院日　2021 年纳入分析的三级公立医院肿瘤化疗患者平均住院日为 5.2 天，其中综合医院为 5.3 天，肿瘤专科医院为 4.8 天，其他专科医院为 4.8 天；按省域分布，西藏相对较多，上海相对较少（图 1-23）。二级公立医院肿瘤化疗患者平均住院日为 6.4 天，其中综合医院为 6.3 天，肿瘤专科医院为 8.4 天，其他专科医院为 7.2 天；按省域分布，四川相对较多，宁夏相对较少（图 1-24）。

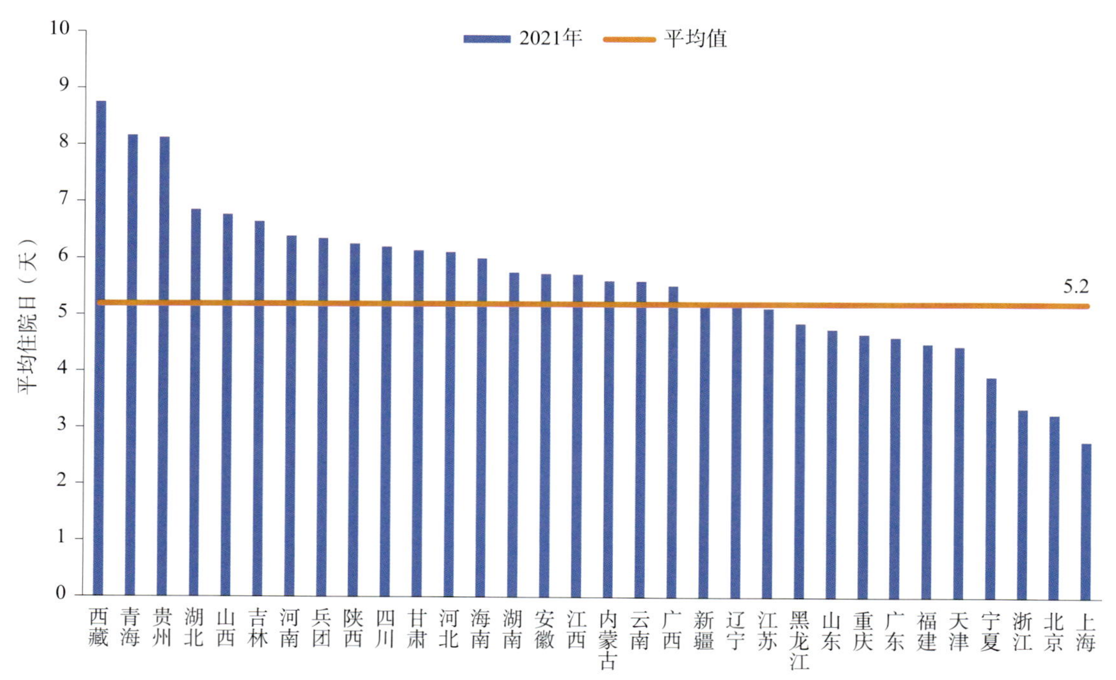

图 1-23　2021 年各省（自治区、直辖市）三级公立医院肿瘤化疗患者平均住院日

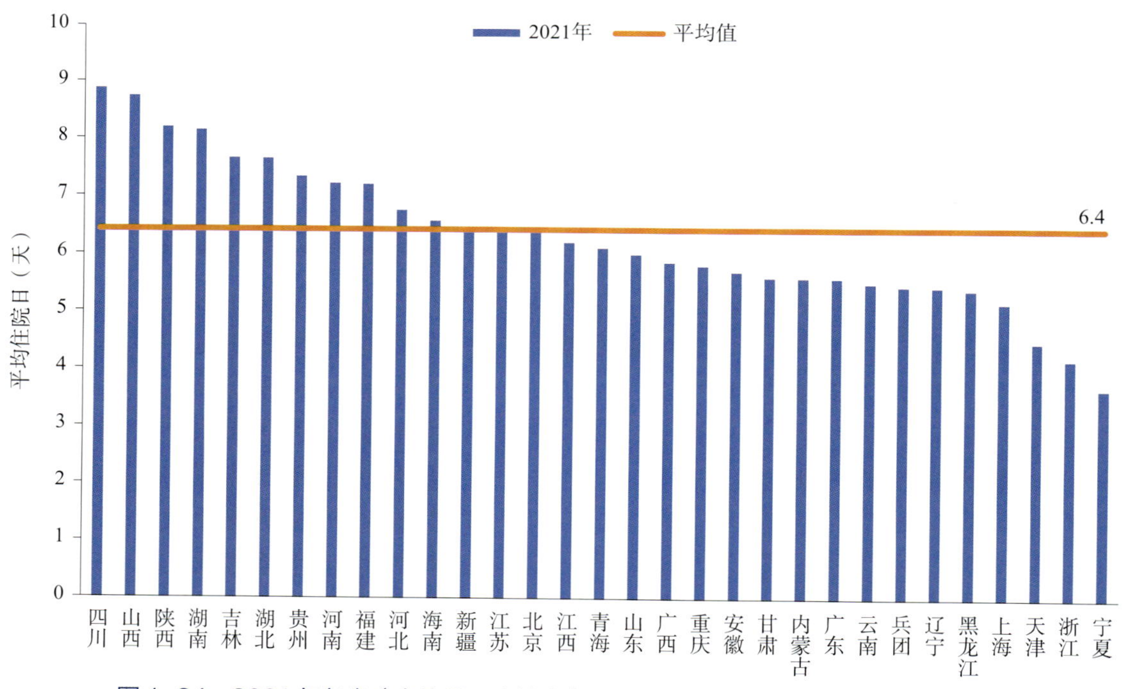

图 1-24　2021 年各省（自治区、直辖市）二级公立医院肿瘤化疗患者平均住院日

3．肿瘤化疗患者次均费用　2021 年纳入分析的三级公立医院肿瘤化疗患者次均费用为 9 601.11 元，其中综合医院为 9 374.16 元，肿瘤专科医院为 10 562.48 元，其他专科医院为 9 886.56 元；按省域分布，青海相对较高，宁夏相对较低（图 1-25）。二级公立医院肿瘤化疗患者次均费用为 7 153.74 元，其中综合医院为 7 013.45 元，肿瘤专科医院为 9 050.07 元，其他专科医院为 9 045.76 元；按省域分布，天津相对较高，青海相对较低（图 1-26）。

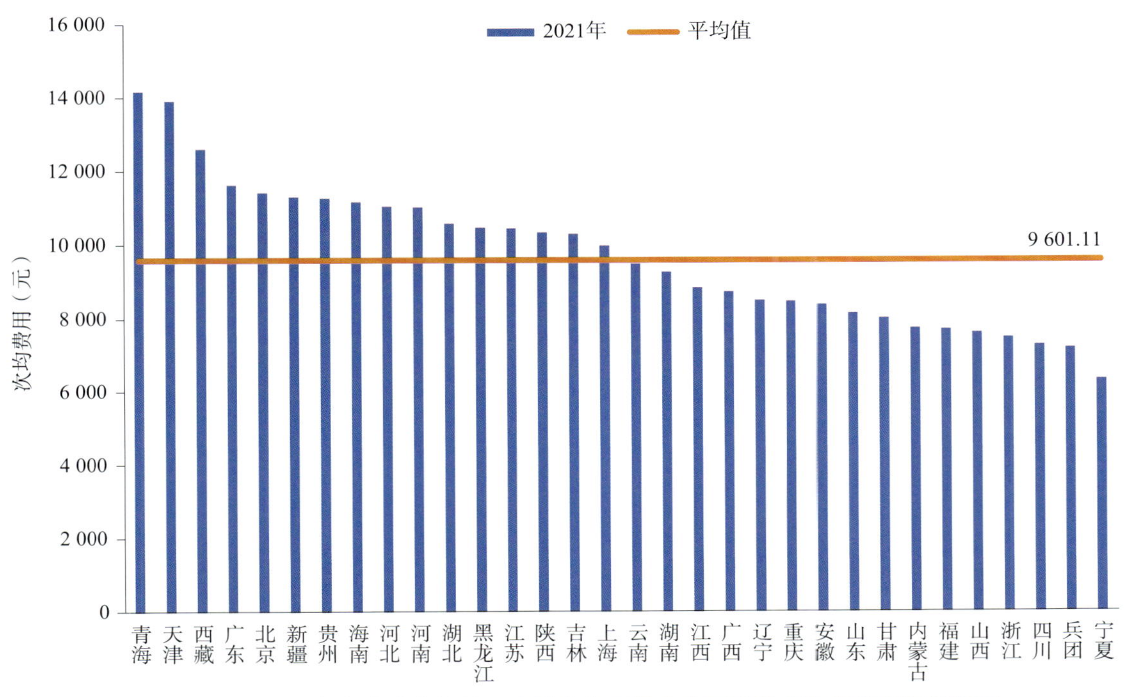

图 1-25　2021 年各省（自治区、直辖市）三级公立医院肿瘤化疗患者次均费用

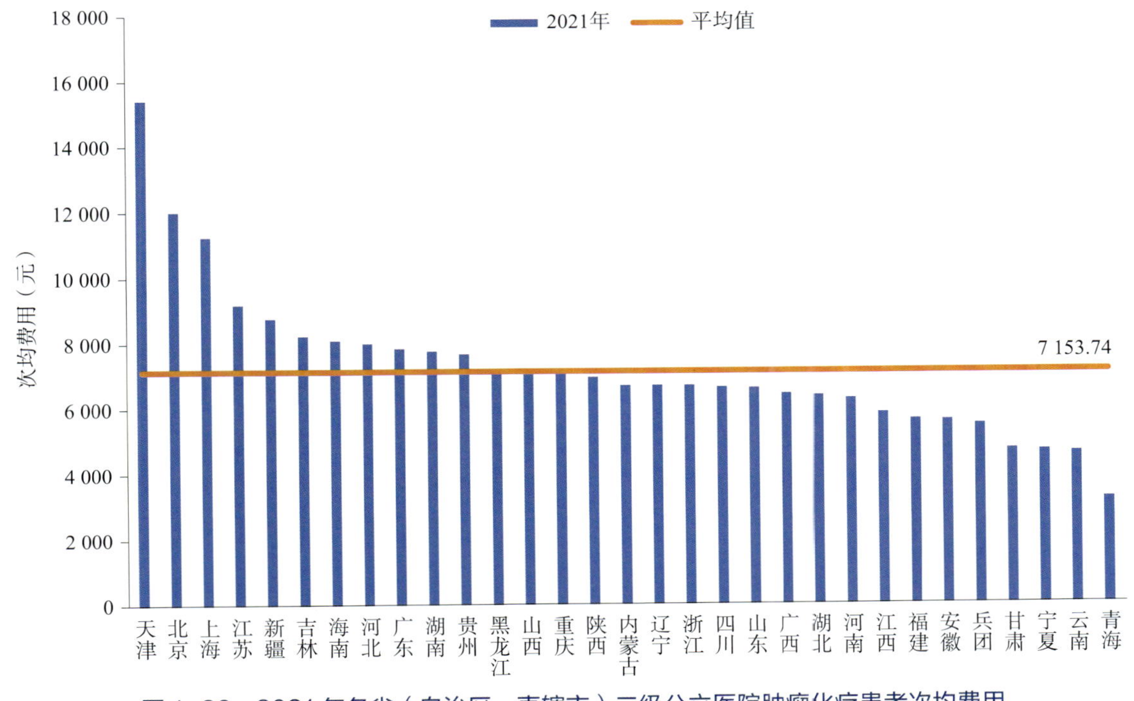

图 1-26　2021 年各省（自治区、直辖市）二级公立医院肿瘤化疗患者次均费用

4．肿瘤化疗患者住院死亡率　2021 年纳入分析的三级公立医院肿瘤化疗患者住院死亡率为 0.01%，其中综合医院为 0.01%，肿瘤专科医院为 0.01%，其他专科医院为 0.01%；按省域分布，西藏相对较高，宁夏相对较低（图 1-27）。二级公立医院肿瘤化疗患者住院死亡率为 0.03%，其中综合医院为 0.03%，肿瘤专科医院为 0.03%，其他专科医院为 0.01%；按省域分布，内蒙古相对较高，兵团、甘肃、海南、宁夏、青海、四川均为 0（图 1-28）。

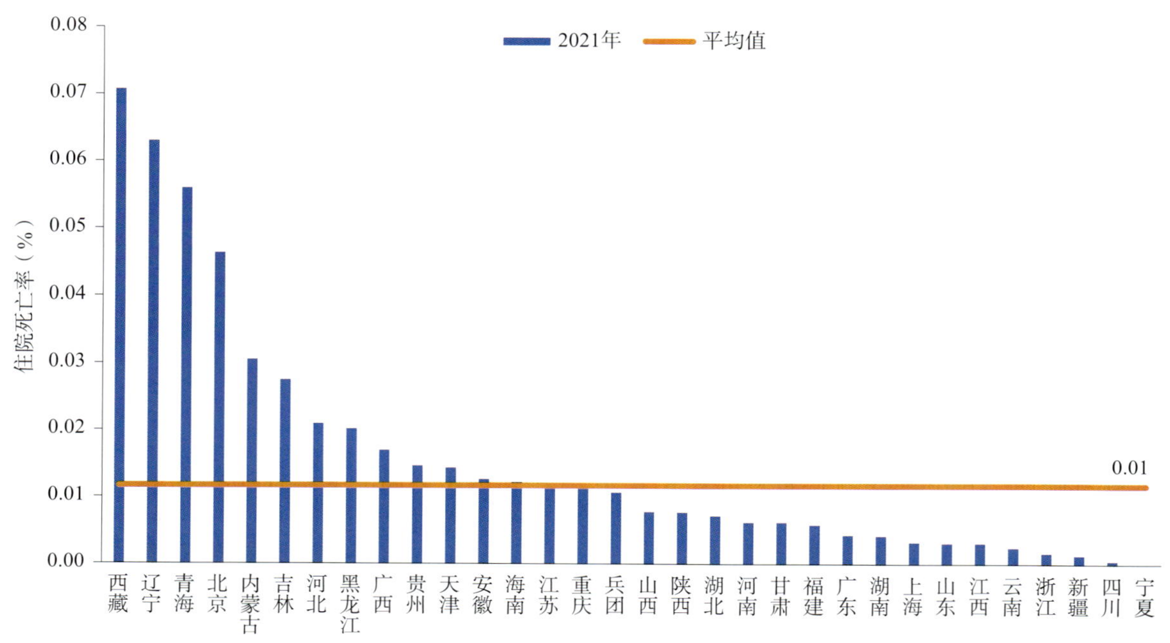

图 1-27　2021 年各省（自治区、直辖市）三级公立医院肿瘤化疗患者住院死亡率

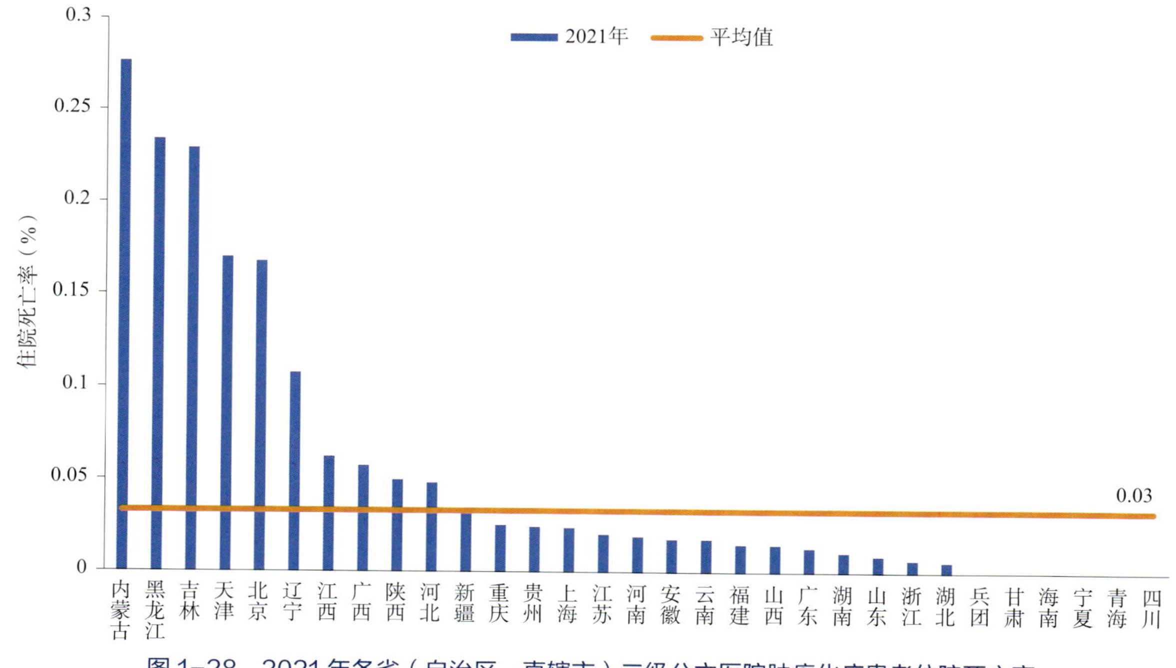

图 1-28　2021 年各省（自治区、直辖市）二级公立医院肿瘤化疗患者住院死亡率

（八）肿瘤放疗患者医疗服务与质量安全情况

1．肿瘤放疗患者分布　2021 年纳入分析的三级公立医院肿瘤放疗患者共 662 607 例，其中综合医院 510 921 例，肿瘤专科医院 135 738 例，其他专科医院 15 948 例；按省域分布，山东相对较多，西藏相对较少（西藏纳入分析的放疗患者例数较少，分析结果仅作参考）（图 1-29）。二级公立医院肿瘤放疗患者共 48 784 例，其中综合医院 41 814 例，肿瘤专科医院 6 437 例，其他专科医院 533 例；按省域分布，山东相对较多，宁夏相对较少（云南、兵团、宁夏纳入分析的放疗患者例数较少，分析结果仅作参考）（图 1-30）。

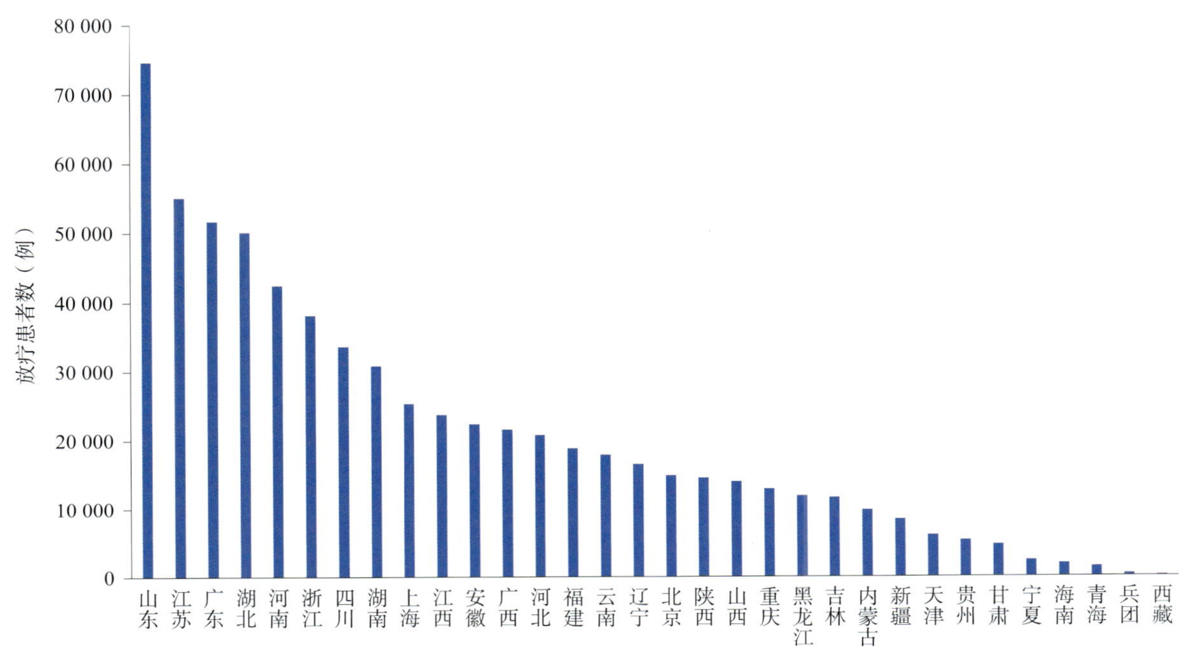

图 1-29　2021 年各省（自治区、直辖市）三级公立医院肿瘤放疗患者分布

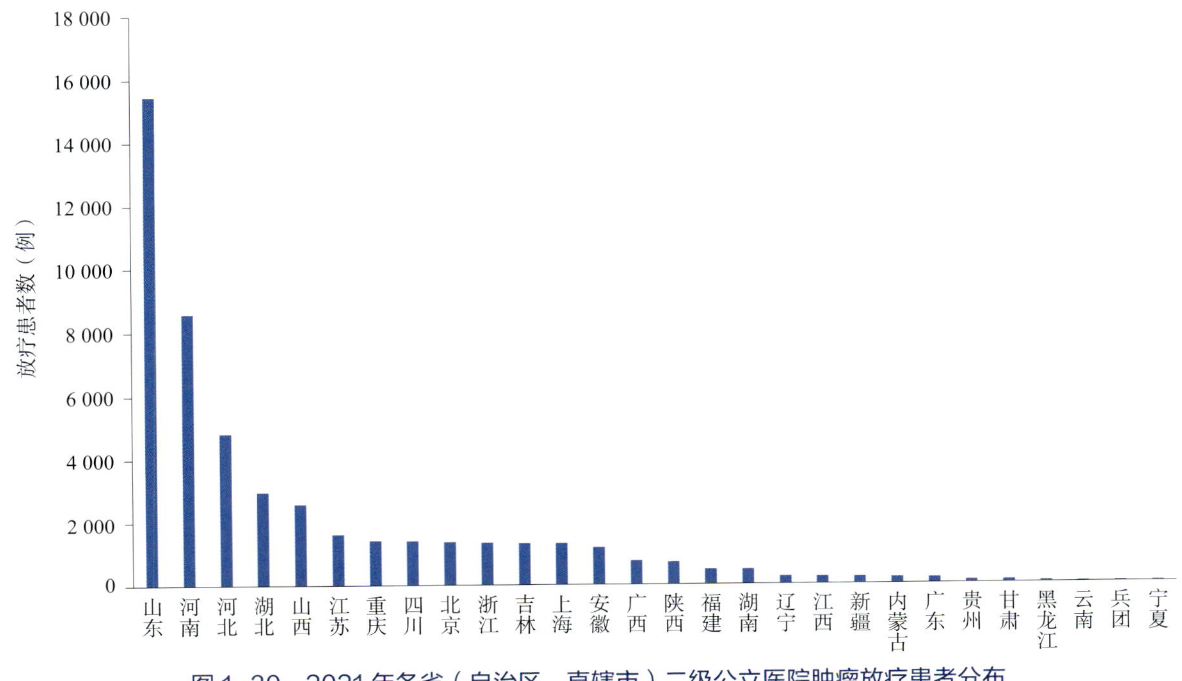

图 1-30　2021 年各省（自治区、直辖市）二级公立医院肿瘤放疗患者分布

2．肿瘤放疗患者平均住院日　2021 年纳入分析的三级公立医院肿瘤放疗患者平均住院日为 22.1 天，其中综合医院为 21.3 天，肿瘤专科医院为 26.0 天，其他专科医院为 15.7 天；按省域分布，贵州相对较多，西藏相对较少（图 1-31）。二级公立医院肿瘤放疗患者平均住院日为 28.5 天，其中综合医院为 27.3 天，肿瘤专科医院为 34.8 天，其他专科医院为 40.2 天；按省域分布，四川相对较多，兵团相对较少（图 1-32）。

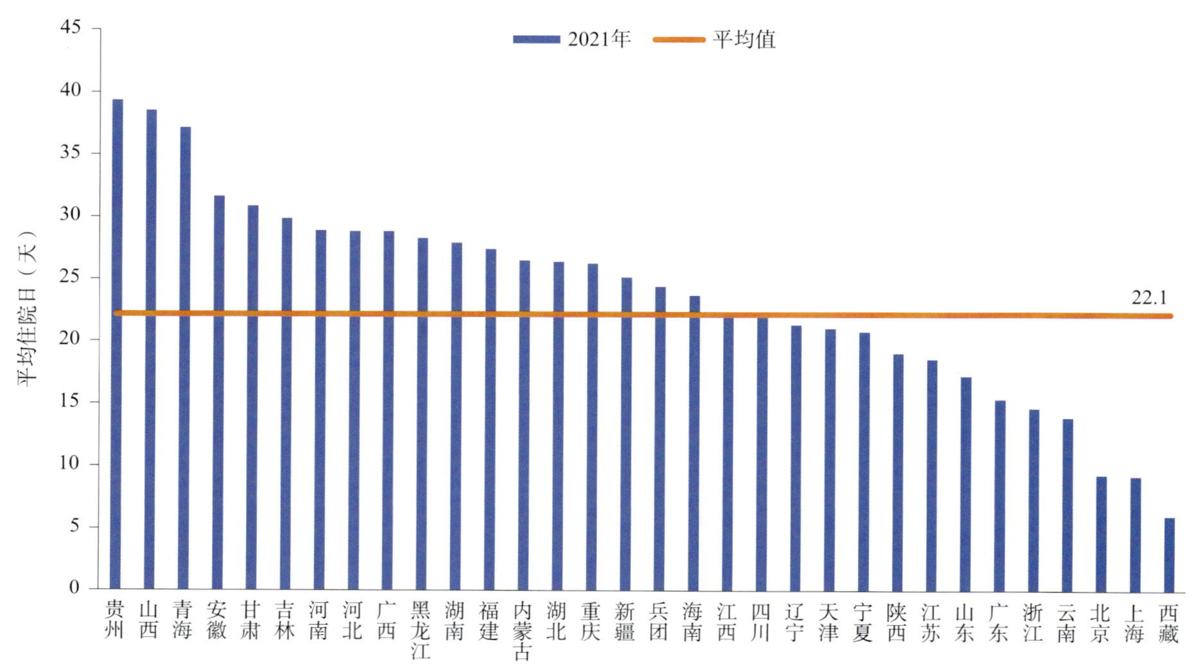

图 1-31　2021 年各省（自治区、直辖市）三级公立医院肿瘤放疗患者平均住院日

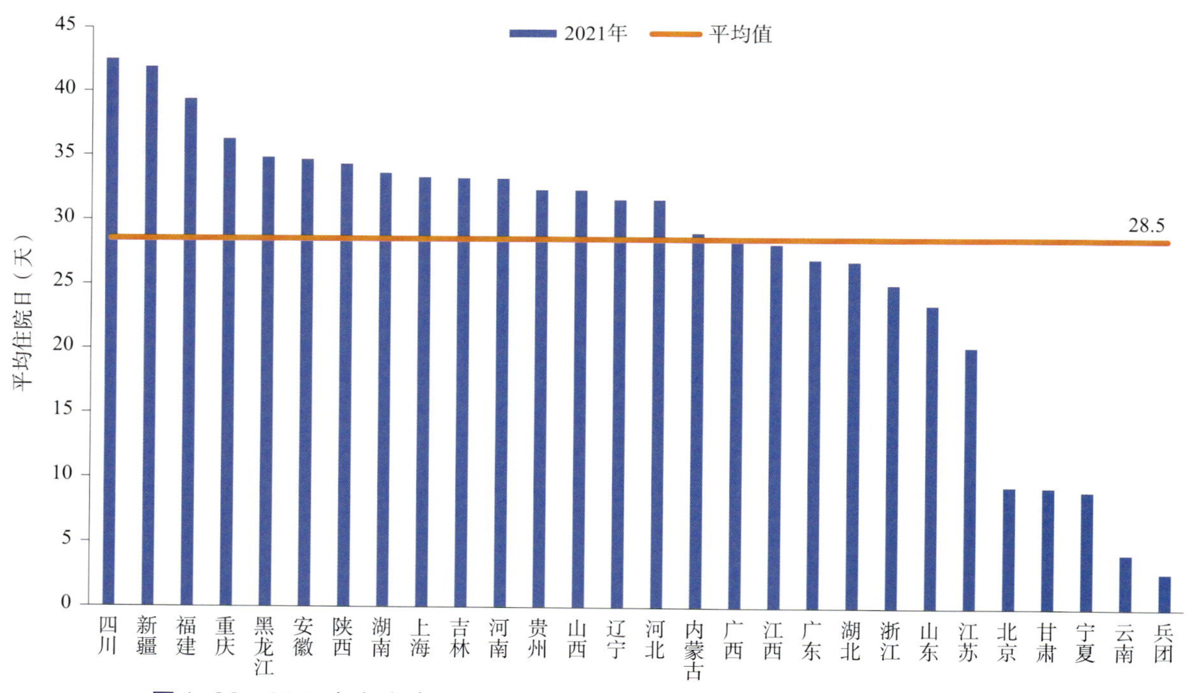

图 1-32　2021 年各省（自治区、直辖市）二级公立医院肿瘤放疗患者平均住院日

3. 肿瘤放疗患者次均费用　2021 年纳入分析的三级公立医院肿瘤放疗患者次均费用为 38 061.23 元，其中综合医院为 35 479.00 元，肿瘤专科医院为 48 501.71 元，其他专科医院为 31 925.30 元；按省域分布，甘肃相对较高，西藏相对较低（图 1-33）。二级公立医院肿瘤放疗患者次均费用为 30 506.22 元，其中综合医院为 29 974.62 元，肿瘤专科医院为 35 269.93 元，其他专科医院为 14 679.41 元；按省域分布，上海相对较高，云南相对较低（图 1-34）。

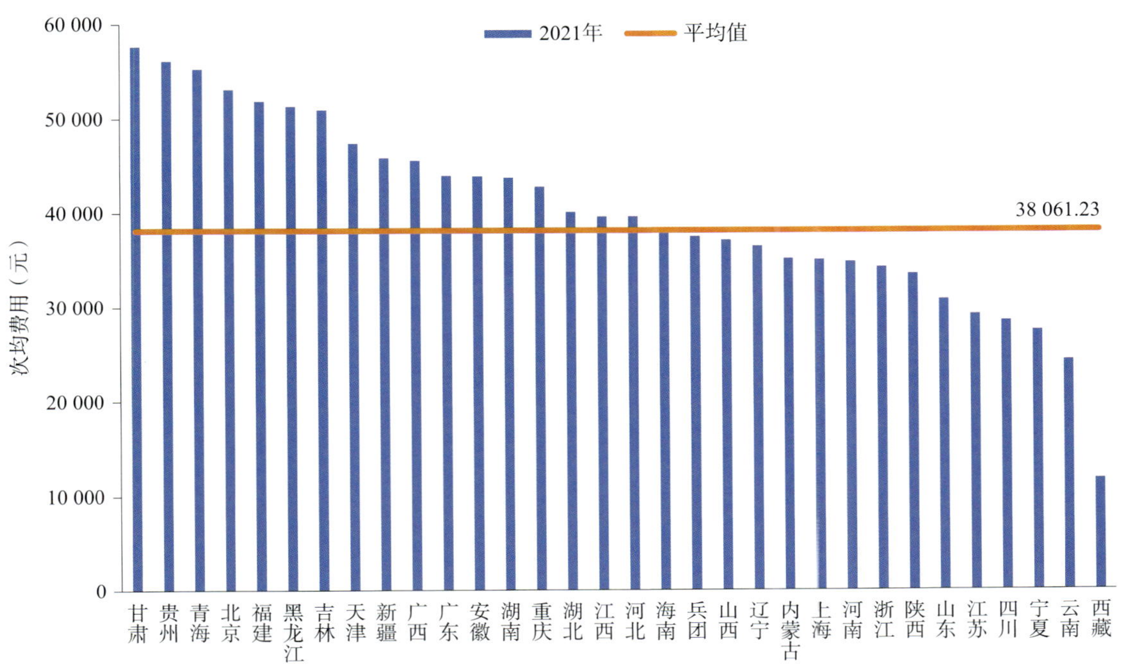

图 1-33　2021 年各省（自治区、直辖市）三级公立医院肿瘤放疗患者次均费用

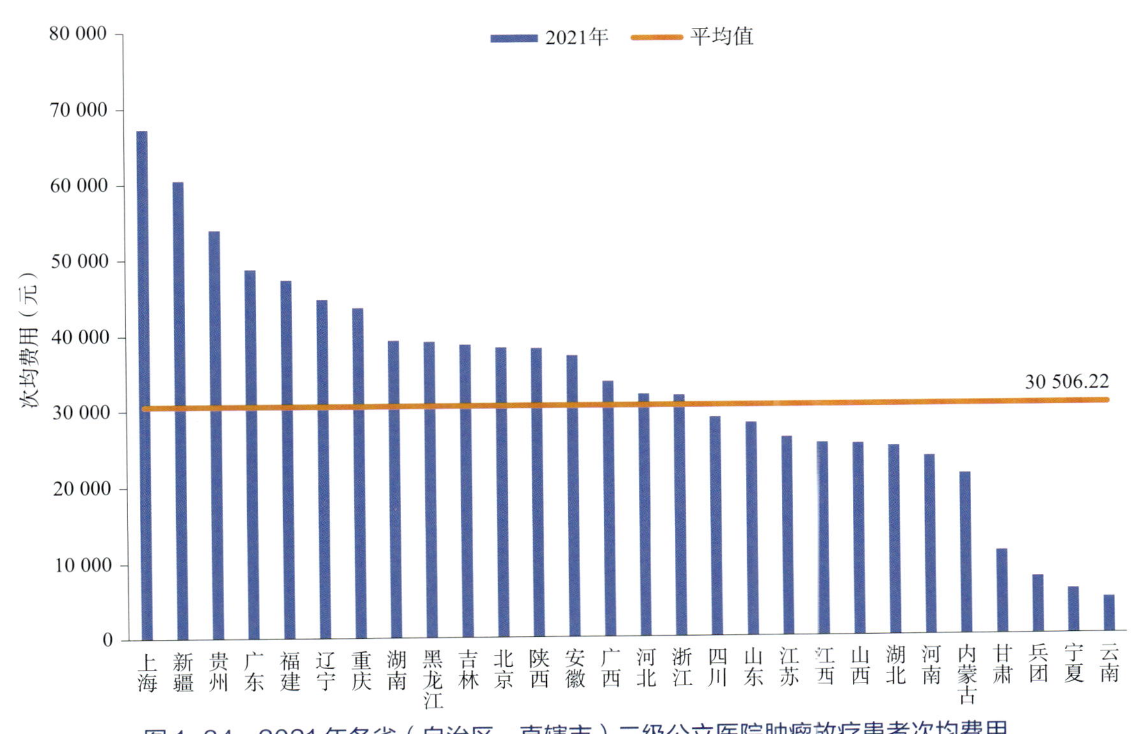

图 1-34　2021 年各省（自治区、直辖市）二级公立医院肿瘤放疗患者次均费用

4．肿瘤放疗患者住院死亡率　2021 年纳入分析的三级公立医院肿瘤放疗患者住院死亡率为 0.04%，其中综合医院为 0.05%，肿瘤专科医院为 0.03%，其他专科医院为 0.03%；按省域分布，辽宁相对较高，兵团、甘肃、宁夏、西藏、新疆均为 0（图 1-35）。二级公立医院肿瘤放疗患者住院死亡率为 0.16%，其中综合医院为 0.14%，肿瘤专科医院为 0.25%，其他专科医院为 0.94%；按省域分布，吉林相对较高，其后依次为辽宁、内蒙古、广西、重庆、新疆、河北、河南、北京、山东，安徽等均为 0（图 1-36）。

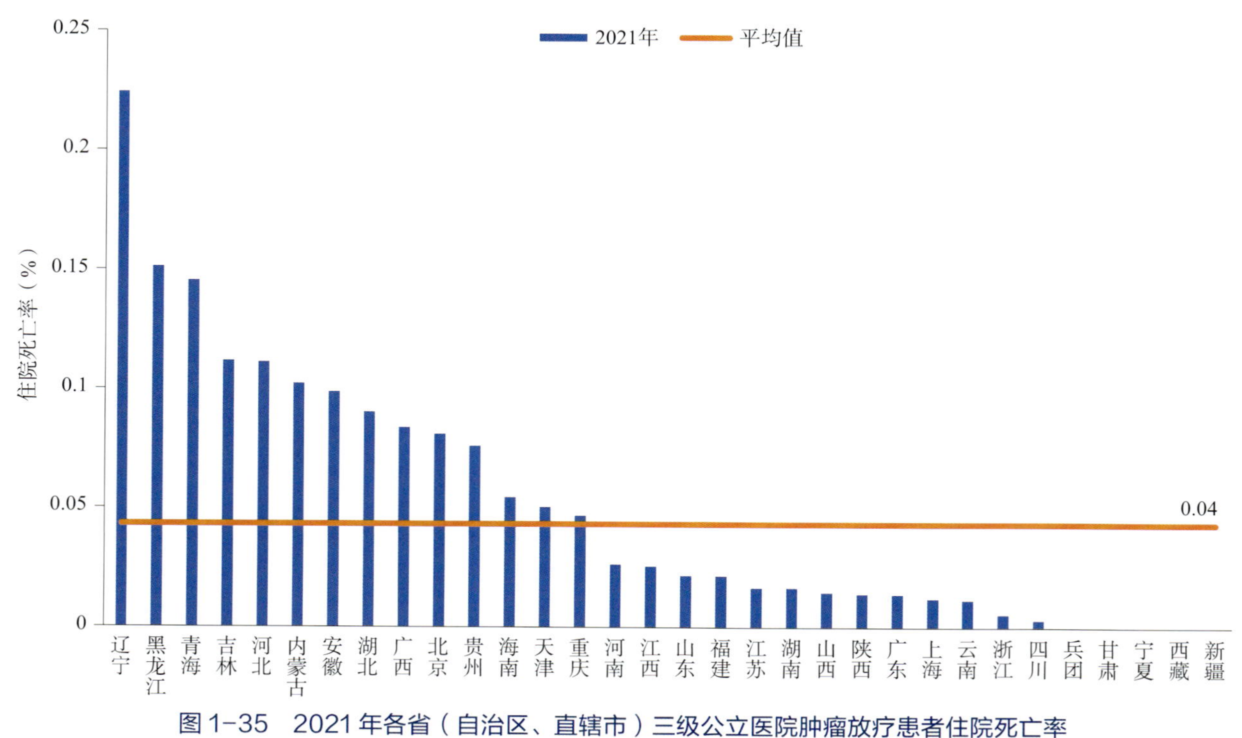

图 1-35　2021 年各省（自治区、直辖市）三级公立医院肿瘤放疗患者住院死亡率

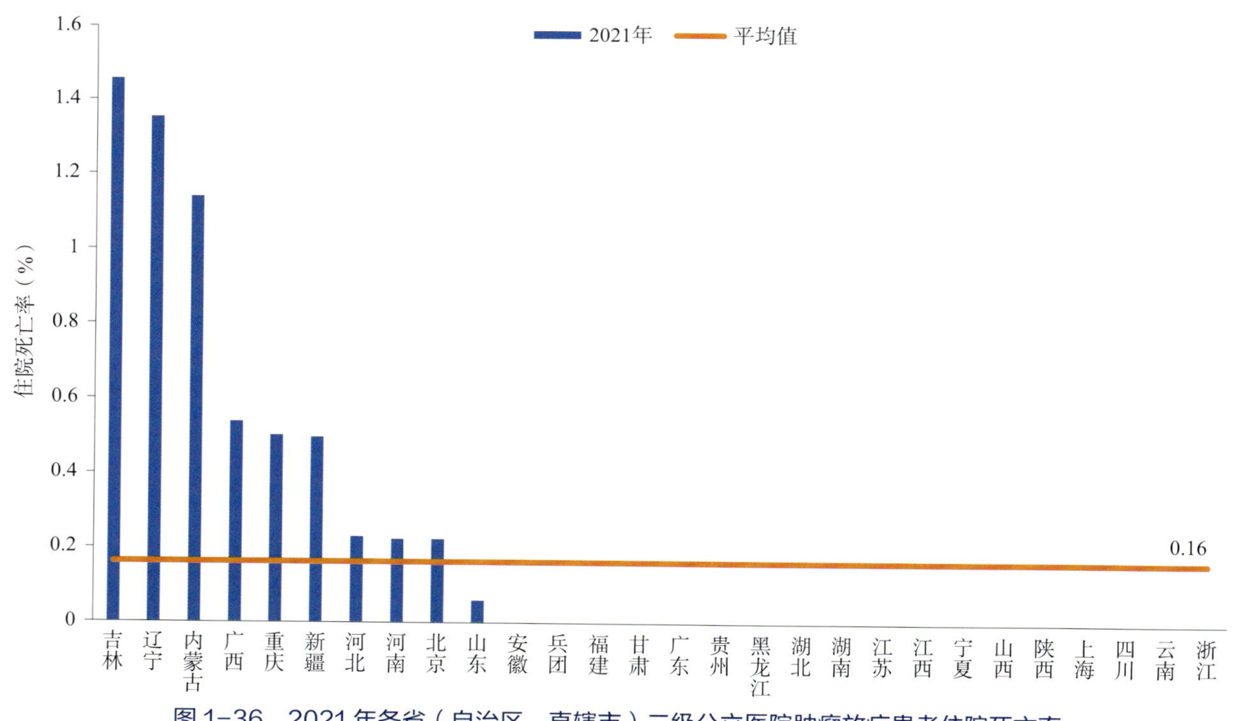

图 1-36　2021 年各省（自治区、直辖市）二级公立医院肿瘤放疗患者住院死亡率

二、重点肿瘤患者医疗服务与质量安全情况

（一）肺癌患者医疗服务与质量安全情况

1. 肺癌患者分布　2021 年纳入分析的三级公立医院肺癌患者共 3 383 512 例，其中综合医院 2 585 898 例，肿瘤专科医院 566 875 例，其他专科医院 230 739 例；按省域分布，山东相对较多，西藏相对较少（图 1-37）。二级公立医院肺癌患者共 432 177 例，其中综合医院 409 390 例，肿瘤专科医院 19 528 例，其他专科医院 3 259 例；按省域分布，山东相对较多，西藏相对较少（西藏纳入分析的例数较少，分析结果仅作参考）（图 1-38）。

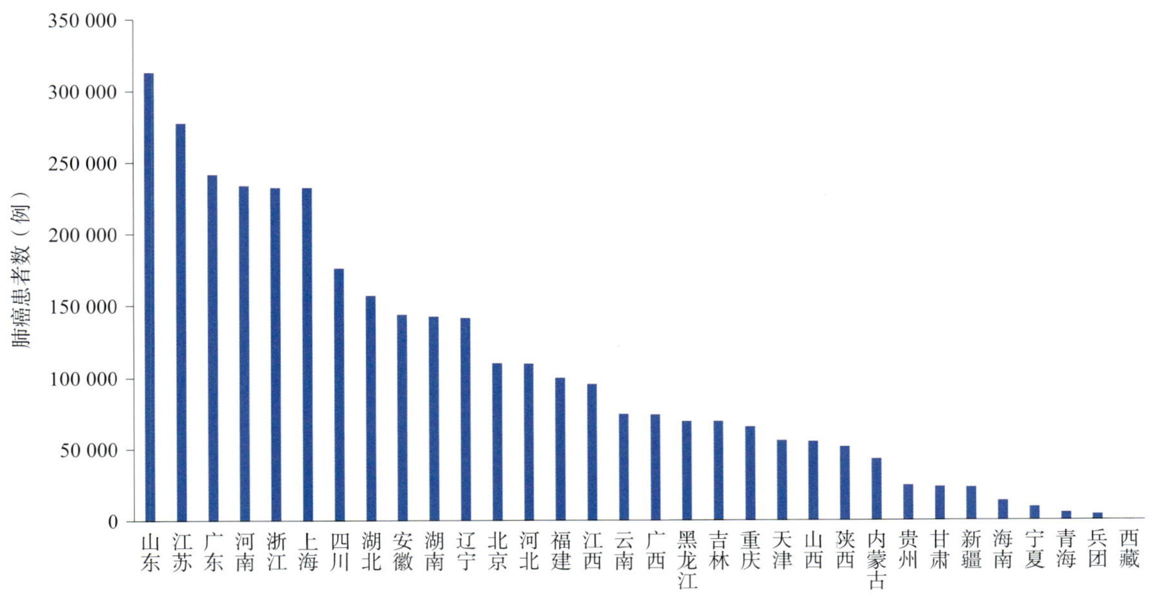

图 1-37　2021 年各省（自治区、直辖市）三级公立医院肺癌患者分布

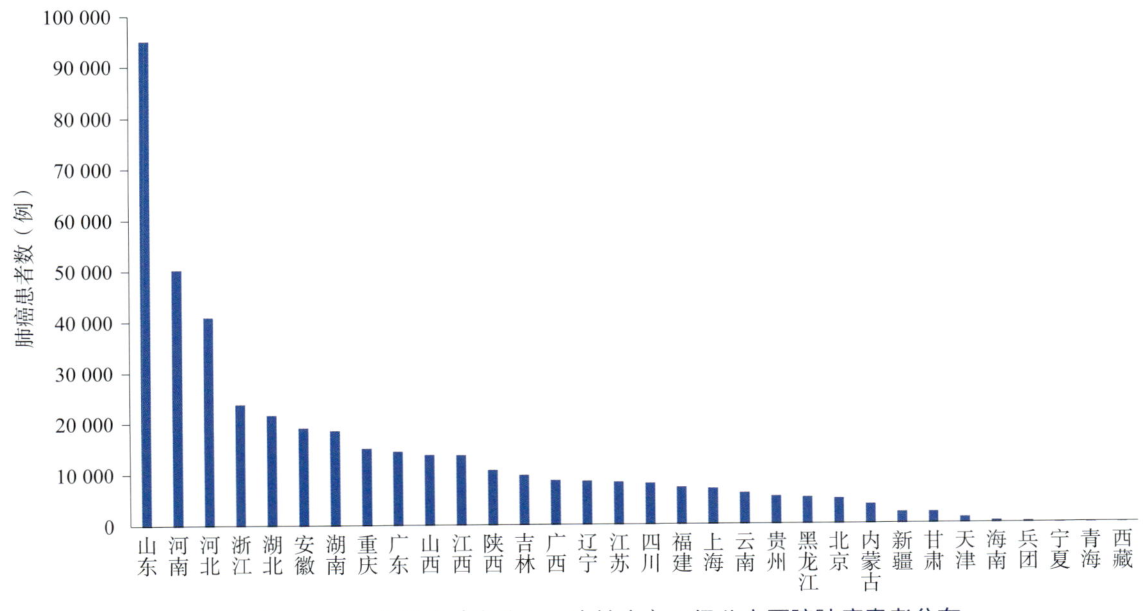

图 1-38　2021 年各省（自治区、直辖市）二级公立医院肺癌患者分布

2．肺癌患者平均住院日　2021 年纳入分析的三级公立医院肺癌患者平均住院日为 7.7 天，其中综合医院为 7.9 天，肿瘤专科医院为 7.2 天，其他专科医院为 7.2 天；按省域分布，贵州相对较多，上海相对较少（图 1-39）。二级公立医院肺癌患者平均住院日为 9.6 天，其中综合医院为 9.5 天，肿瘤专科医院为 11.3 天，其他专科医院为 12.2 天；按省域分布，四川相对较多，西藏相对较少（图 1-40）。

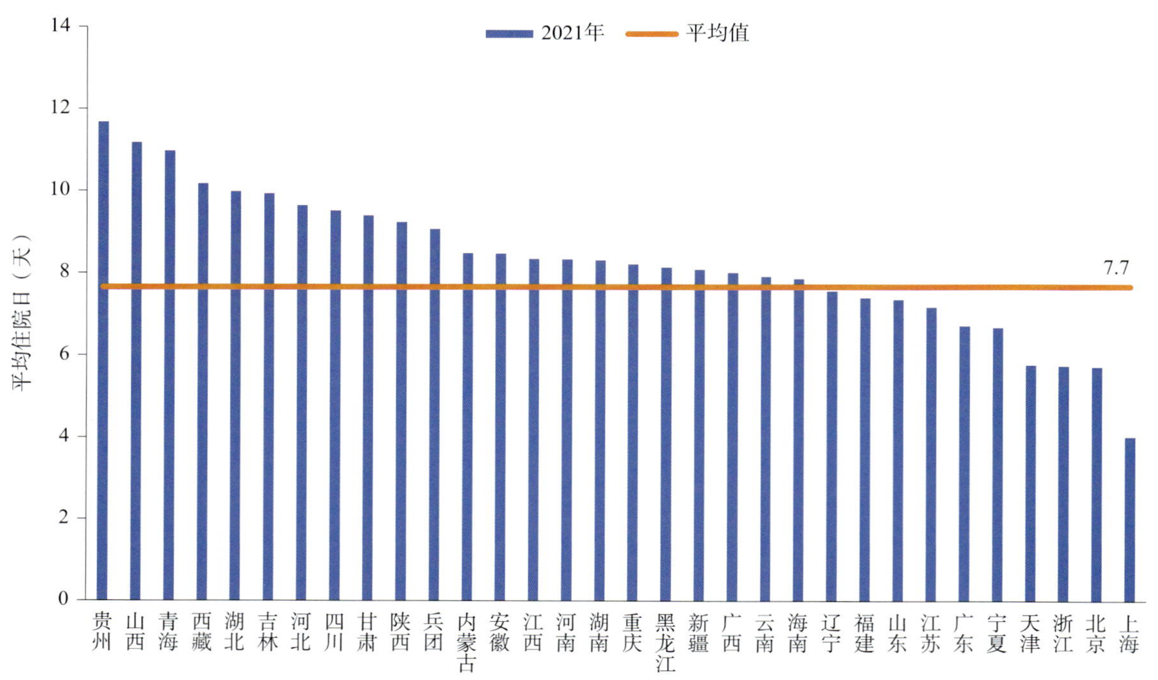

图 1-39　2021 年各省（自治区、直辖市）三级公立医院肺癌患者平均住院日

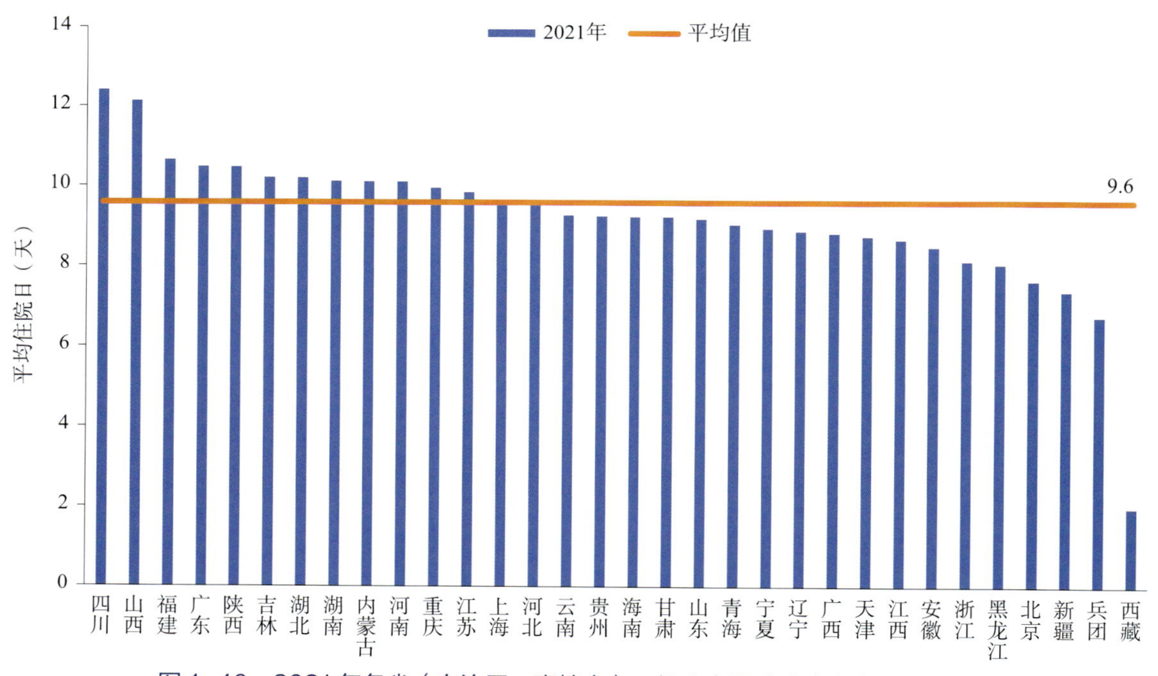

图 1-40　2021 年各省（自治区、直辖市）二级公立医院肺癌患者平均住院日

3．肺癌患者次均费用　2021 年纳入分析的三级公立医院肺癌患者次均费用为 18 246.30 元，其中综合医院为 17 758.57 元，肿瘤专科医院为 19 038.80 元，其他专科医院为 21 765.36 元；按省域分布，北京相对较高，兵团相对较低（图 1-41）。二级公立医院肺癌患者次均费用为 10 650.64 元，其中综合医院为 10 517.29 元，肿瘤专科医院为 13 409.28 元，其他专科医院为 10 871.52 元；按省域分布，北京相对较高，西藏相对较低（图 1-42）。

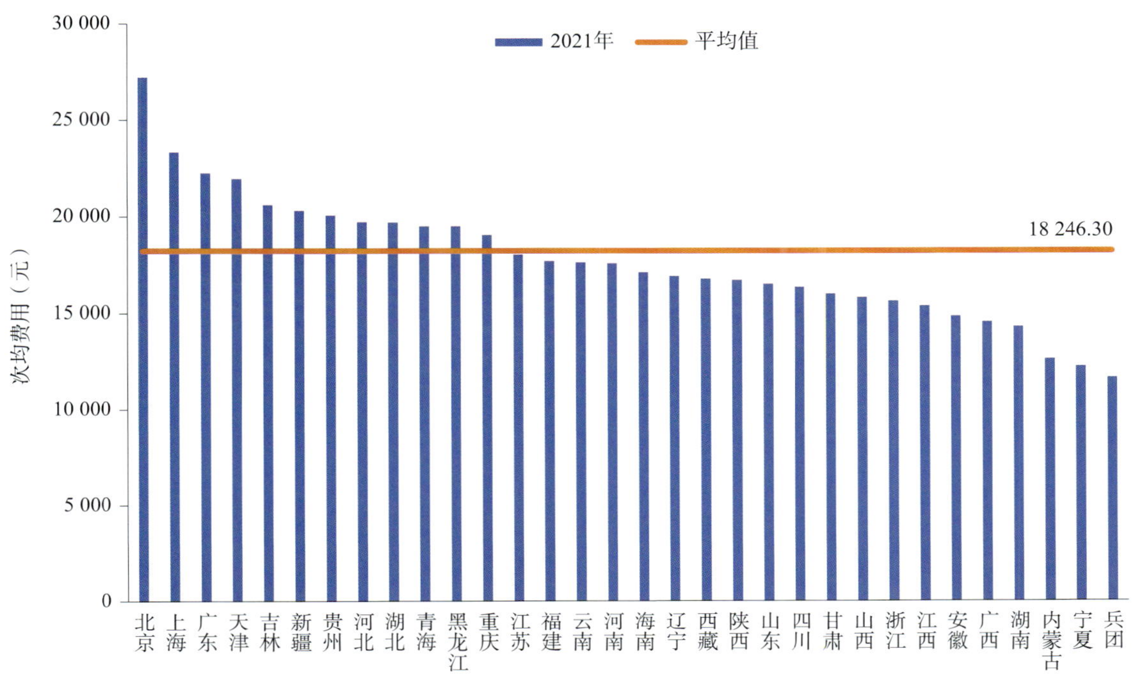

图 1-41　2021 年各省（自治区、直辖市）三级公立医院肺癌患者次均费用

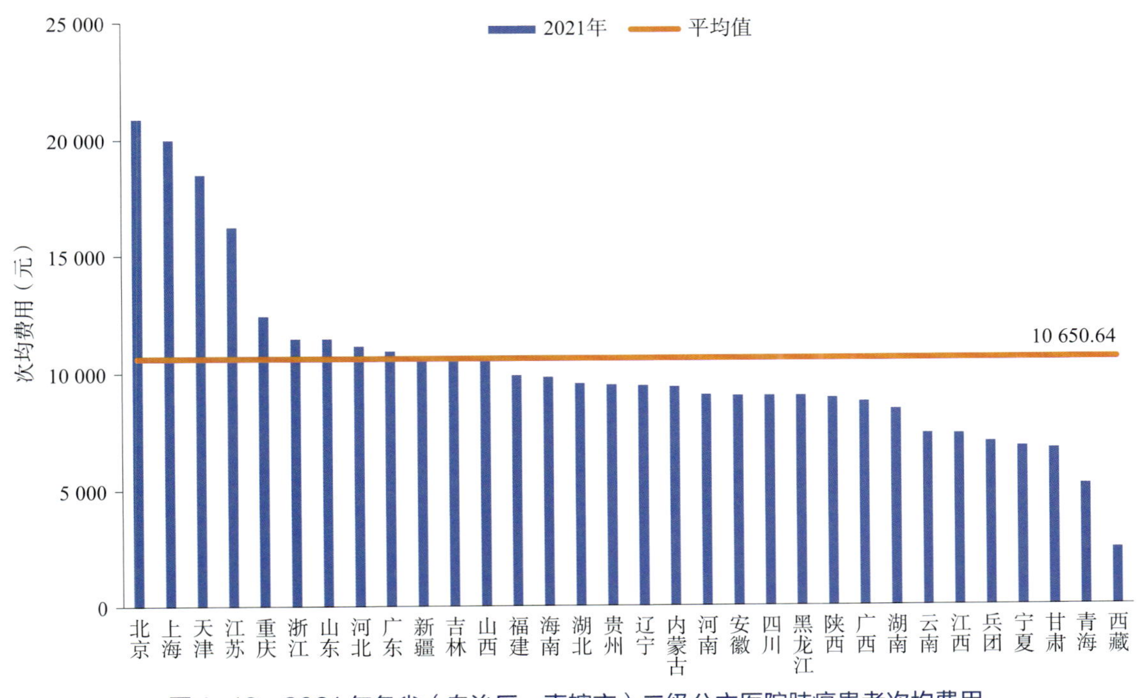

图 1-42　2021 年各省（自治区、直辖市）二级公立医院肺癌患者次均费用

4．肺癌患者住院死亡率　2021 年纳入分析的三级公立医院肺癌患者住院死亡率为 0.89%，其中综合医院为 1.06%，肿瘤专科医院为 0.28%，其他专科医院为 0.55%；按省域分布，兵团相对较高，福建相对较低（图 1-43）。二级公立医院肺癌患者住院死亡率为 2.79%，其中综合医院为 2.82%，肿瘤专科医院为 1.31%，其他专科医院为 7.86%；按省域分布，上海相对较高，西藏为 0（图 1-44）。

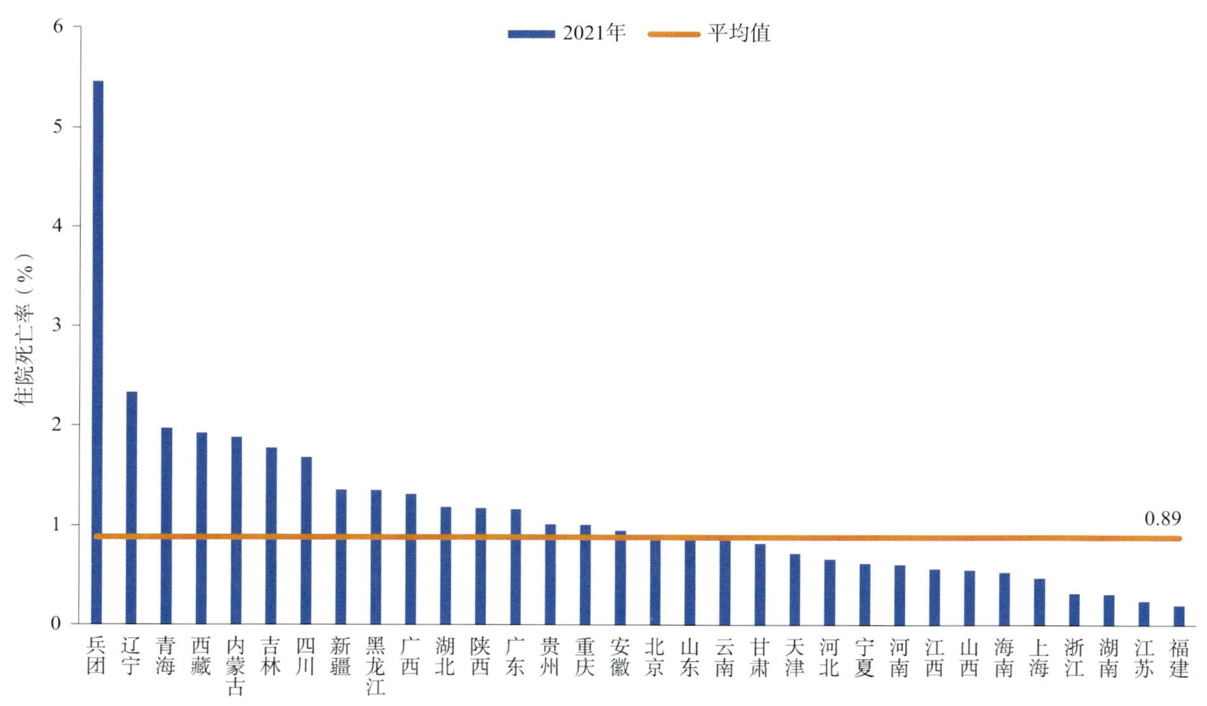

图 1-43　2021 年各省（自治区、直辖市）三级公立医院肺癌患者住院死亡率

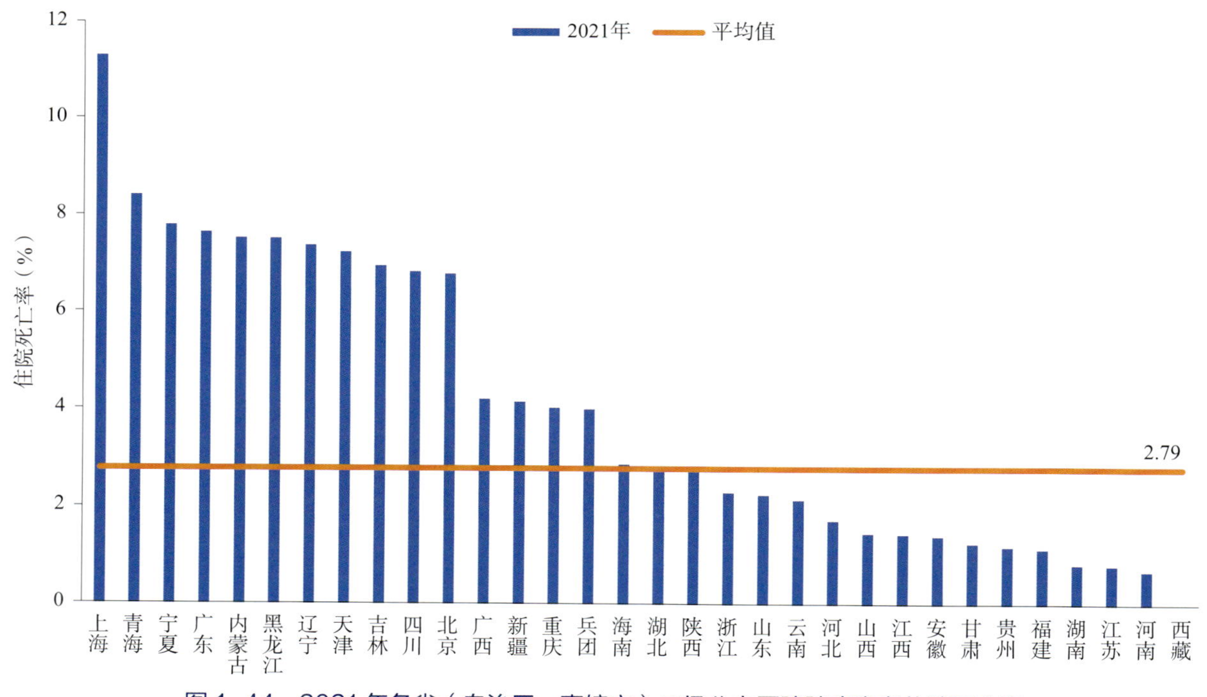

图 1-44　2021 年各省（自治区、直辖市）二级公立医院肺癌患者住院死亡率

5．肺癌手术患者分布　2021 年纳入分析的三级公立医院肺癌手术患者共 405 467 例，其中综合医院 310 334 例，肿瘤专科医院 55 332 例，其他专科医院 39 801 例；按省域分布，上海相对较多，西藏相对较少（西藏纳入分析的例数较少，分析结果仅作参考）（图 1-45）。二级公立医院肺癌手术患者共 15 966 例，其中综合医院 15 634 例，肿瘤专科医院 278 例，其他专科医院 54 例；按省域分布，山东相对较多，青海相对较少（兵团、海南、宁夏、青海纳入分析的例数较少，分析结果仅作参考）（图 1-46）。

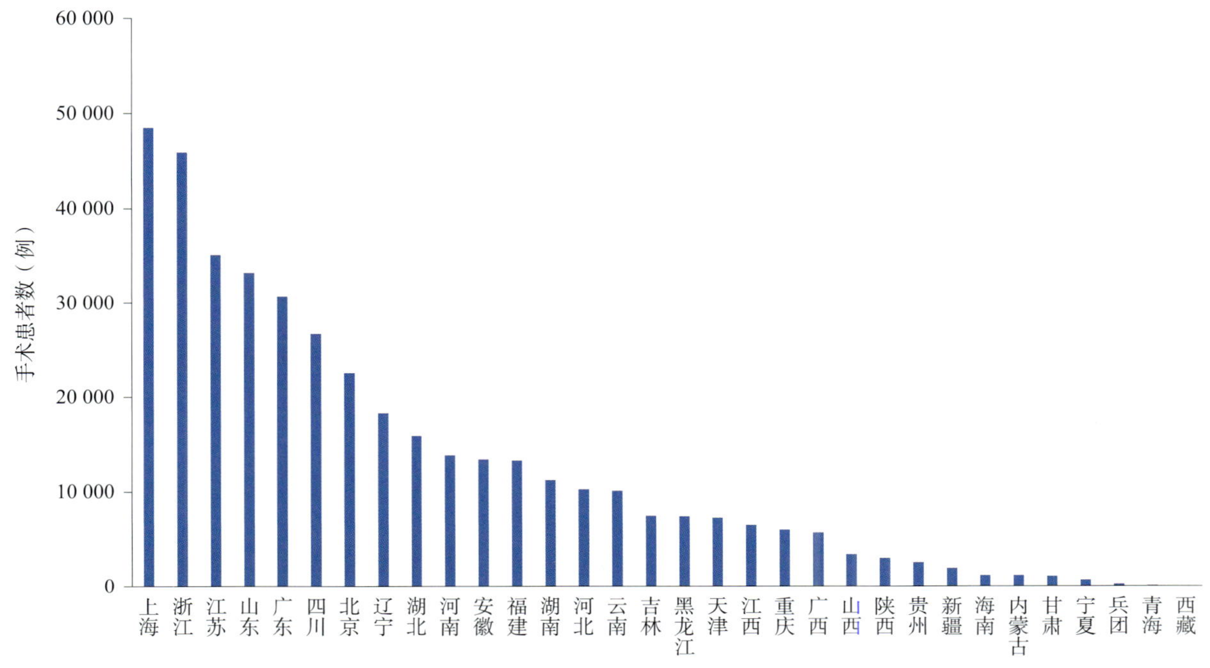

图 1-45　2021 年各省（自治区、直辖市）三级公立医院肺癌手术患者分布

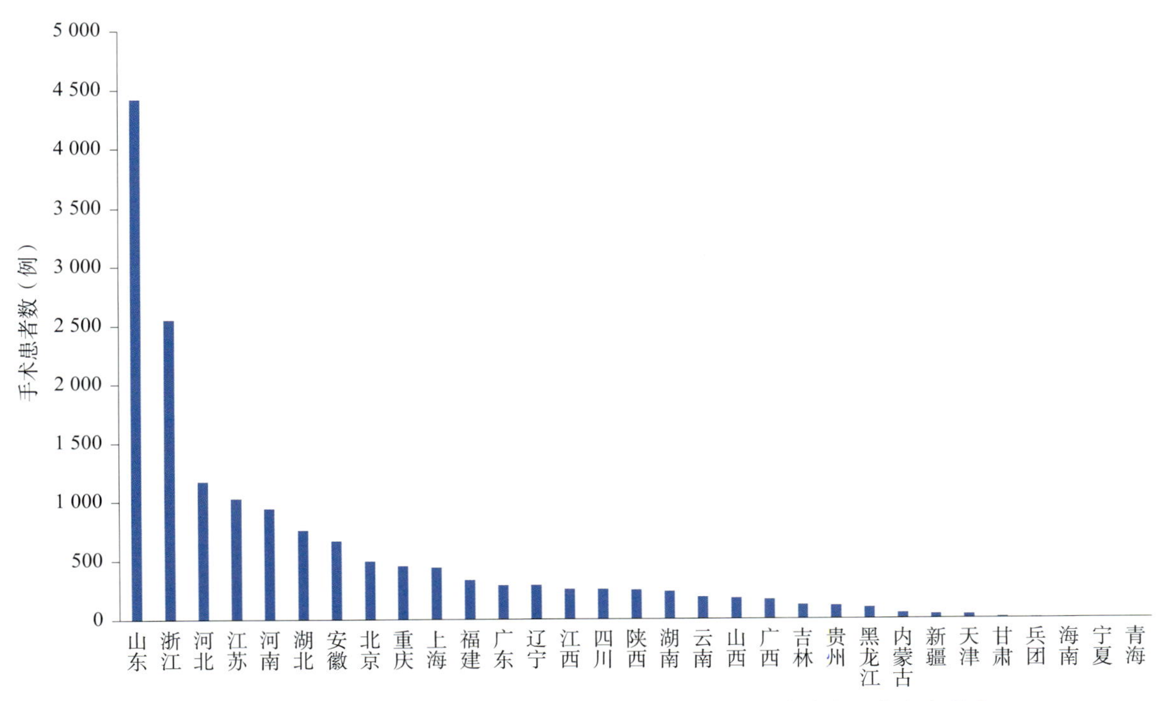

图 1-46　2021 年各省（自治区、直辖市）二级公立医院肺癌手术患者分布

6．肺癌手术患者平均住院日　2021 年纳入分析的三级公立医院肺癌手术患者平均住院日为 11.6 天，其中综合医院为 11.9 天，肿瘤专科医院为 11.4 天，其他专科医院为 9.36 天；按省域分布，西藏相对较多，上海相对较少（图 1-47）。二级公立医院肺癌手术患者平均住院日为 15.8 天，其中综合医院为 15.7 天，肿瘤专科医院为 20.7 天，其他专科医院为 18.6 天；按省域分布，山西相对较多，海南相对较少（图 1-48）。

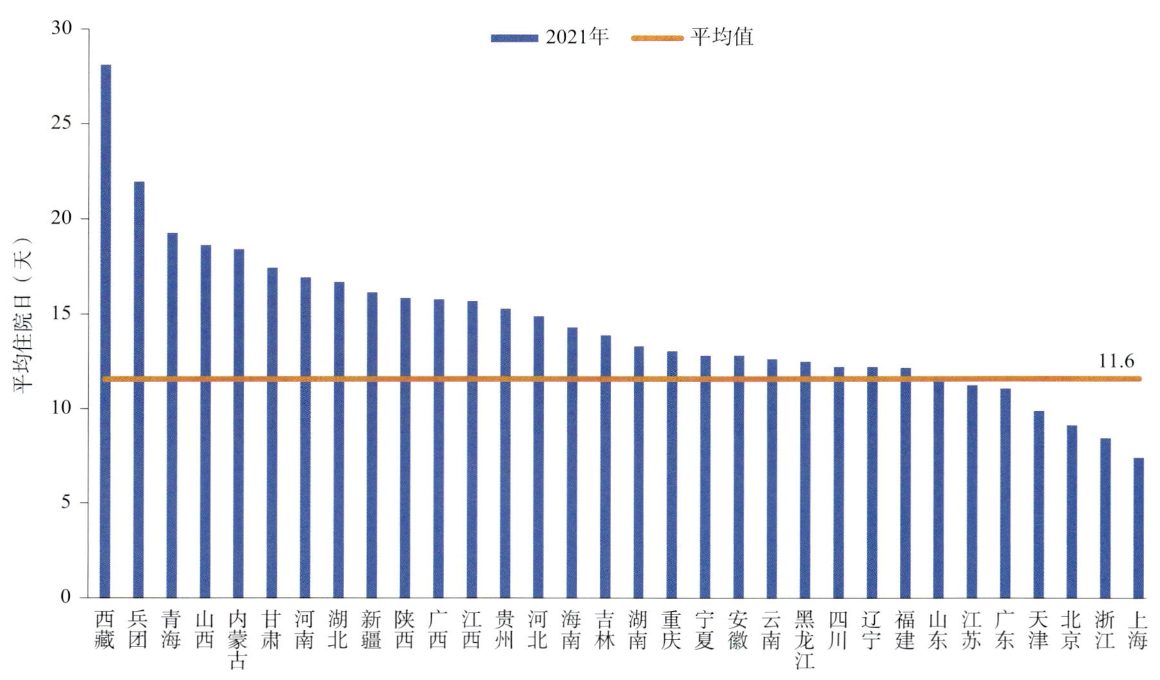

图 1-47　2021 年各省（自治区、直辖市）三级公立医院肺癌手术患者平均住院日

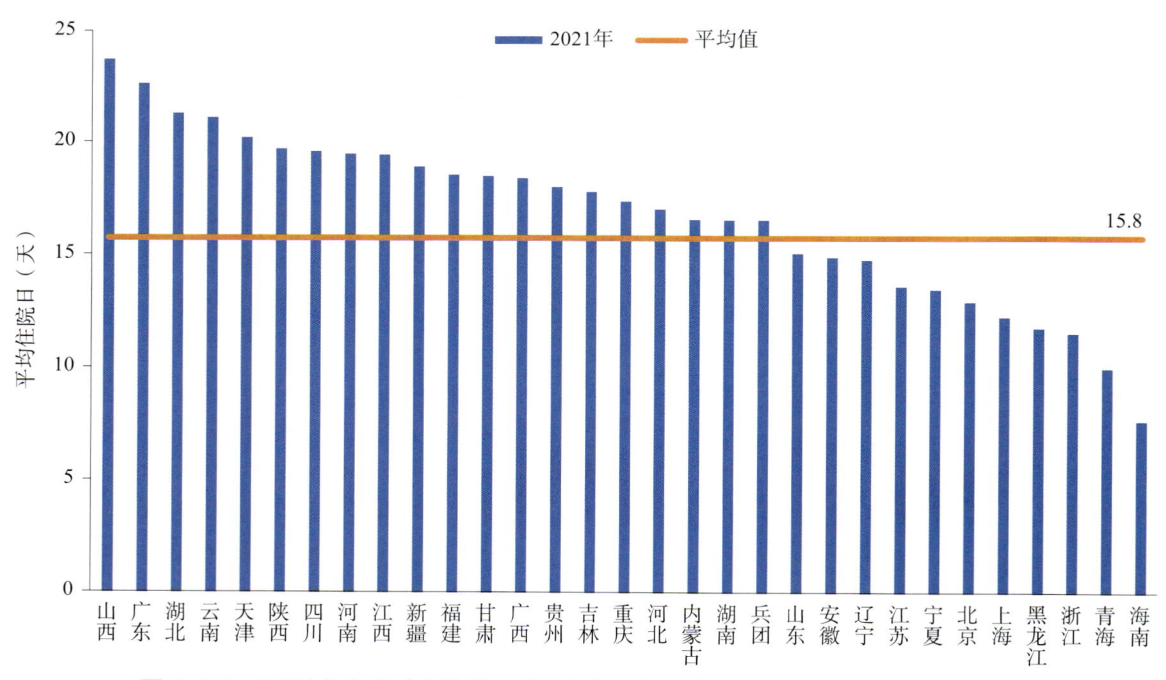

图 1-48　2021 年各省（自治区、直辖市）二级公立医院肺癌手术患者平均住院日

7. 肺癌手术患者次均费用　2021 年纳入分析的三级公立医院肺癌手术患者次均费用为 58 747.42 元，其中综合医院为 56 966.33 元，肿瘤专科医院为 64 364.75 元，其他专科医院为 64 825.51 元；按省域分布，湖北相对较高，浙江相对较低（图 1-49）。二级公立医院肺癌手术患者次均费用为 42 740.83 元，其中综合医院为 42 827.51 元，肿瘤专科医院为 40 592.46 元，其他专科医院为 28 704.71 元；按省域分布，北京相对较高，青海相对较低（图 1-50）。

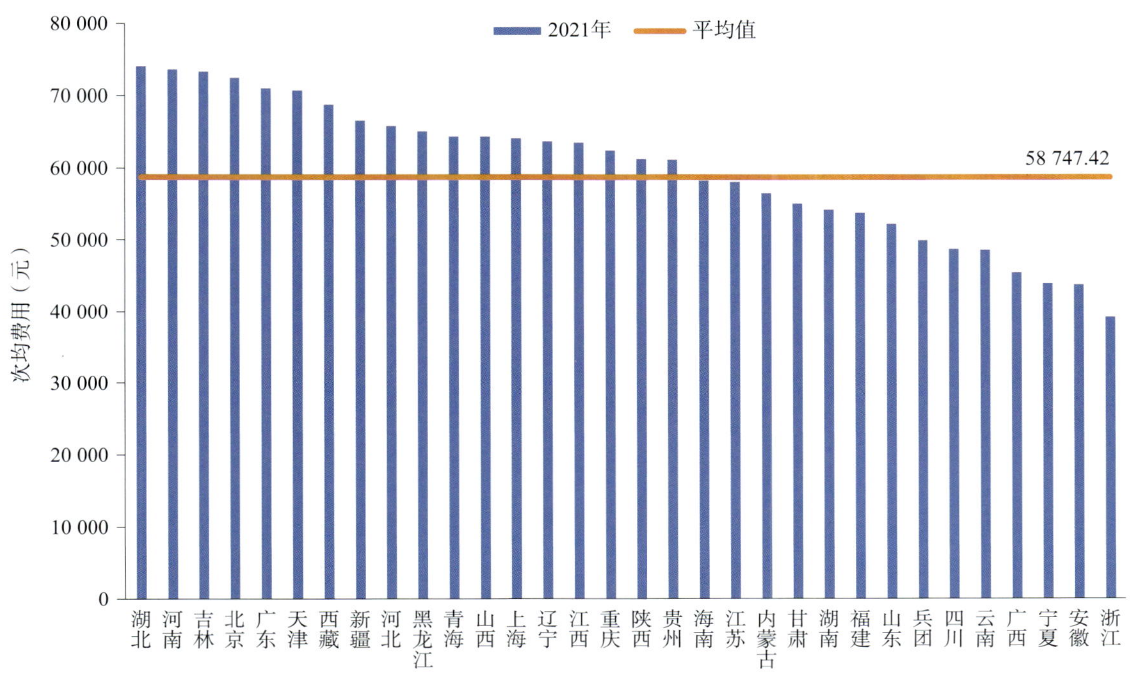

图 1-49　2021 年各省（自治区、直辖市）三级公立医院肺癌手术患者次均费用

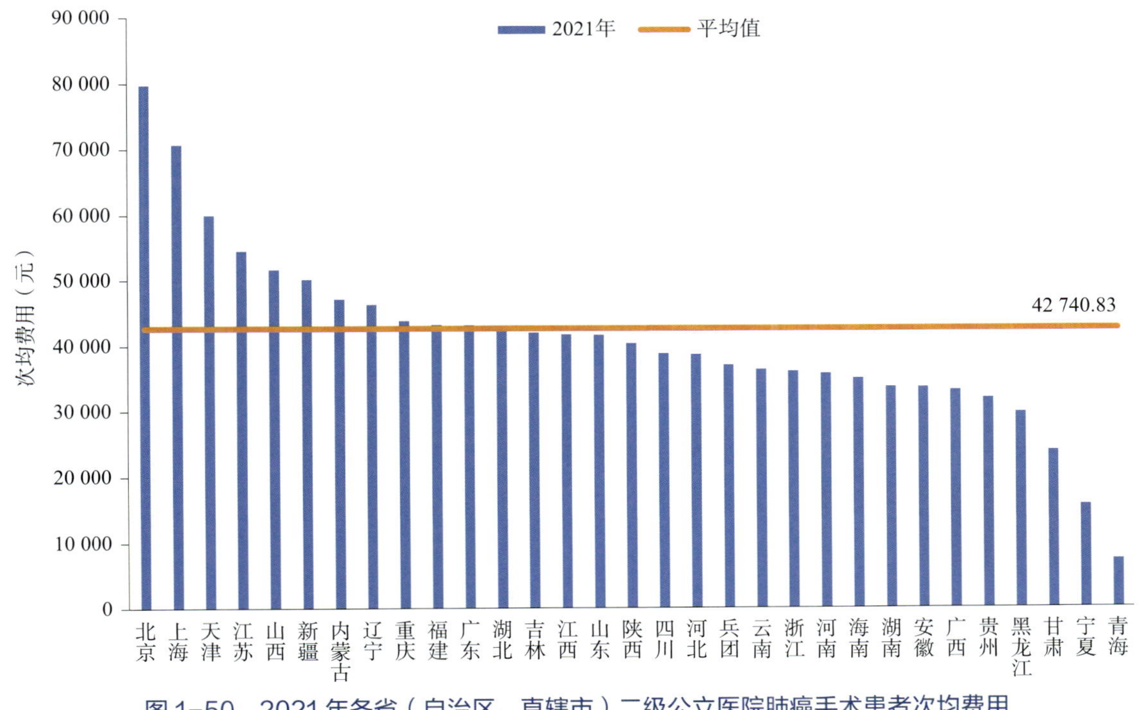

图 1-50　2021 年各省（自治区、直辖市）二级公立医院肺癌手术患者次均费用

8．肺癌手术患者四级手术比例 2021 年纳入分析的三级公立医院肺癌手术患者四级手术比例为 77.61%，其中综合医院为 82.10%，肿瘤专科医院为 87.46%，其他专科医院为 30.53%；按省域分布，天津相对较高，上海相对较低（图 1-51）。二级公立医院肺癌手术患者四级手术比例为 70.39%，其中综合医院为 70.86%，肿瘤专科医院为 44.89%，其他专科医院为 42.86%；按省域分布，宁夏相对较高，青海为 0（图 1-52）。

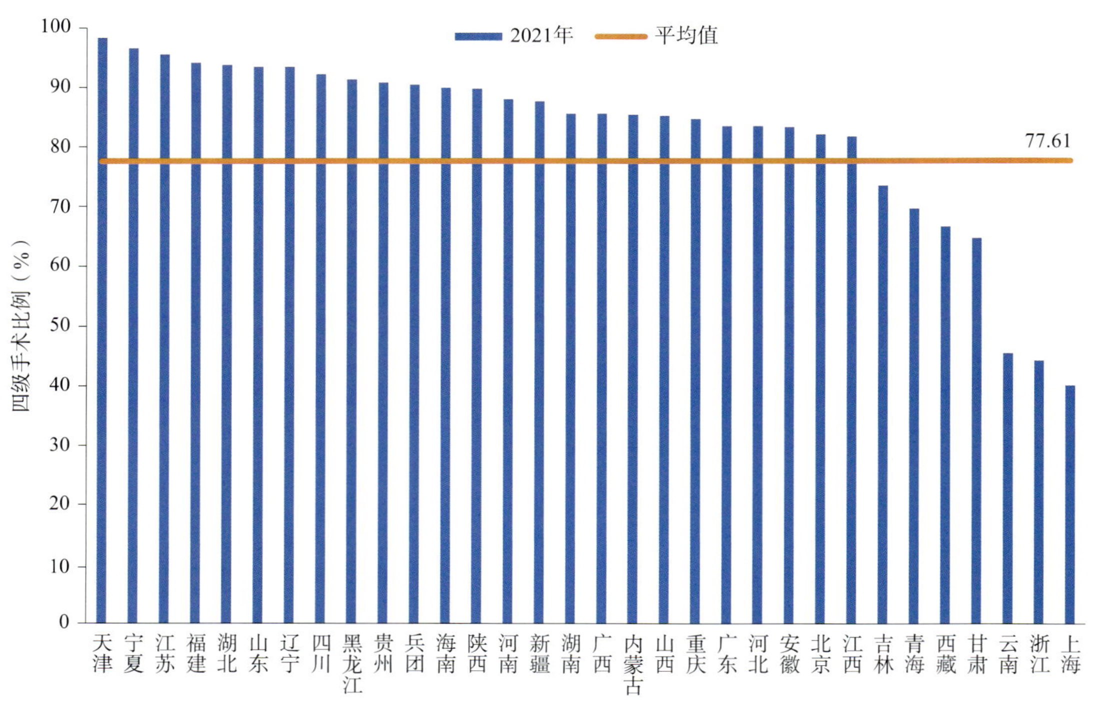

图 1-51 2021 年各省（自治区、直辖市）三级公立医院肺癌手术患者四级手术比例

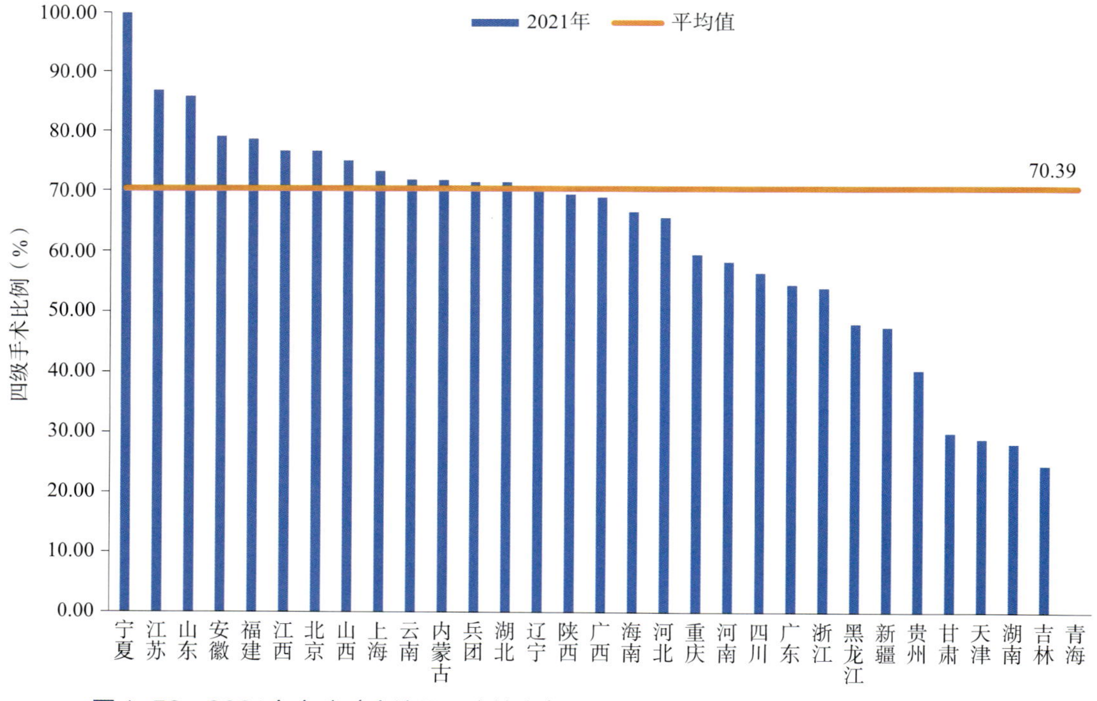

图 1-52 2021 年各省（自治区、直辖市）二级公立医院肺癌手术患者四级手术比例

9．肺癌手术患者住院死亡率　2021 年纳入分析的三级公立医院肺癌手术患者住院死亡率为 0.19%，其中综合医院为 0.22%，肿瘤专科医院为 0.11%，其他专科医院为 0.08%；按省域分布，青海相对较高，西藏为 0（图 1-53）。二级公立医院肺癌手术患者住院死亡率为 0.60%，其中综合医院为 0.59%，肿瘤专科医院为 0.36%，其他专科医院为 3.70%；按省域分布，广东相对较高，北京、兵团、福建、甘肃、海南、吉林、江苏、辽宁、内蒙古、宁夏、青海、新疆、云南均为 0（图 1-54）。

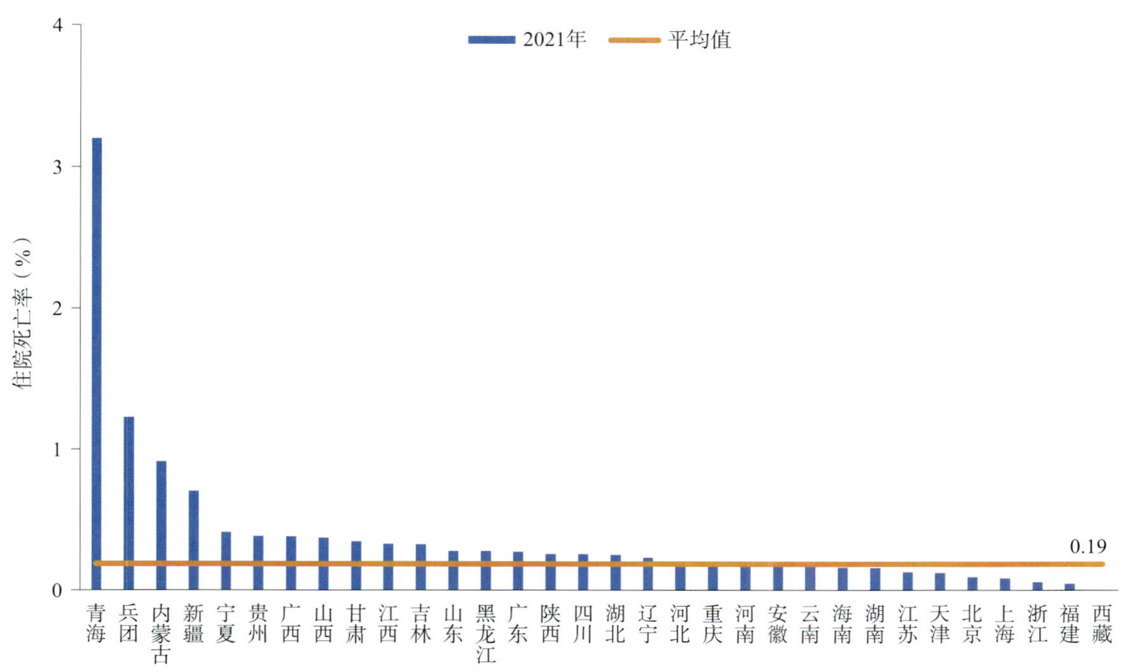

图 1-53　2021 年各省（自治区、直辖市）三级公立医院肺癌手术患者住院死亡率

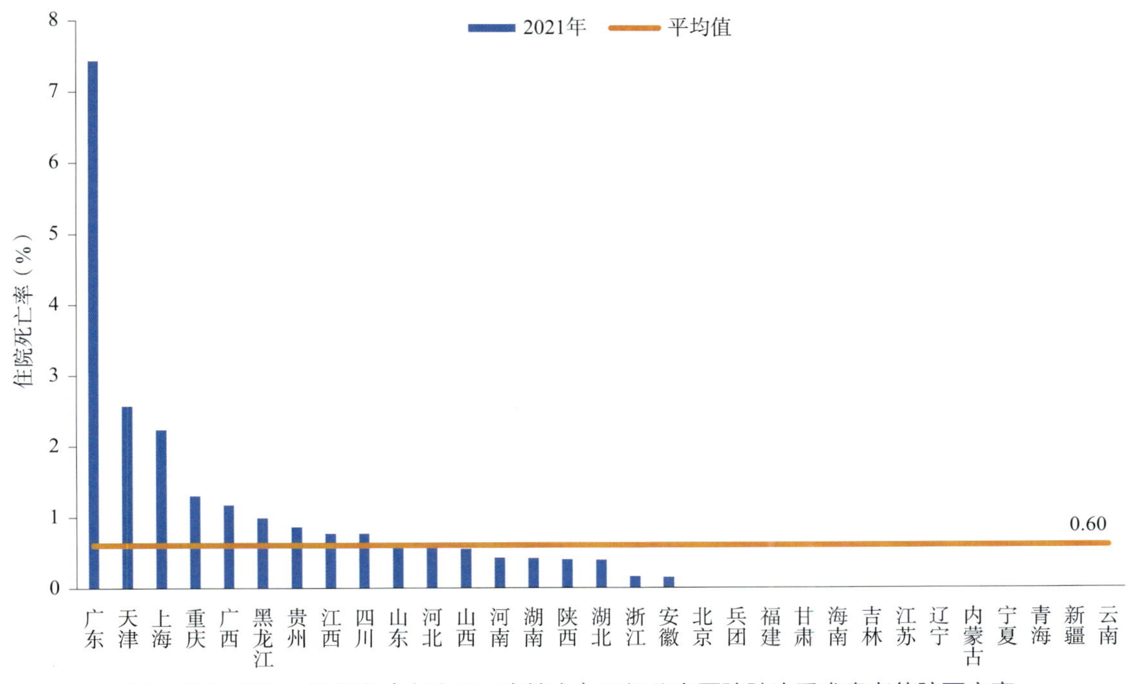

图 1-54　2021 年各省（自治区、直辖市）二级公立医院肺癌手术患者住院死亡率

10．肺癌化疗患者分布　2021 年纳入分析的三级公立医院肺癌化疗患者共 1 124 302 例，其中综合医院 848 491 例，肿瘤专科医院 194 811 例，其他专科医院 81 000 例；按省域分布，山东相对较多，西藏相对较少（图 1-55）。二级公立医院肺癌化疗患者共 110 736 例，其中综合医院 105 302 例，肿瘤专科医院 5 057 例，其他专科医院 377 例；按省域分布，山东相对较多，海南相对较少（宁夏、海南纳入分析的例数较少，分析结果仅作参考）（图 1-56）。

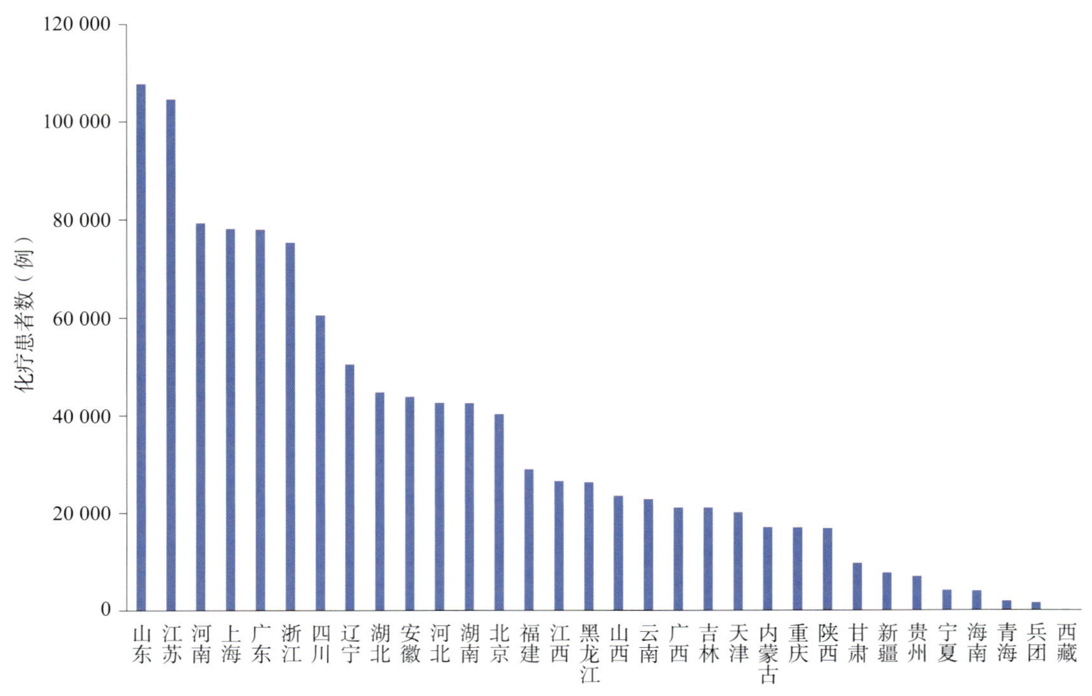

图 1-55　2021 年各省（自治区、直辖市）三级公立医院肺癌化疗患者分布

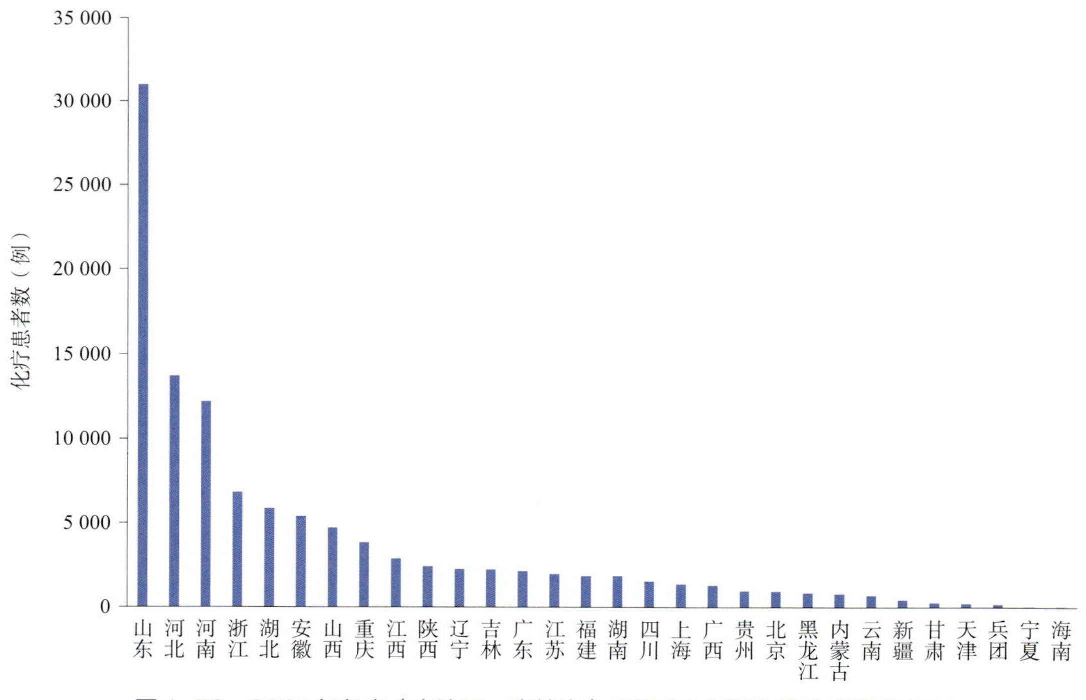

图 1-56　2021 年各省（自治区、直辖市）二级公立医院肺癌化疗患者分布

11．肺癌化疗患者平均住院日　2021 年纳入分析的三级公立医院肺癌化疗患者平均住院日为 5.5 天，其中综合医院为 5.7 天，肿瘤专科医院为 5.3 天，其他专科医院为 3.9 天；按省域分布，青海相对较多，上海相对较少（图 1-57）。二级公立医院肺癌化疗患者平均住院日为 7.4 天，其中综合医院为 7.3 天，肿瘤专科医院为 9.1 天，其他专科医院为 9.3 天；按省域分布，四川相对较多，浙江相对较少（图 1-58）。

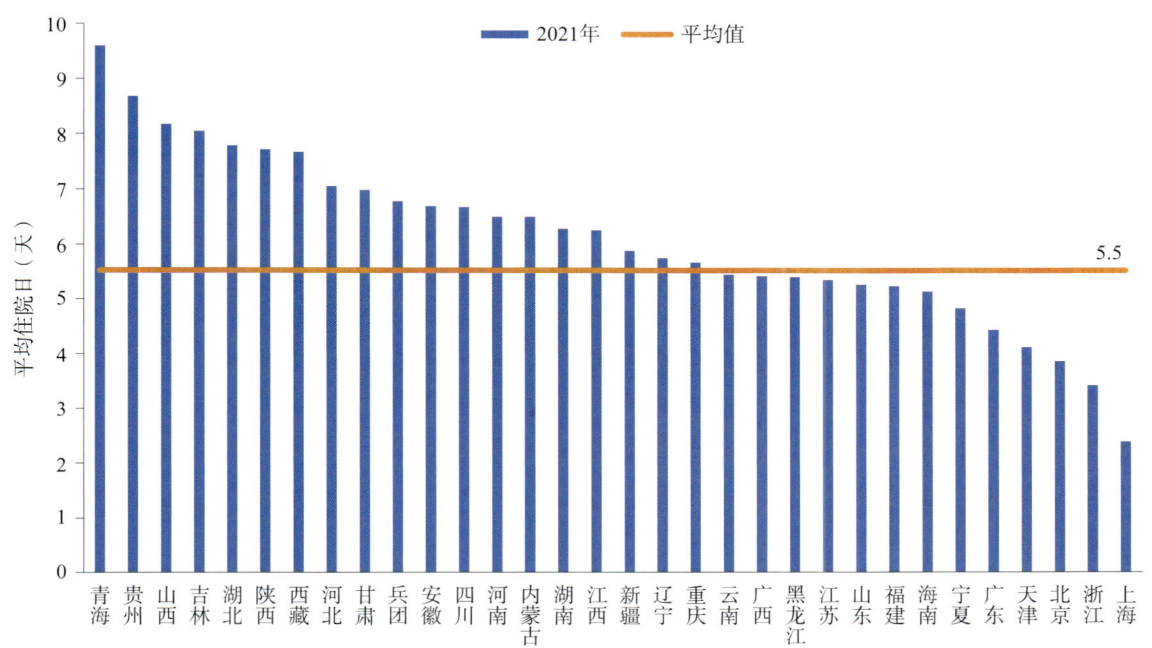

图 1-57　2021 年各省（自治区、直辖市）三级公立医院肺癌化疗患者平均住院日

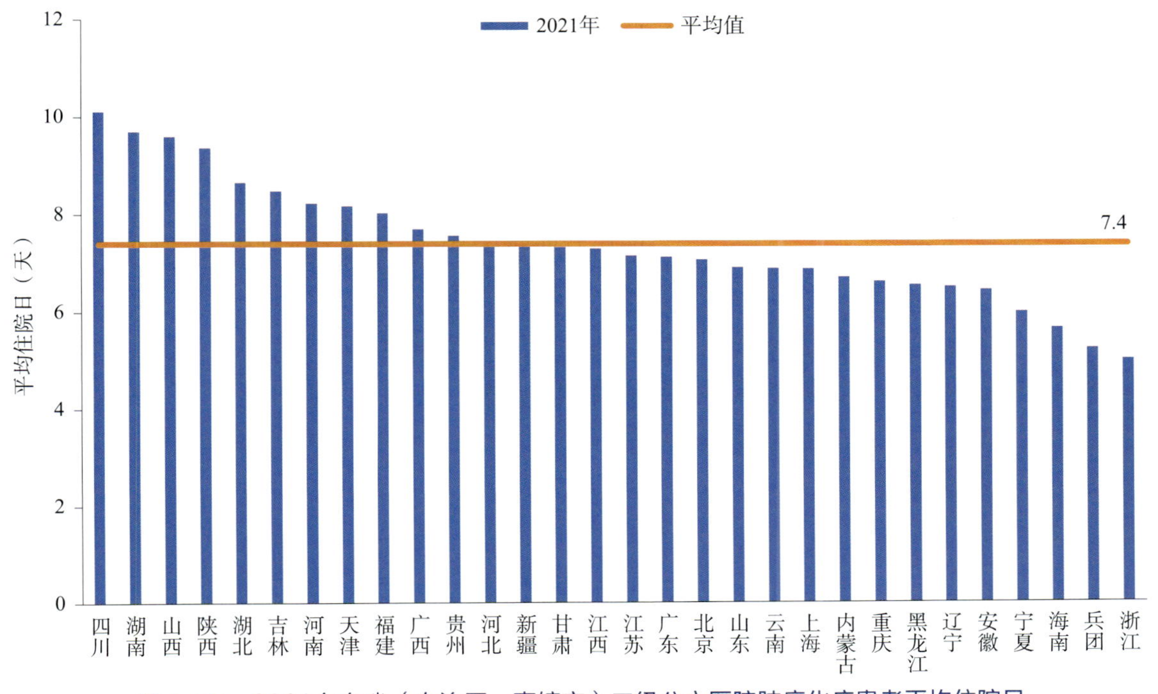

图 1-58　2021 年各省（自治区、直辖市）二级公立医院肺癌化疗患者平均住院日

12．肺癌化疗患者次均费用　2021 年纳入分析的三级公立医院肺癌化疗患者次均费用为 10 233.01 元，其中综合医院为 9 949.90 元，肿瘤专科医院为 11 234.08 元，其他专科医院为 10 790.97 元；按省域分布，青海相对较高，宁夏相对较低（图 1-59）。二级公立医院肺癌化疗患者次均费用为 8 415.67 元，其中综合医院为 8 339.08 元，肿瘤专科医院为 9 978.78 元，其他专科医院为 8 841.69 元；按省域分布，天津相对较高，宁夏相对较低（图 1-60）。

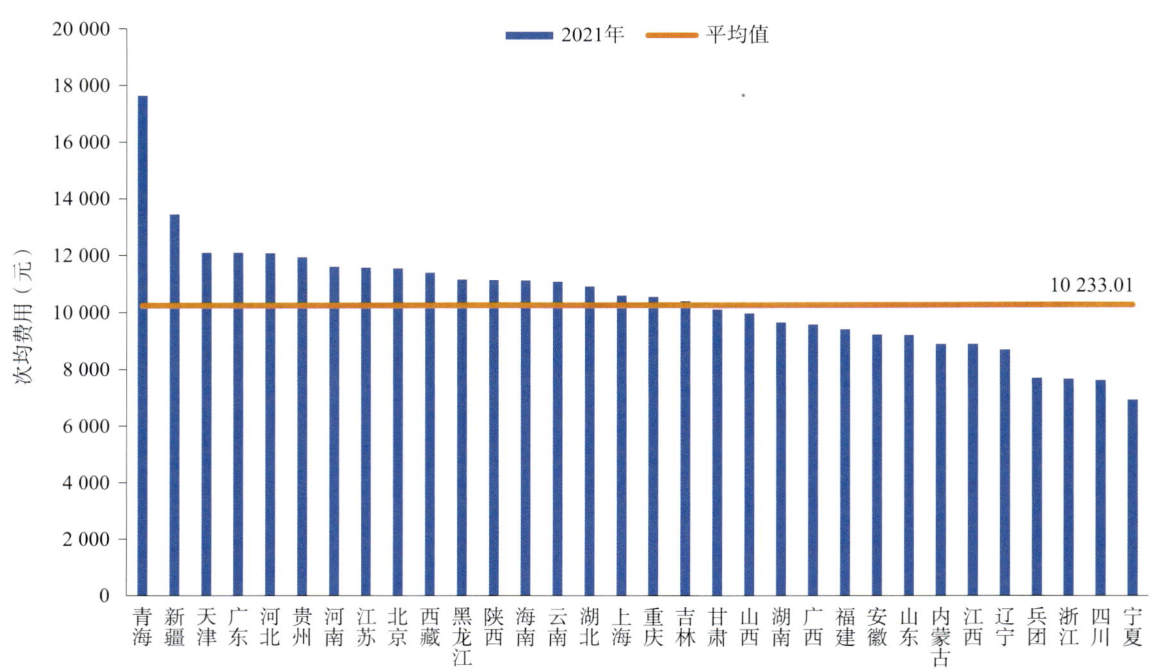

图 1-59　2021 年各省（自治区、直辖市）三级公立医院肺癌化疗患者次均费用

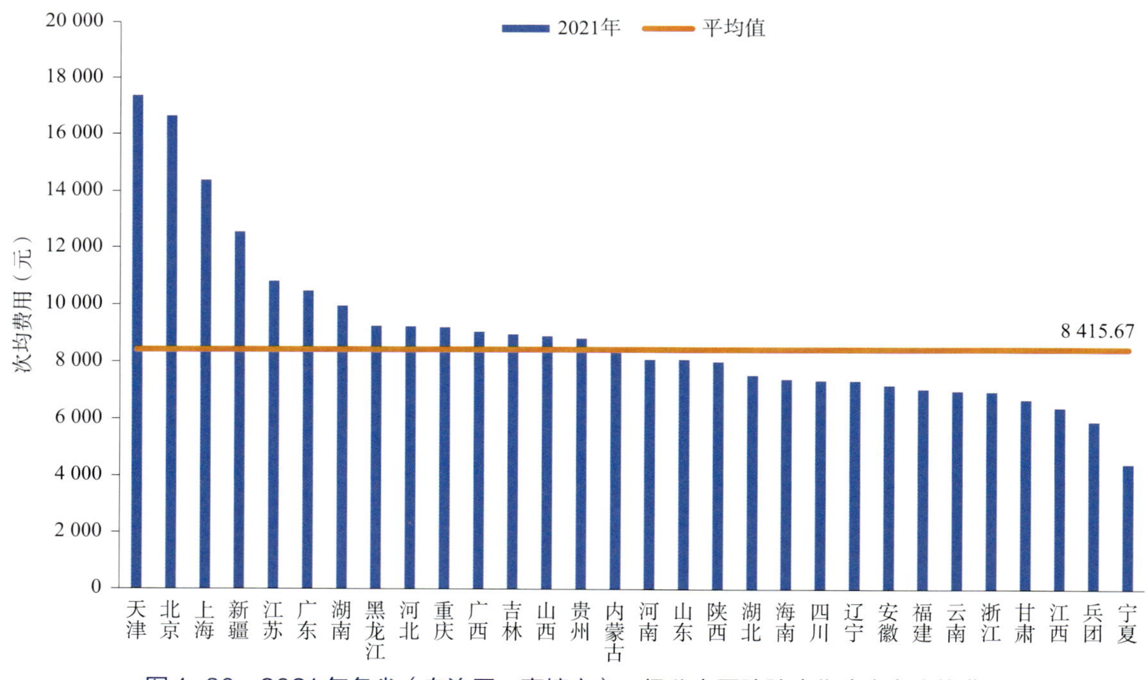

图 1-60　2021 年各省（自治区、直辖市）二级公立医院肺癌化疗患者次均费用

13. 肺癌化疗患者住院死亡率　2021 年纳入分析的三级公立医院肺癌化疗患者住院死亡率为 0.000 2%，其中综合医院为 0.000 2%，肿瘤专科医院为 0.000 1%，其他专科医院为 0；按省域分布，辽宁相对较高，甘肃、贵州、海南、宁夏、青海、四川、西藏、新疆、云南均为 0（图 1-61）。二级公立医院肺癌化疗患者住院死亡率为 0.04%，其中综合医院为 0.04%，肿瘤专科医院为 0.04%，其他专科医院为 0；按省域分布，天津相对较高，其后依次为内蒙古、吉林、黑龙江、辽宁、北京、江西、福建、重庆、陕西、河南、河北、湖北、浙江、山东，安徽等均为 0（图 1-62）。

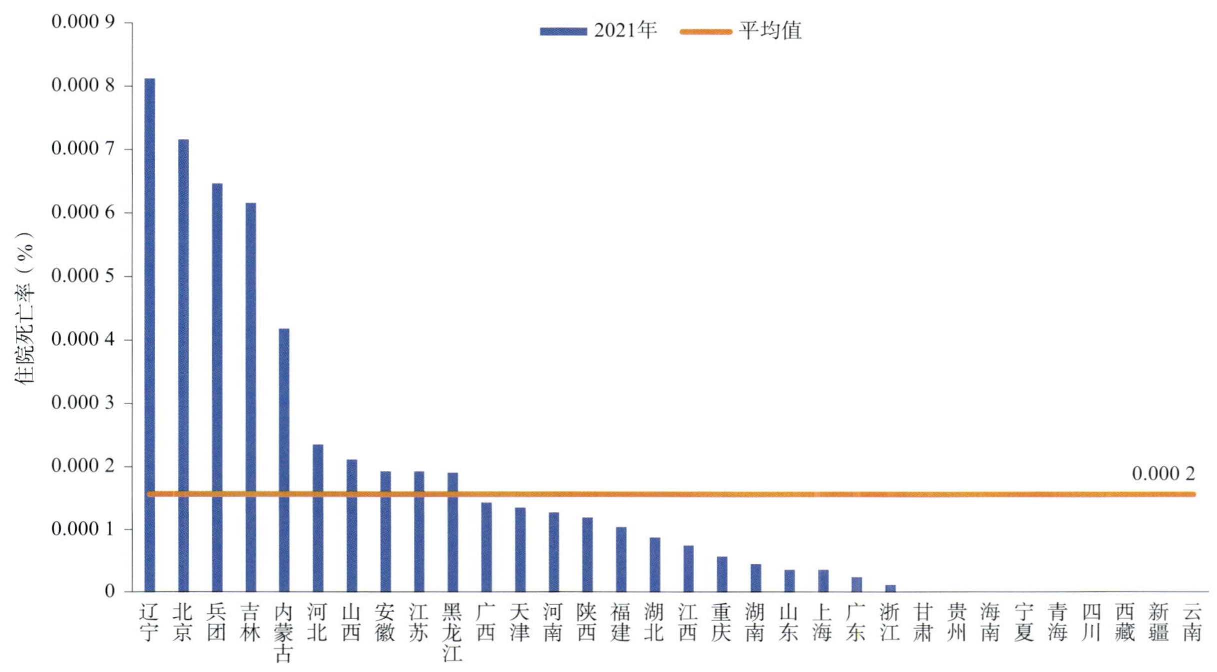

图 1-61　2021 年各省（自治区、直辖市）三级公立医院肺癌化疗患者住院死亡率

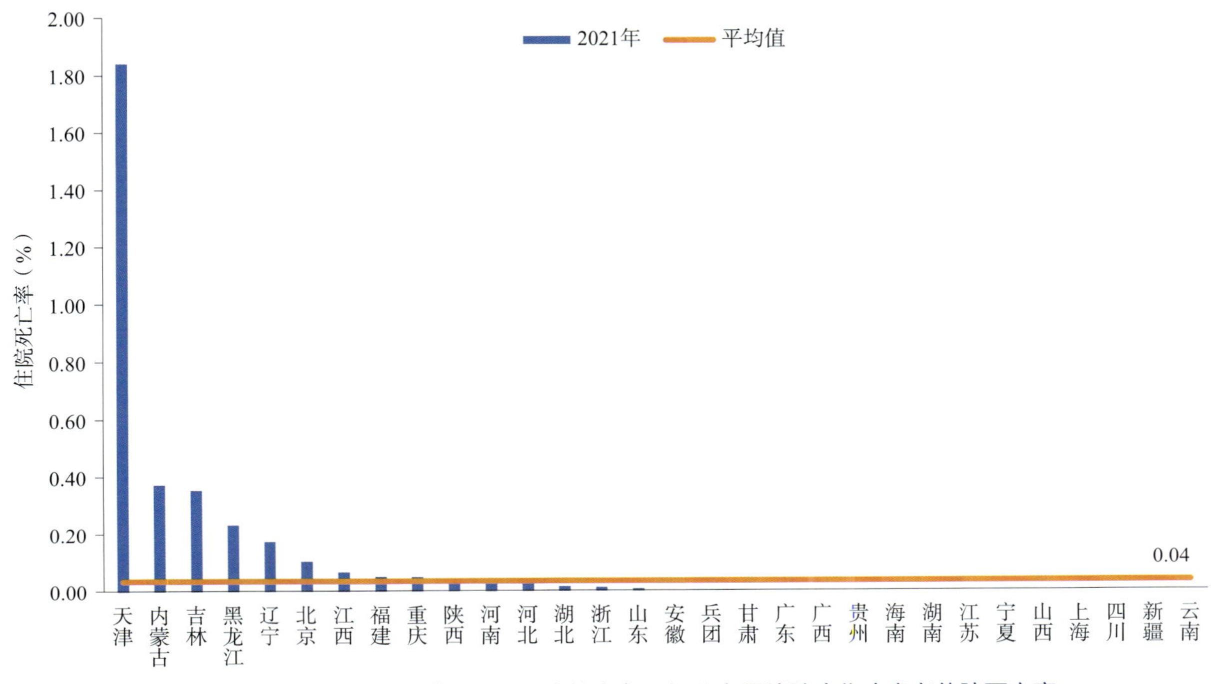

图 1-62　2021 年各省（自治区、直辖市）二级公立医院肺癌化疗患者住院死亡率

14．肺癌放疗患者分布　2021 年纳入分析的三级公立医院肺癌放疗患者共 118 861 例，其中综合医院 89 002 例，肿瘤专科医院 22 536 例，其他专科医院 7 323 例；按省域分布，山东相对较多，兵团相对较少（图 1-63）。二级公立医院肺癌放疗患者共 11 061 例，其中综合医院 9 917 例，肿瘤专科医院 1 110 例，其他专科医院 34 例；按省域分布，山东相对较多，云南相对较少（甘肃、黑龙江、贵州、云南纳入分析的例数较少，分析结果仅作参考）（图 1-64）。

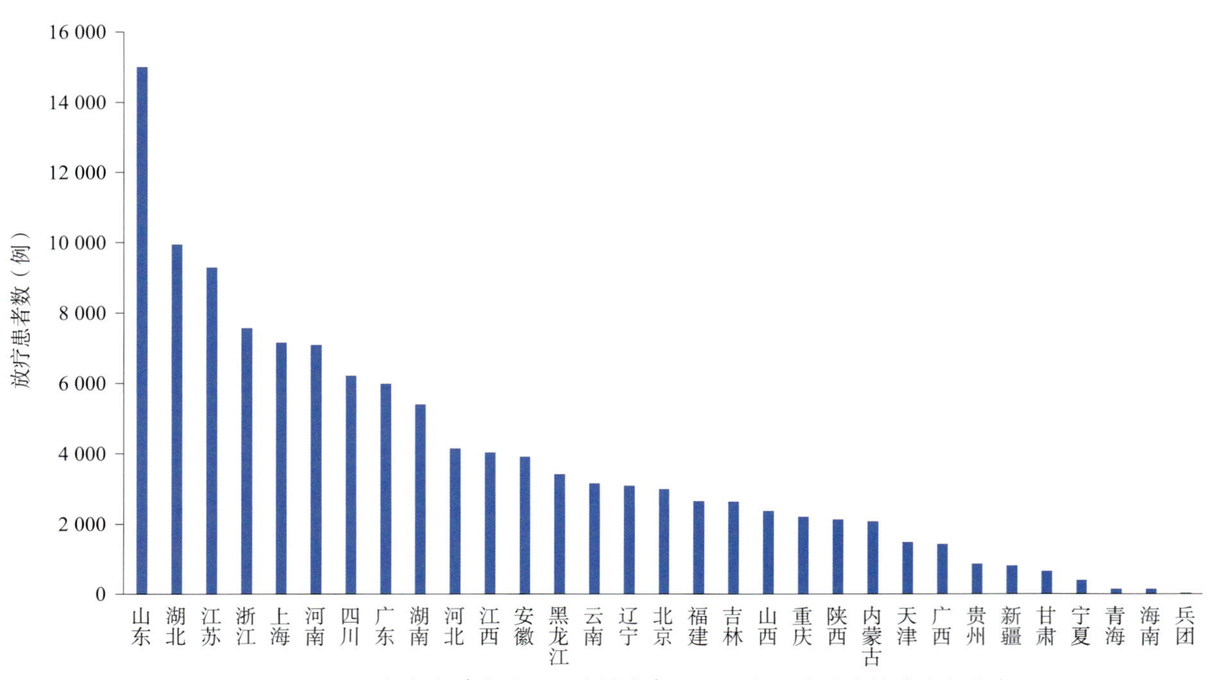

图 1-63　2021 年各省（自治区、直辖市）三级公立医院肺癌放疗患者分布

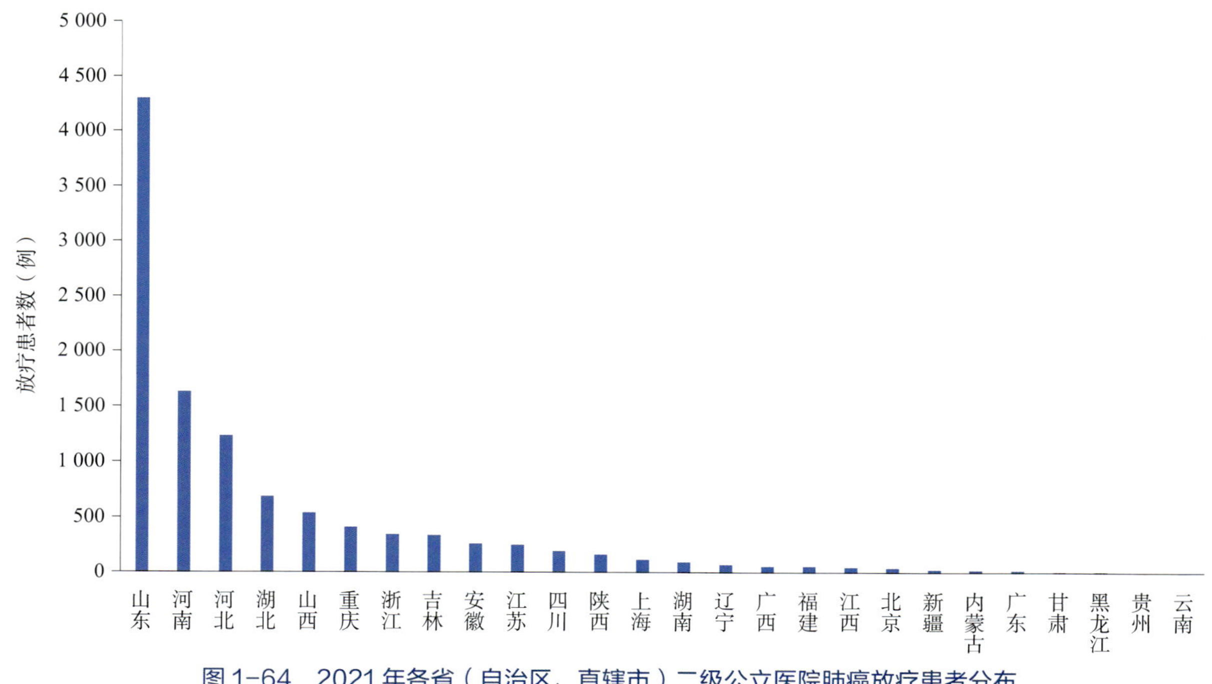

图 1-64　2021 年各省（自治区、直辖市）二级公立医院肺癌放疗患者分布

15．肺癌放疗患者平均住院日　2021 年纳入分析的三级公立医院肺癌放疗患者平均住院日为 20.8 天，其中综合医院为 20.6 天，肿瘤专科医院为 25.1 天，其他专科医院为 9.8 天；按省域分布，山西相对较多，上海相对较少（图 1-65）。二级公立医院肺癌放疗患者平均住院日为 27.3 天，其中综合医院为 26.7 天，肿瘤专科医院为 32.4 天，其他专科医院为 34.4 天；按省域分布，黑龙江相对较多，云南相对较少（图 1-66）。

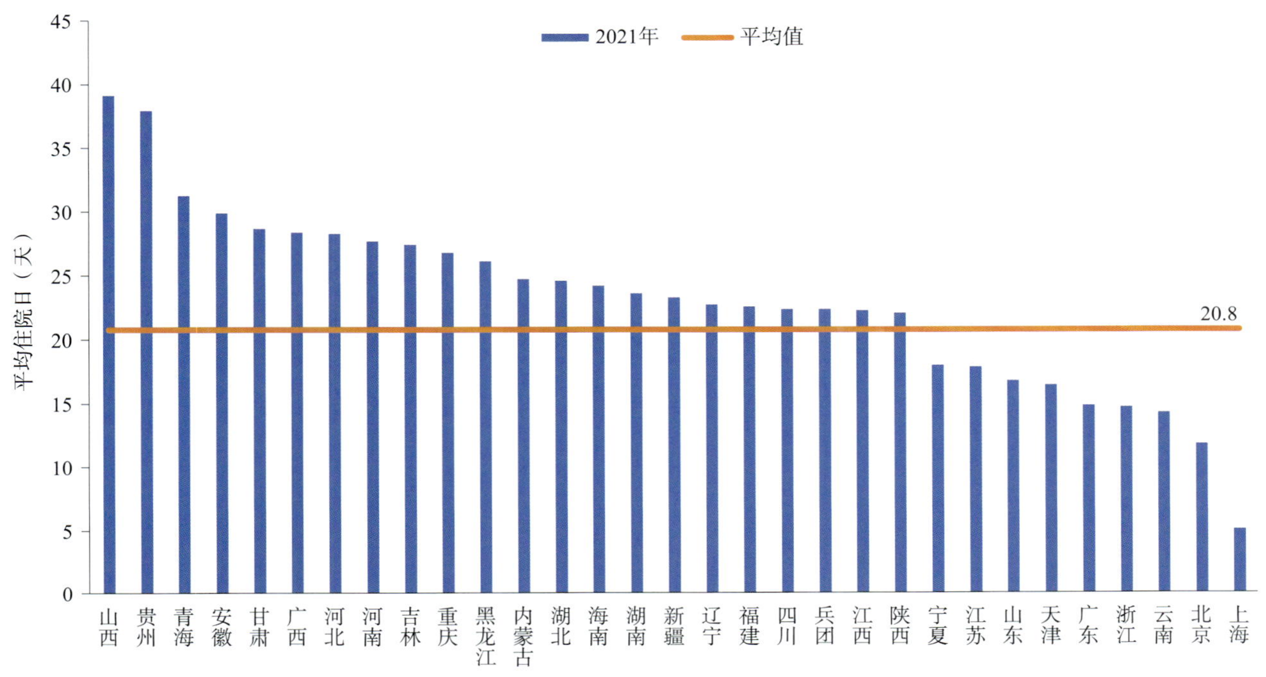

图 1-65　2021 年各省（自治区、直辖市）三级公立医院肺癌放疗患者平均住院日

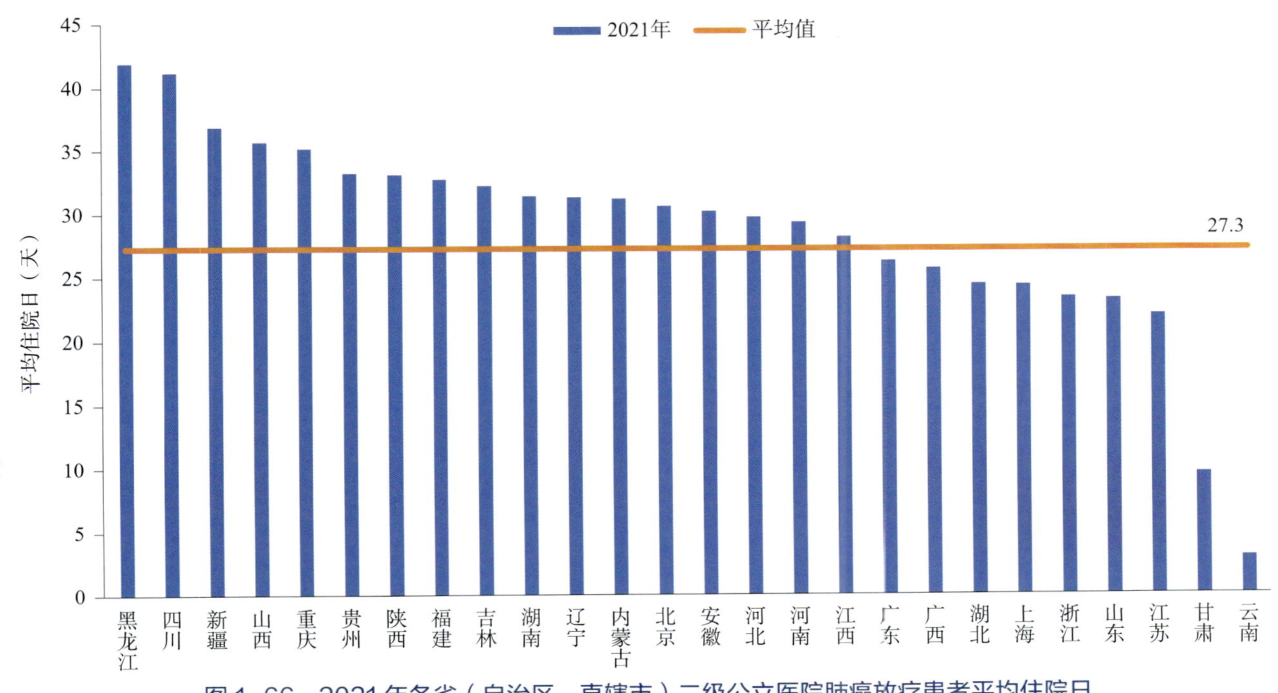

图 1-66　2021 年各省（自治区、直辖市）二级公立医院肺癌放疗患者平均住院日

16．肺癌放疗患者次均费用　2021 年纳入分析的三级公立医院肺癌放疗患者次均费用为 35 445.90 元，其中综合医院为 33 540.67 元，肿瘤专科医院为 46 439.74 元，其他专科医院为 24 768.83 元；按省域分布，甘肃相对较高，宁夏相对较低（图 1-67）。二级公立医院肺癌放疗患者次均费用为 29 660.85 元，其中综合医院为 29 197.74 元，肿瘤专科医院为 33 748.10 元，其他专科医院为 31 303.70 元；按省域分布，北京相对较高，云南相对较低（图 1-68）。

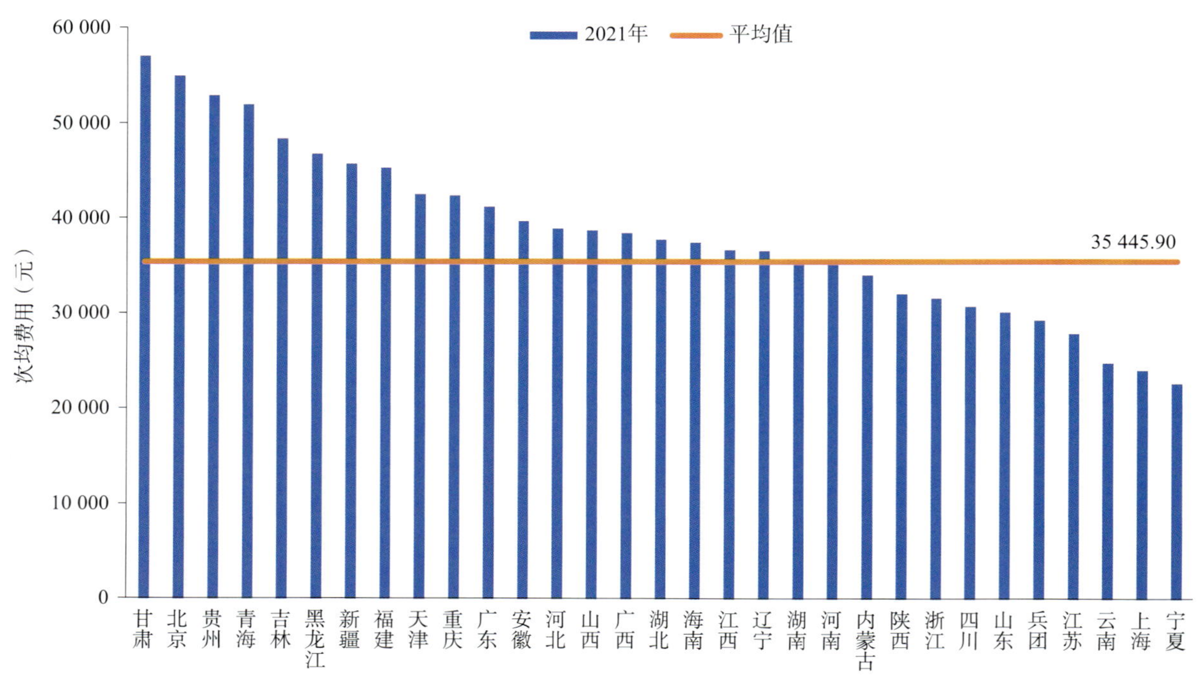

图 1-67　2021 年各省（自治区、直辖市）三级公立医院肺癌放疗患者次均费用

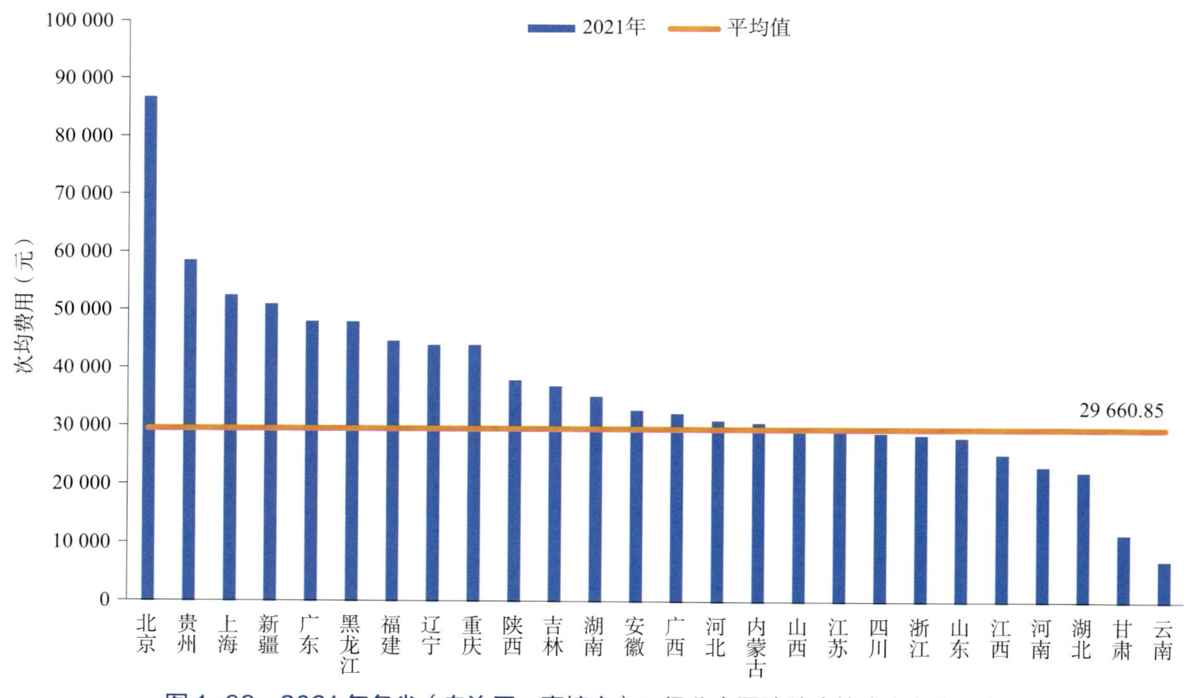

图 1-68　2021 年各省（自治区、直辖市）二级公立医院肺癌放疗患者次均费用

17. 肺癌放疗患者住院死亡率 2021 年纳入分析的三级公立医院肺癌放疗患者住院死亡率为 0.07%，其中综合医院为 0.09%，肿瘤专科医院为 0.04%，其他专科医院为 0.03%；按省域分布，青海相对较高，兵团、甘肃、海南、江西、宁夏、山西、四川、新疆、浙江均为 0（图 1-69）。二级公立医院肺癌放疗患者住院死亡率为 0.22%，其中综合医院为 0.19%，肿瘤专科医院为 0.45%，其他专科医院为 0；按省域分布，北京相对较高，其后依次为吉林、广西、辽宁、重庆、河北、河南、山东，安徽等均为 0（图 1-70）。

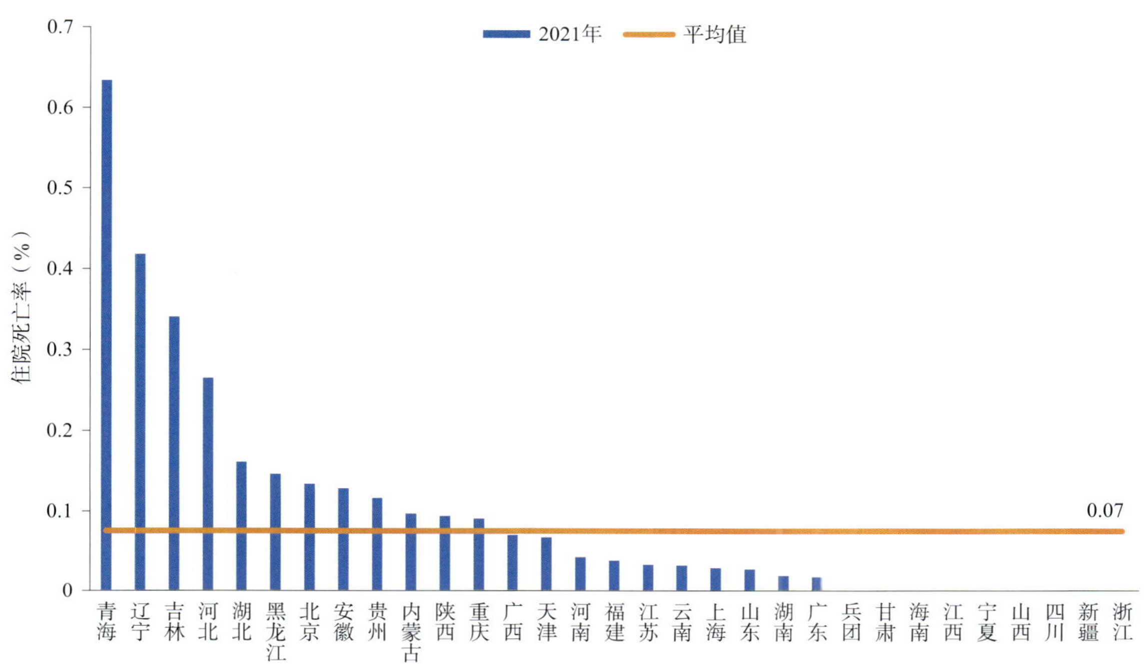

图 1-69 2021 年各省（自治区、直辖市）三级公立医院肺癌放疗患者住院死亡率

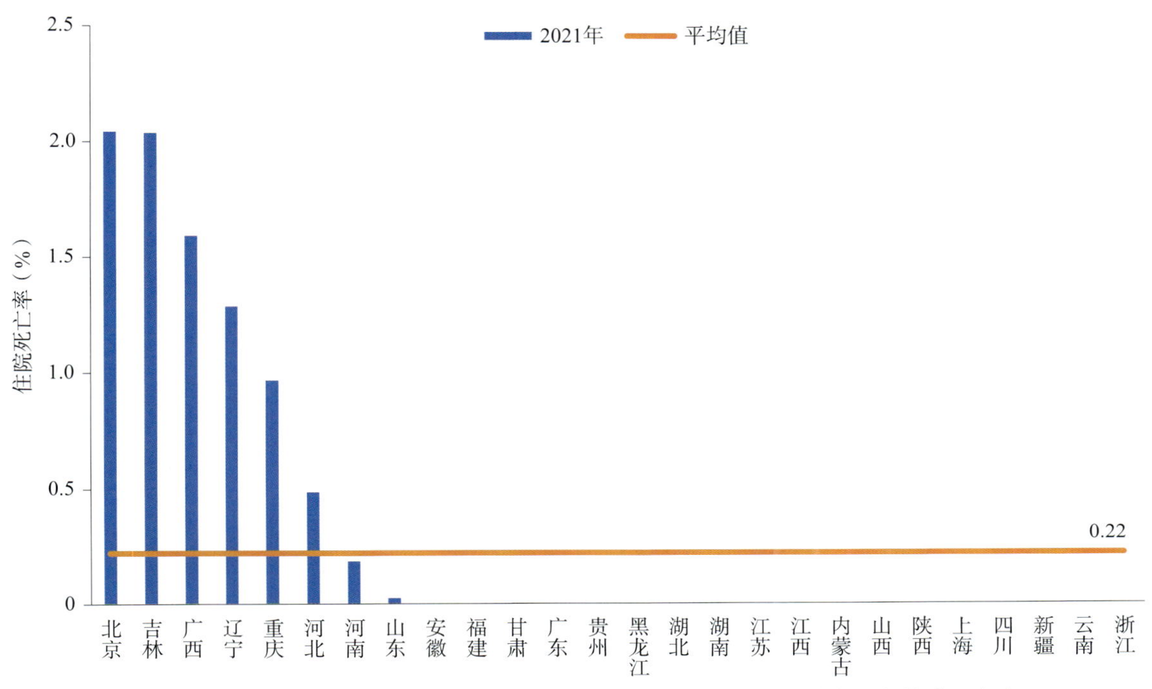

图 1-70 2021 年各省（自治区、直辖市）二级公立医院肺癌放疗患者住院死亡率

（二）乳腺癌患者医疗服务与质量安全情况

1．乳腺癌患者分布　2021 年纳入分析的三级公立医院乳腺癌患者共 2 625 210 例，其中综合医院 2 008 424 例，肿瘤专科医院 517 678 例，其他专科医院 99 108 例；按省域分布，山东相对较多，西藏相对较少（图 1-71）。二级公立医院乳腺癌患者共 251 309 例，其中综合医院 230 373 例，肿瘤专科医院 13 373 例，其他专科医院 7 563 例；按省域分布，山东相对较多，青海相对较少（青海纳入分析的例数较少，分析结果仅作参考）（图 1-72）。

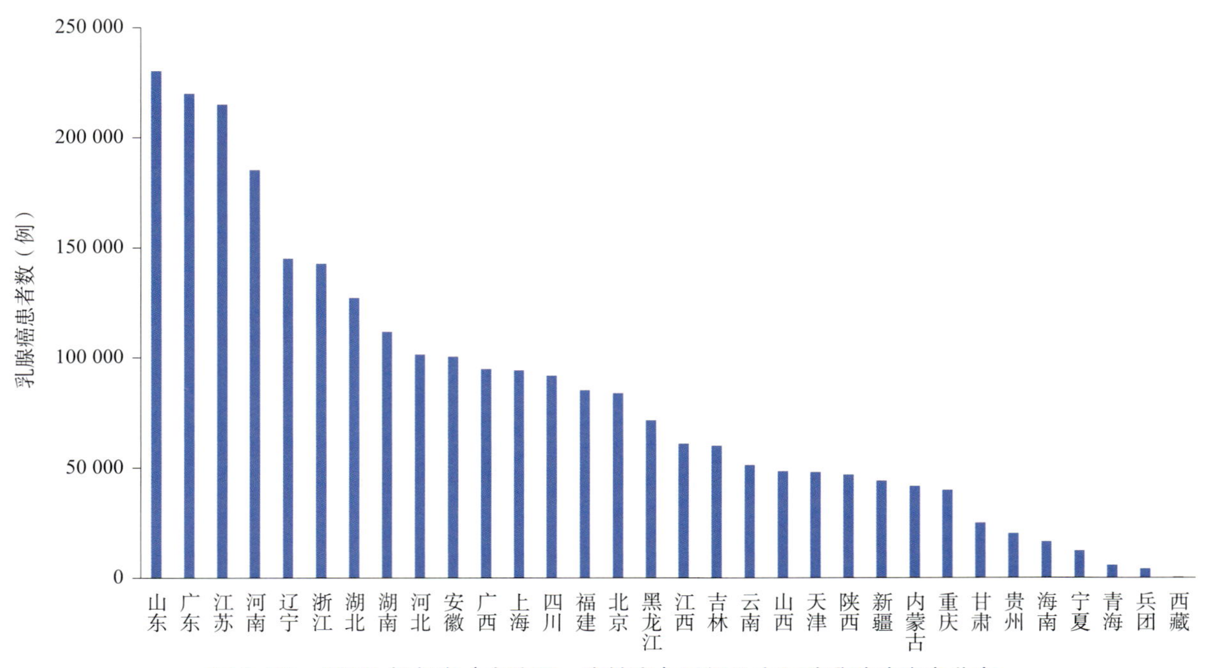

图 1-71　2021 年各省（自治区、直辖市）三级公立医院乳腺癌患者分布

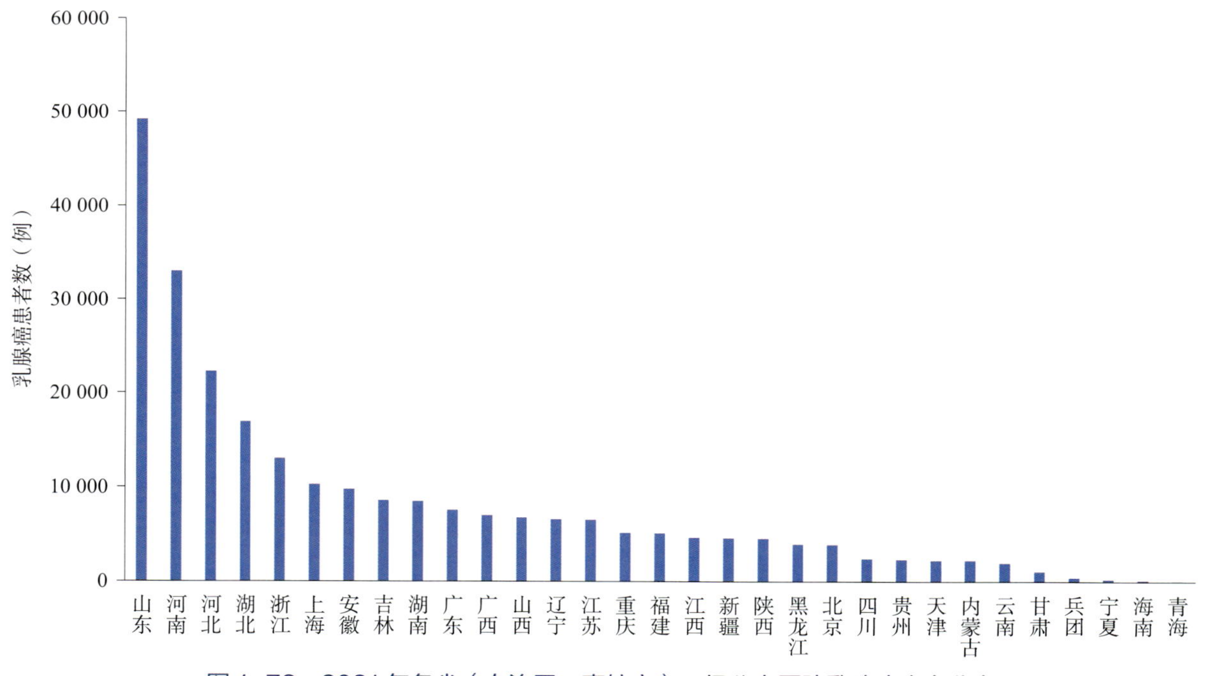

图 1-72　2021 年各省（自治区、直辖市）二级公立医院乳腺癌患者分布

2．乳腺癌患者平均住院日　2021 年纳入分析的三级公立医院乳腺癌患者平均住院日为 5.2 天，其中综合医院为 5.1 天，肿瘤专科医院为 5.5 天，其他专科医院为 4.7 天；按省域分布，青海相对较多，北京相对较少（图 1-73）。二级公立医院乳腺癌患者平均住院日为 6.4 天，其中综合医院为 6.3 天，肿瘤专科医院为 8.6 天，其他专科医院为 7.4 天；按省域分布，青海相对较多，天津相对较少（图 1-74）。

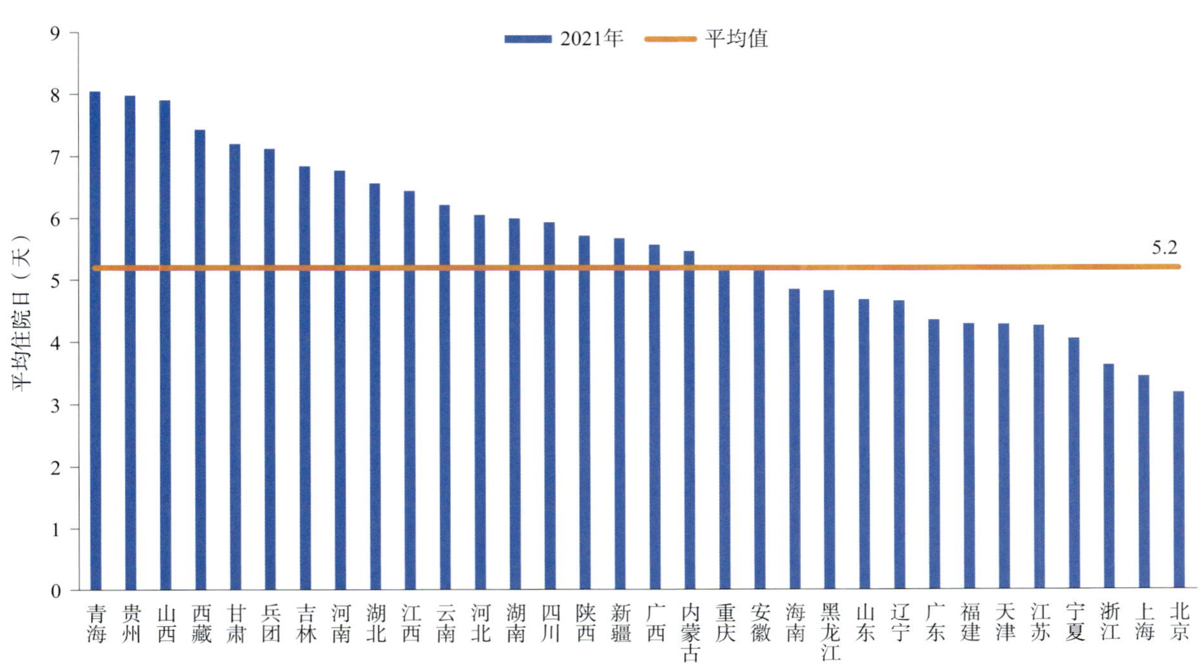

图 1-73　2021 年各省（自治区、直辖市）三级公立医院乳腺癌患者平均住院日

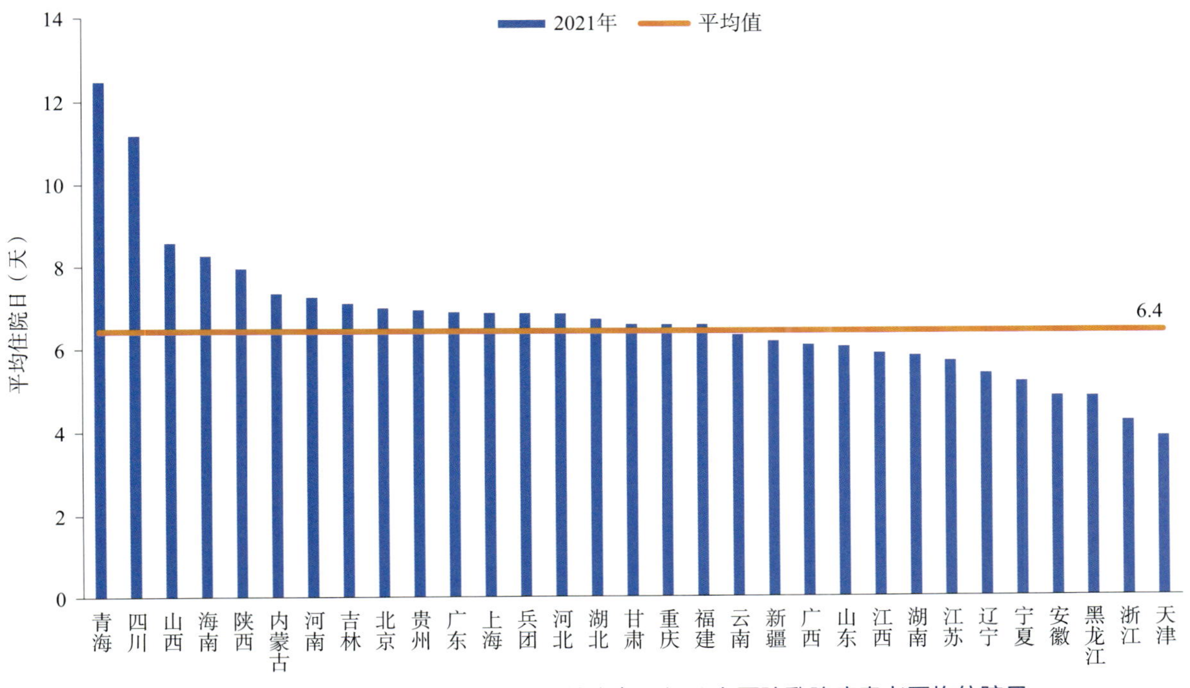

图 1-74　2021 年各省（自治区、直辖市）二级公立医院乳腺癌患者平均住院日

3．乳腺癌患者次均费用　2021 年纳入分析的三级公立医院乳腺癌患者次均费用为 11 048.33 元，其中综合医院为 10 519.50 元，肿瘤专科医院为 13 279.83 元，其他专科医院为 10 109.08 元；按省域分布，天津相对较高，四川相对较低（图 1-75）。二级公立医院乳腺癌患者次均费用为 7 719.71 元，其中综合医院为 7 530.68 元，肿瘤专科医院为 10 557.45 元，其他专科医院为 8 459.72 元；按省域分布，天津相对较高，湖南相对较低（图 1-76）。

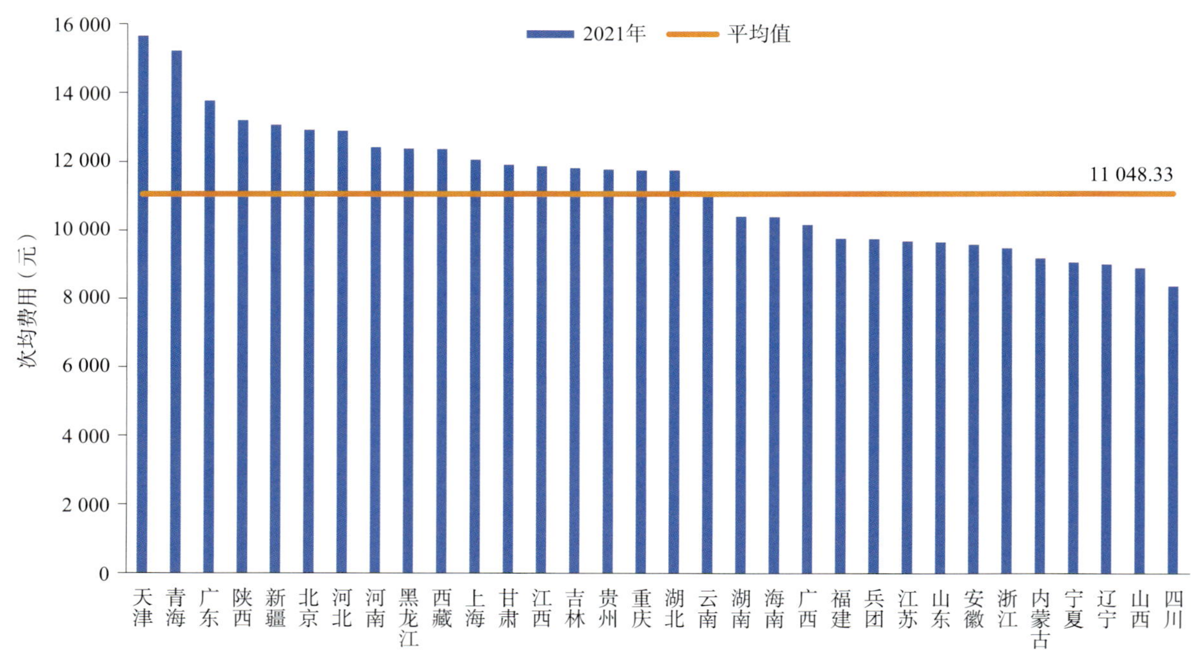

图 1-75　2021 年各省（自治区、直辖市）三级公立医院乳腺癌患者次均费用

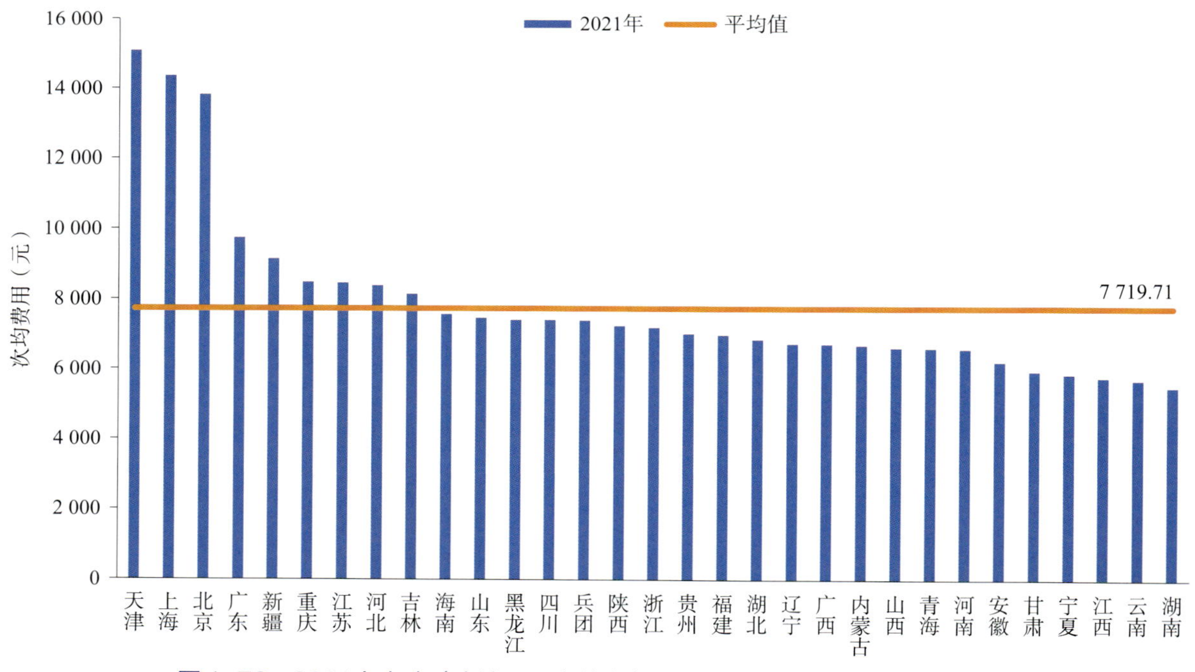

图 1-76　2021 年各省（自治区、直辖市）二级公立医院乳腺癌患者次均费用

4．乳腺癌患者住院死亡率 2021 年纳入分析的三级公立医院乳腺癌患者住院死亡率为 0.14%，其中综合医院为 0.17%，肿瘤专科医院为 0.05%，其他专科医院为 0.13%；按省域分布，兵团相对较高，西藏为 0（图 1-77）。二级公立医院乳腺癌患者住院死亡率为 0.54%，其中综合医院为 0.55%，肿瘤专科医院为 0.44%，其他专科医院为 0.49%；按省域分布，青海相对较高，湖南相对较低（图 1-78）。

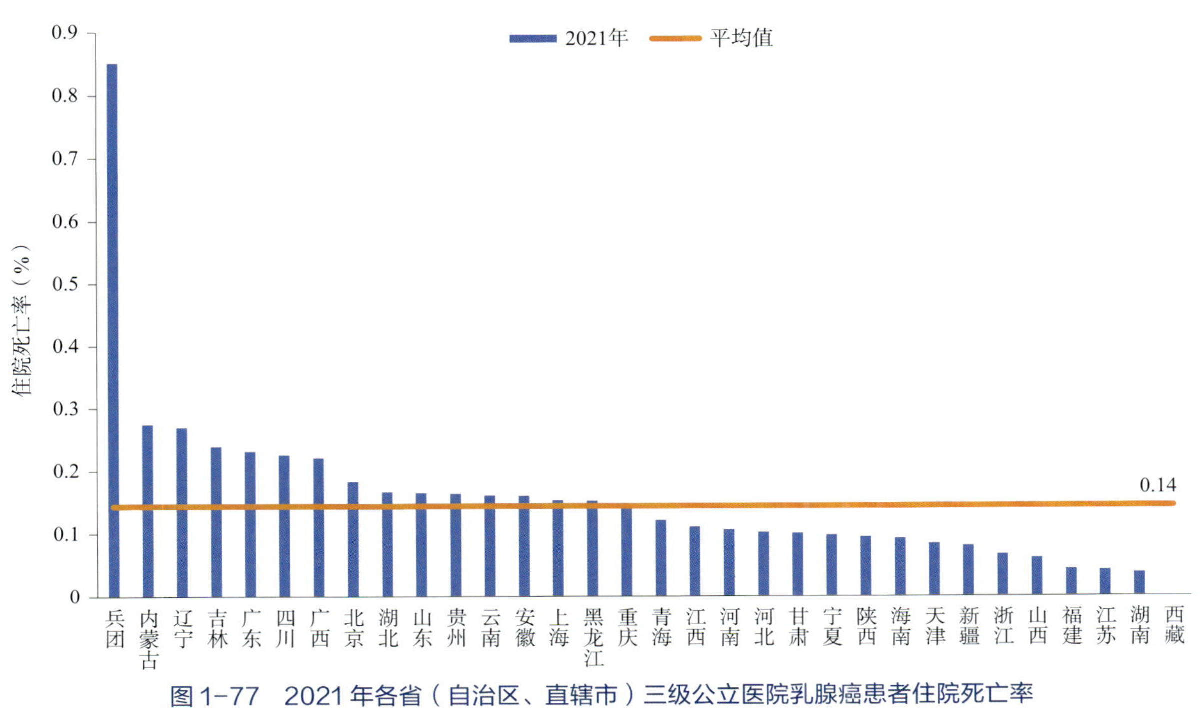

图 1-77 2021 年各省（自治区、直辖市）三级公立医院乳腺癌患者住院死亡率

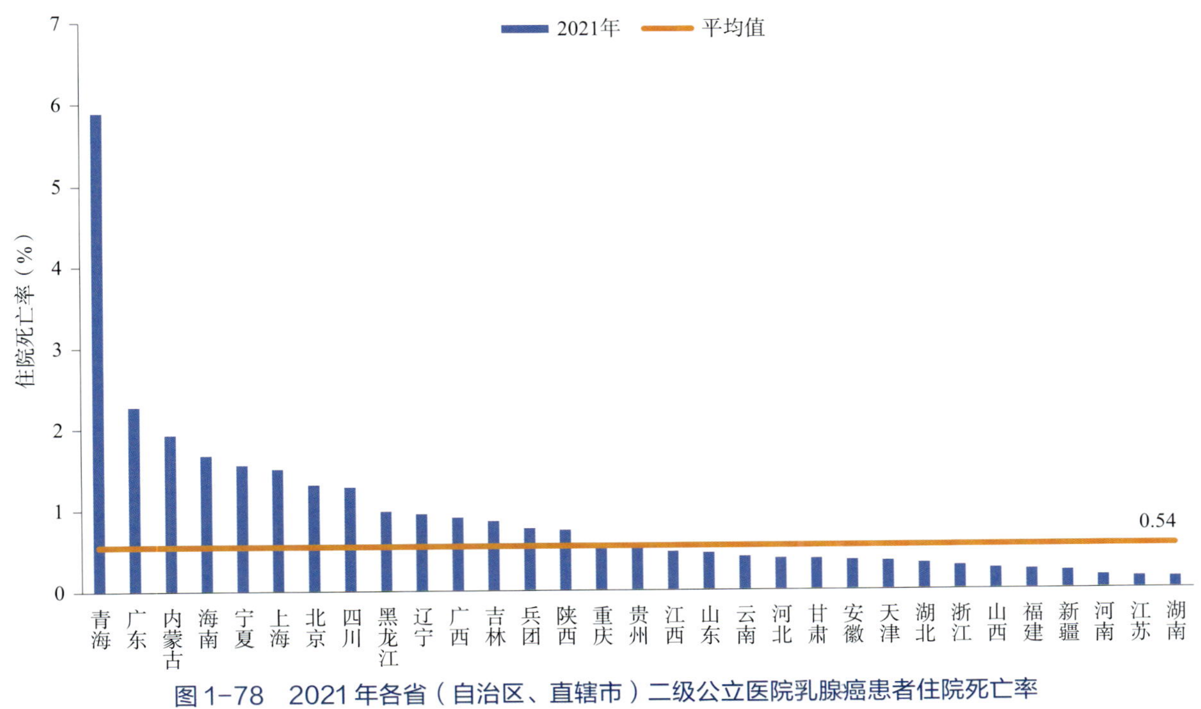

图 1-78 2021 年各省（自治区、直辖市）二级公立医院乳腺癌患者住院死亡率

5．乳腺癌手术患者分布　2021 年纳入分析的三级公立医院乳腺癌手术患者共 287 994 例，其中综合医院 212 912 例，肿瘤专科医院 59 586 例，其他专科医院 15 496 例；按省域分布，广东相对较多，西藏相对较少（图 1-79）。二级公立医院乳腺癌手术患者共 26 083 例，其中综合医院 23 780 例，肿瘤专科医院 578 例，其他专科医院 1 725 例；按省域分布，山东相对较多，青海相对较少（青海纳入分析的例数较少，分析结果仅作参考）（图 1-80）。

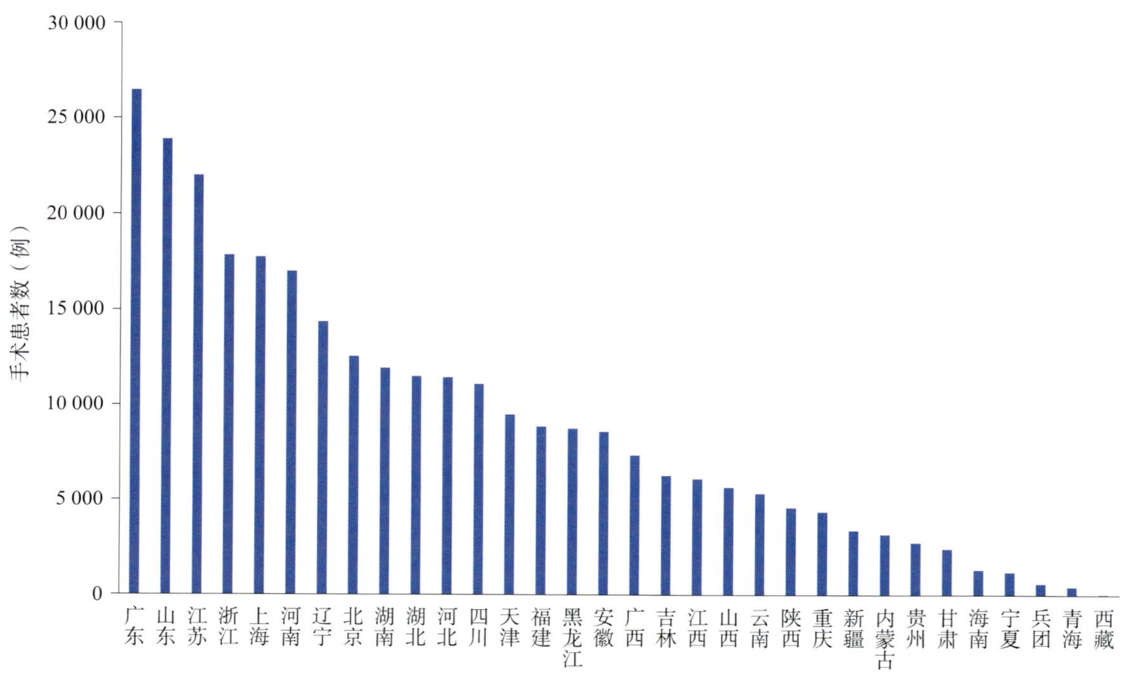

图 1-79　2021 年各省（自治区、直辖市）三级公立医院乳腺癌手术患者分布

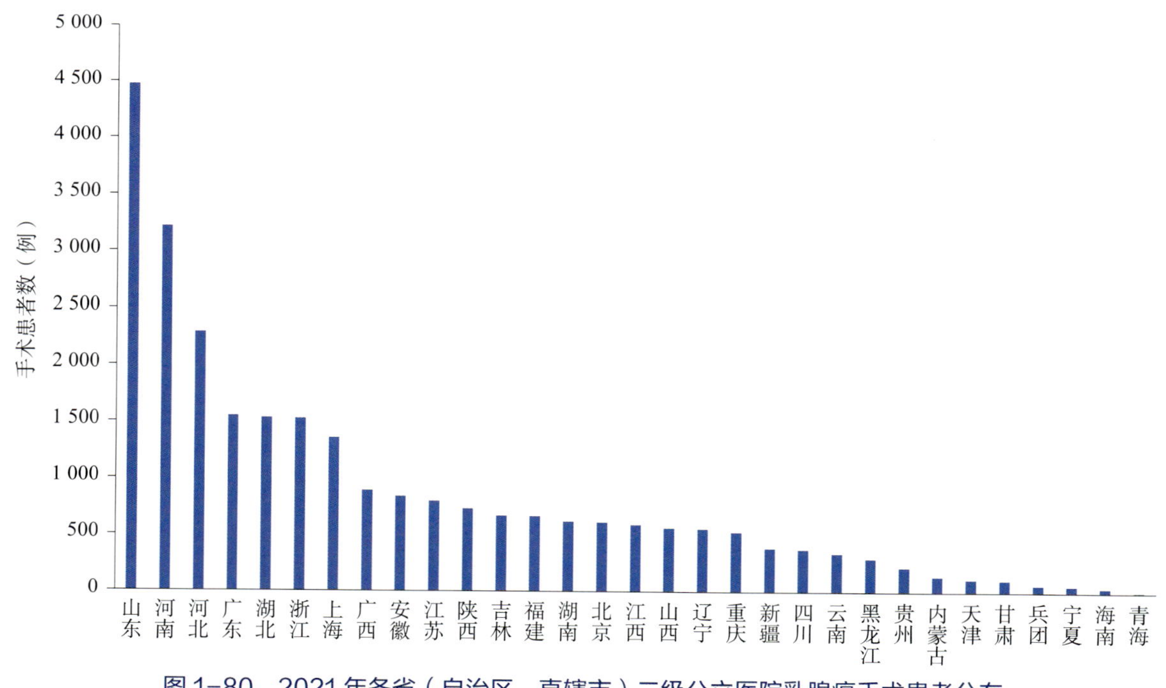

图 1-80　2021 年各省（自治区、直辖市）二级公立医院乳腺癌手术患者分布

6．乳腺癌手术患者平均住院日　2021 年纳入分析的三级公立医院乳腺癌手术患者平均住院日为 11.5 天，其中综合医院为 11.7 天，肿瘤专科医院为 10.9 天，其他专科医院为 11.2 天；按省域分布，西藏相对较多，北京相对较少（图 1-81）。二级公立医院乳腺癌手术患者平均住院日为 15.7 天，其中综合医院为 15.8 天，肿瘤专科医院为 18.5 天，其他专科医院为 13.1 天；按省域分布，兵团相对较多，海南相对较少（图 1-82）。

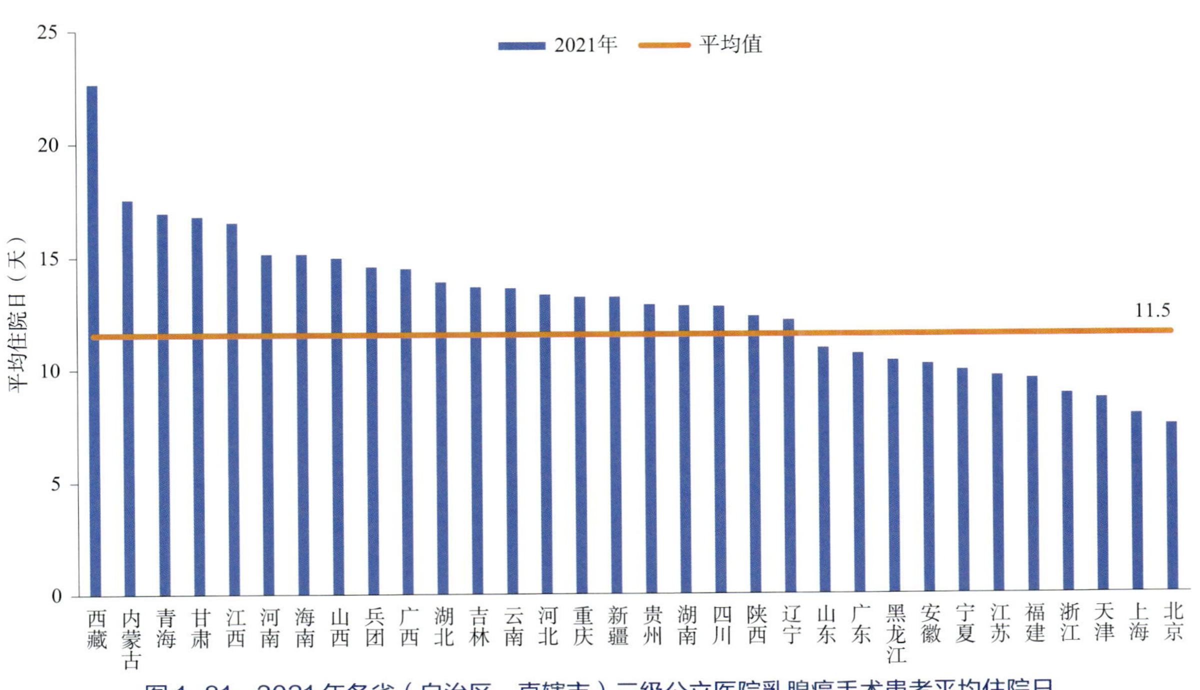

图 1-81　2021 年各省（自治区、直辖市）三级公立医院乳腺癌手术患者平均住院日

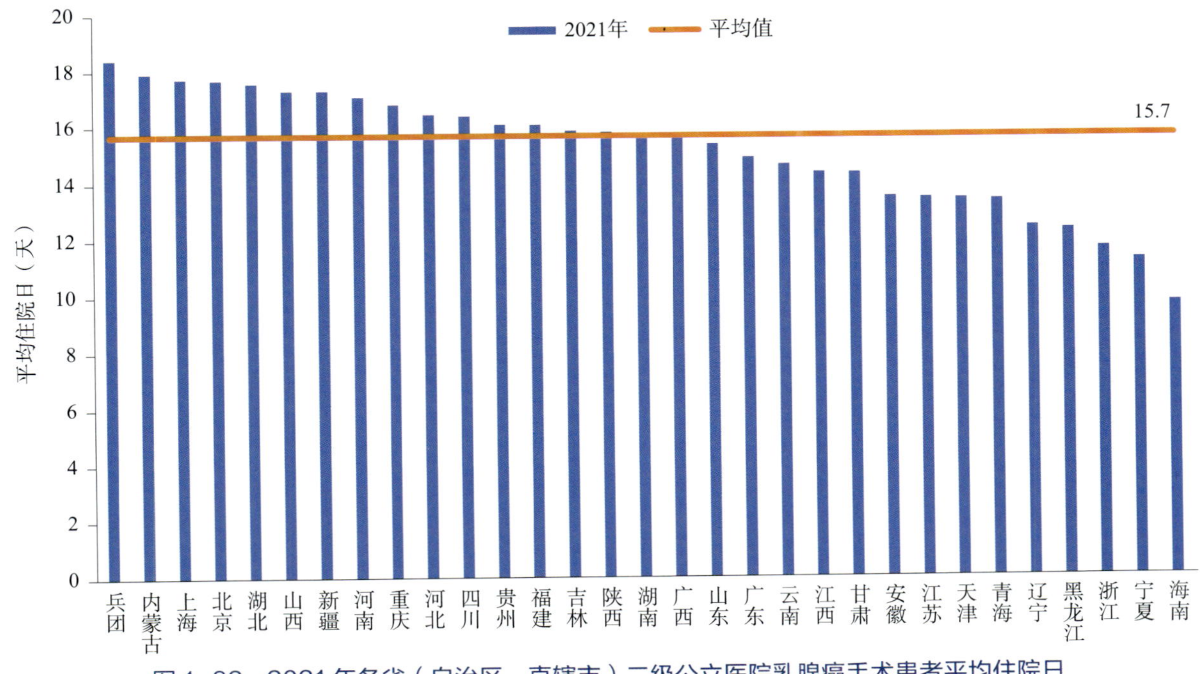

图 1-82　2021 年各省（自治区、直辖市）二级公立医院乳腺癌手术患者平均住院日

7. 乳腺癌手术患者次均费用　2021 年纳入分析的三级公立医院乳腺癌手术患者次均费用为 24 568.63 元，其中综合医院为 24 270.72 元，肿瘤专科医院为 26 396.68 元，其他专科医院为 21 632.58 元；按省域分布，广东相对较高，安徽相对较低（图 1-83）。二级公立医院乳腺癌手术患者次均费用为 16 979.77 元，其中综合医院为 17 102.30 元，肿瘤专科医院为 17 509.49 元，其他专科医院为 15 113.04 元；按省域分布，上海相对较高，宁夏相对较低（图 1-84）。

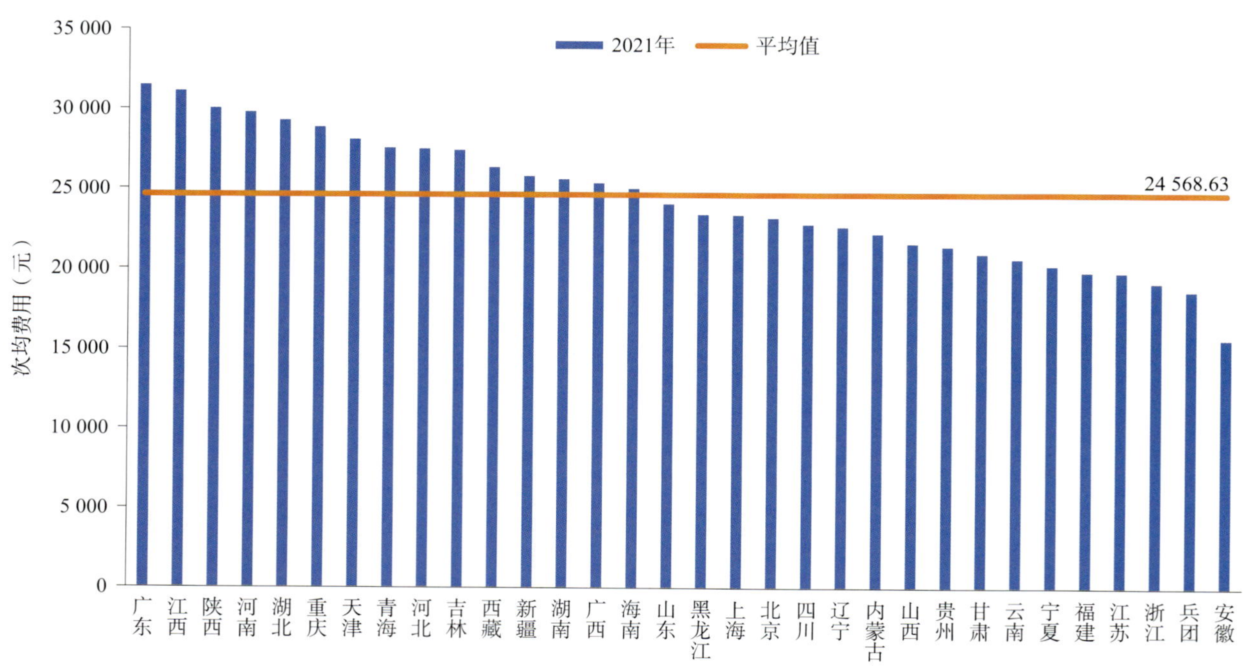

图 1-83　2021 年各省（自治区、直辖市）三级公立医院乳腺癌手术患者次均费用

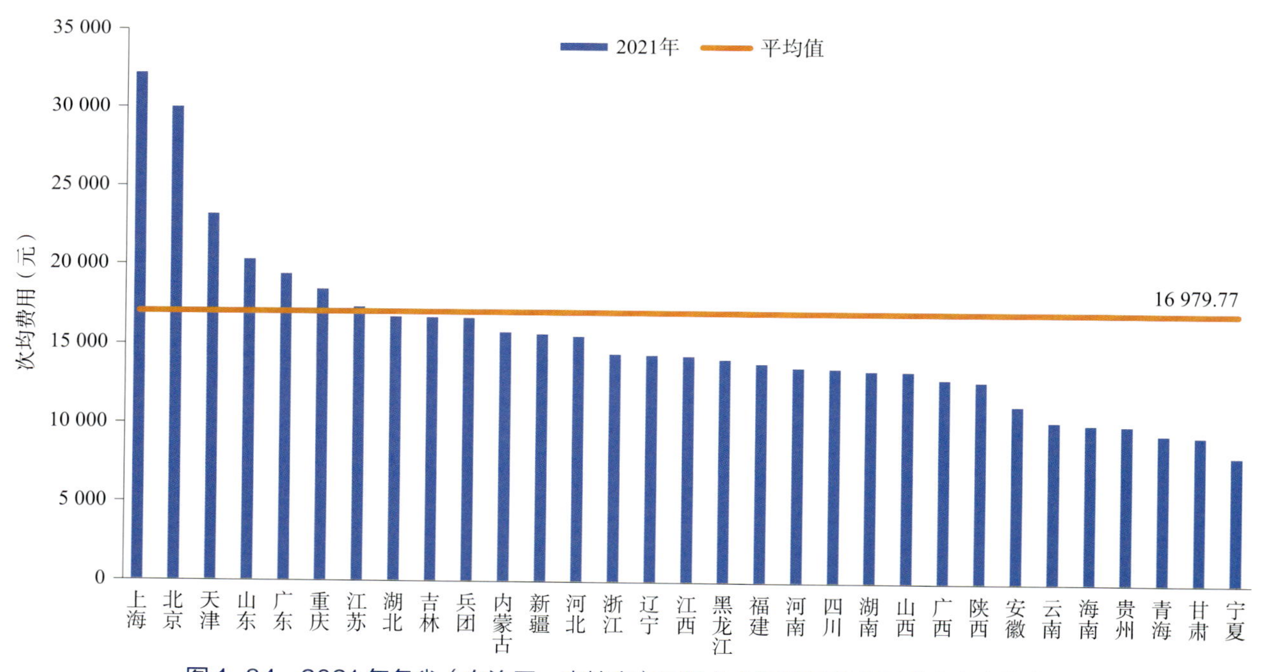

图 1-84　2021 年各省（自治区、直辖市）二级公立医院乳腺癌手术患者次均费用

8．乳腺癌手术患者四级手术比例　2021 年纳入分析的三级公立医院乳腺癌手术患者四级手术比例为 30.58%，其中综合医院为 32.81%，肿瘤专科医院为 23.41%，其他专科医院为 27.32%；按省域分布，吉林相对较高，天津相对较低（图 1-85）。二级公立医院乳腺癌手术患者四级手术比例为 16.18%，其中综合医院为 16.51%，肿瘤专科医院为 9.60%，其他专科医院为 13.38%；按省域分布，青海相对较高，山东相对较低（图 1-86）。

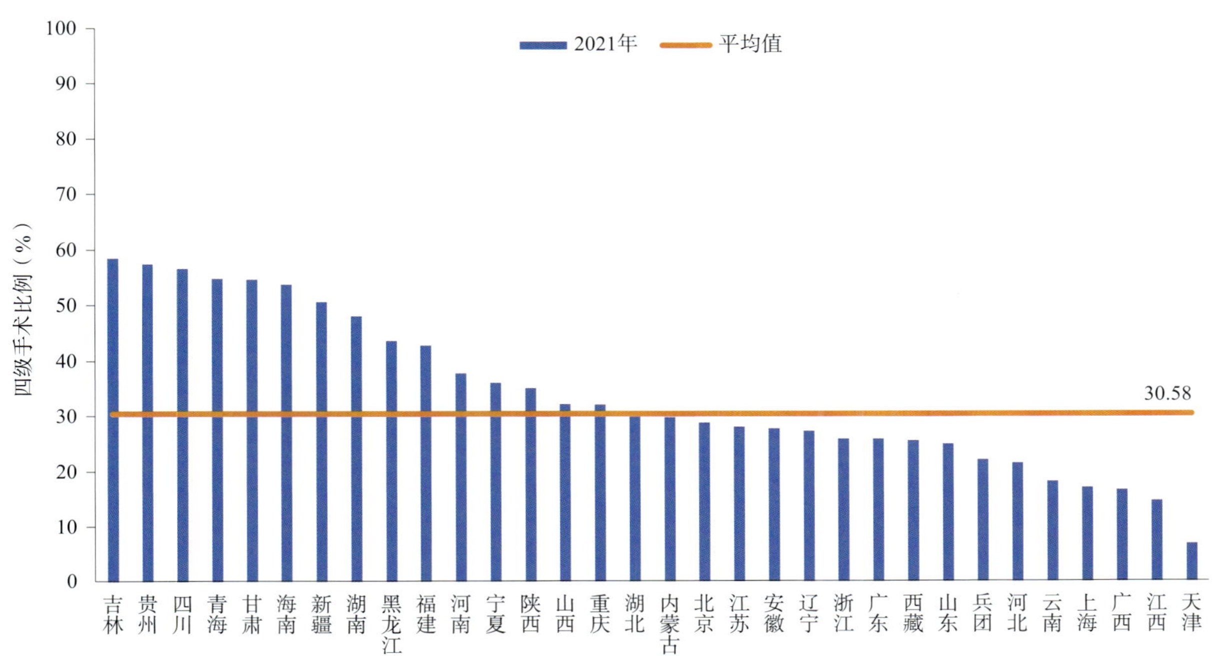

图 1-85　2021 年各省（自治区、直辖市）三级公立医院乳腺癌手术患者四级手术比例

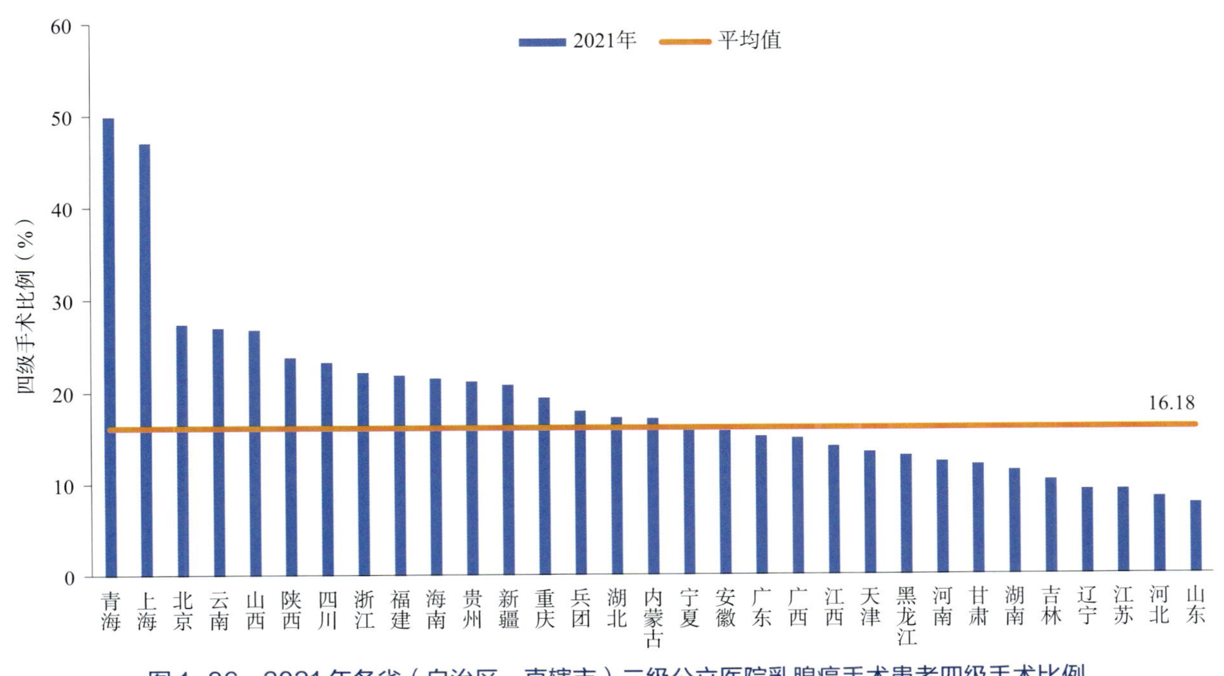

图 1-86　2021 年各省（自治区、直辖市）二级公立医院乳腺癌手术患者四级手术比例

9．乳腺癌手术患者住院死亡率　2021 年纳入分析的三级公立医院乳腺癌手术患者住院死亡率为 0.019%，其中综合医院为 0.024%，肿瘤专科医院为 0.003%，其他专科医院为 0.006%；按省域分布，内蒙古相对较高，其后依次为黑龙江、广东、甘肃、上海、四川、河北、江西、河南、湖北、安徽、陕西、广西、江苏、湖南、北京、辽宁、山东，兵团等均为 0（图 1-87）。二级公立医院乳腺癌手术患者住院死亡率为 0.042%，其中综合医院为 0.042%，肿瘤专科医院为 0.000%，其他专科医院为 0.058%；按省域分布，四川相对较高，其后依次为广东、重庆、北京、安徽、上海、浙江、山东，兵团等均为 0（图 1-88）。

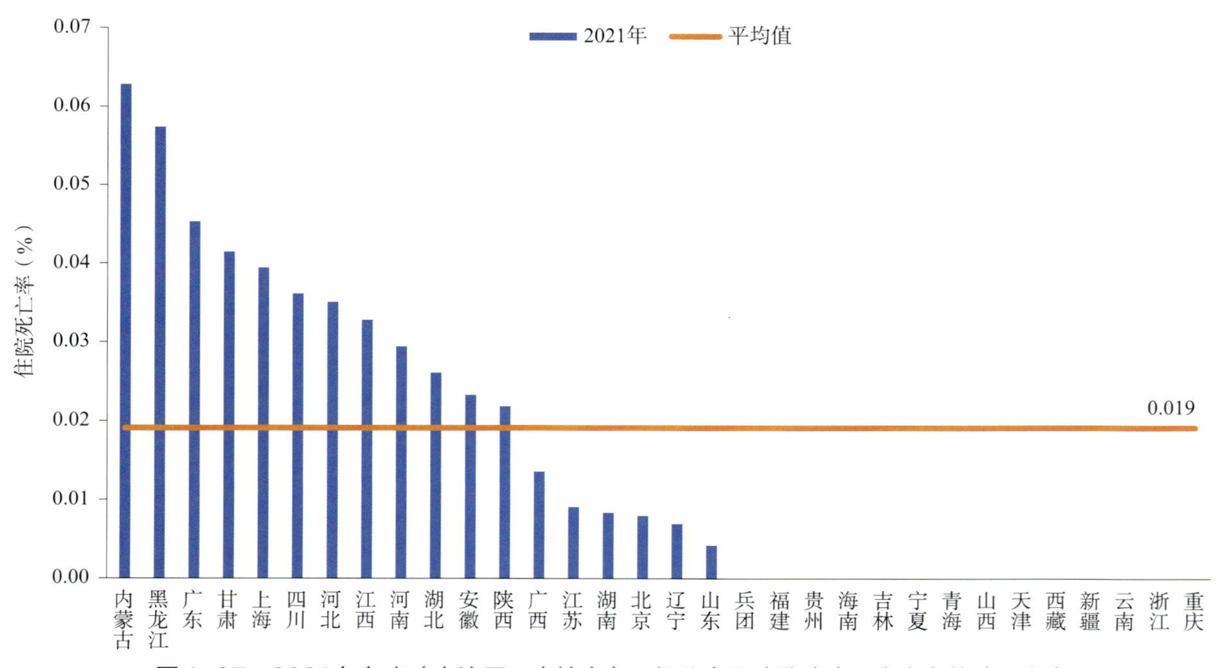

图 1-87　2021 年各省（自治区、直辖市）三级公立医院乳腺癌手术患者住院死亡率

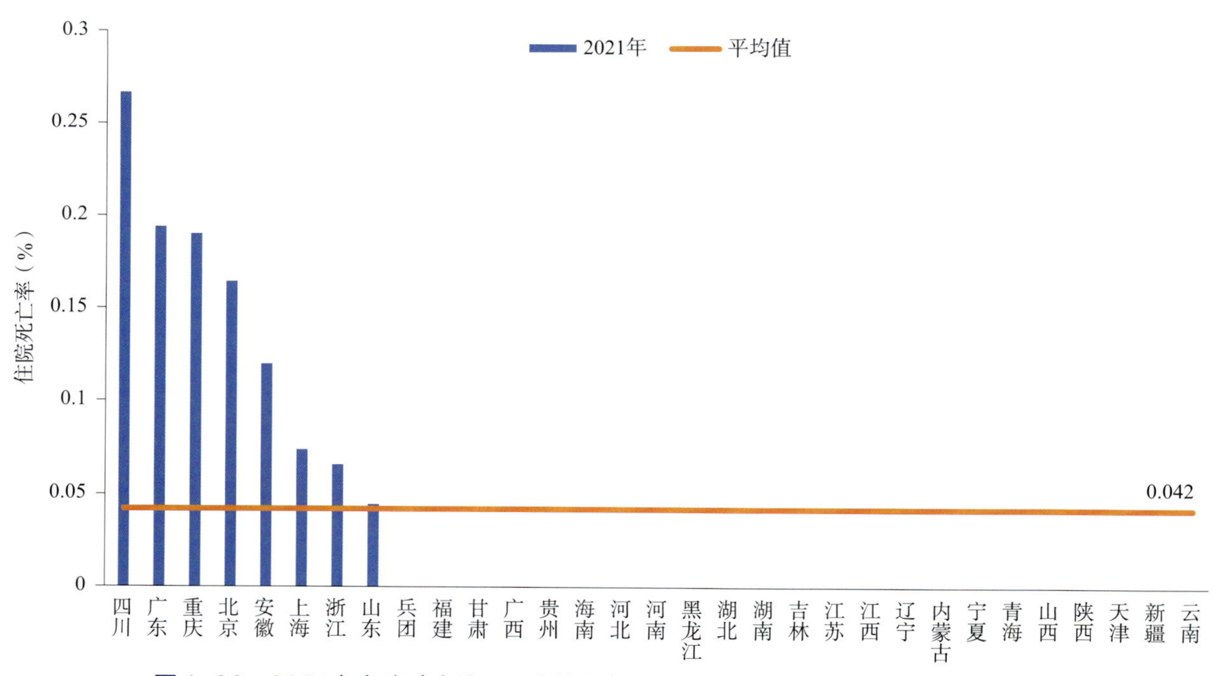

图 1-88　2021 年各省（自治区、直辖市）二级公立医院乳腺癌手术患者住院死亡率

10．乳腺癌化疗患者分布　2021 年纳入分析的三级公立医院乳腺癌化疗患者共 1 289 821 例，其中综合医院 982 673 例，肿瘤专科医院 254 889 例，其他专科医院 52 259 例；按省域分布，山东相对较多，西藏相对较少（图 1-89）。二级公立医院乳腺癌化疗患者共 102 944 例，其中综合医院 94 908 例，肿瘤专科医院 4 570 例，其他专科医院 3 466 例；按省域分布，山东相对较多，海南相对较少（海南纳入分析的例数较少，分析结果仅作参考）（图 1-90）。

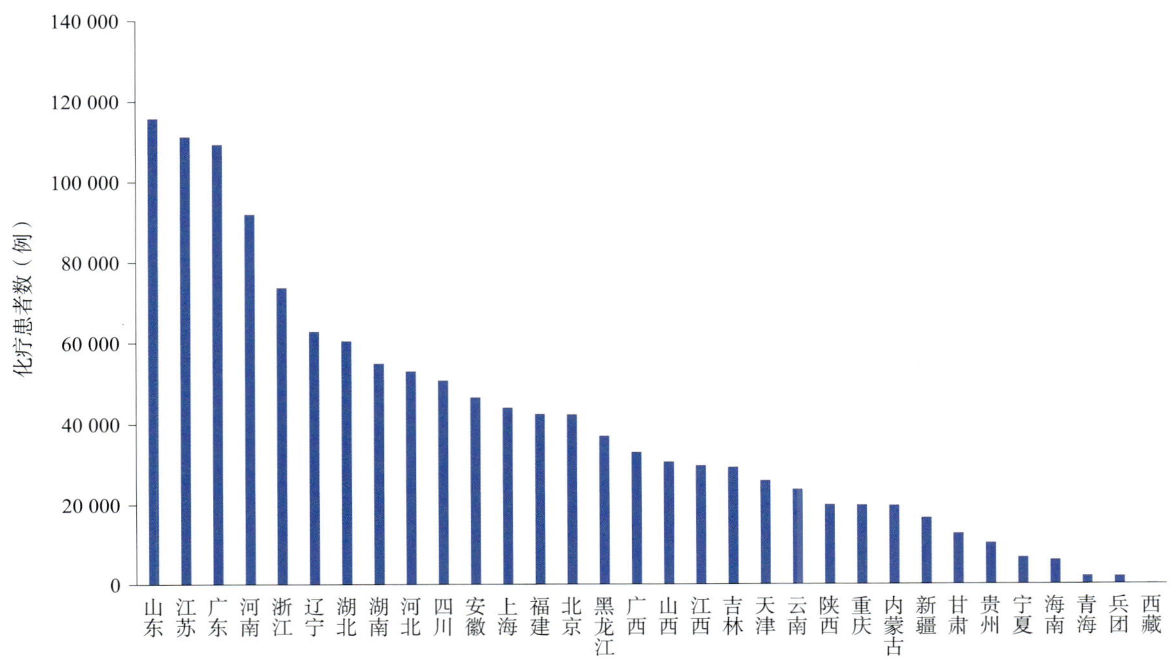

图 1-89　2021 年各省（自治区、直辖市）三级公立医院乳腺癌化疗患者分布

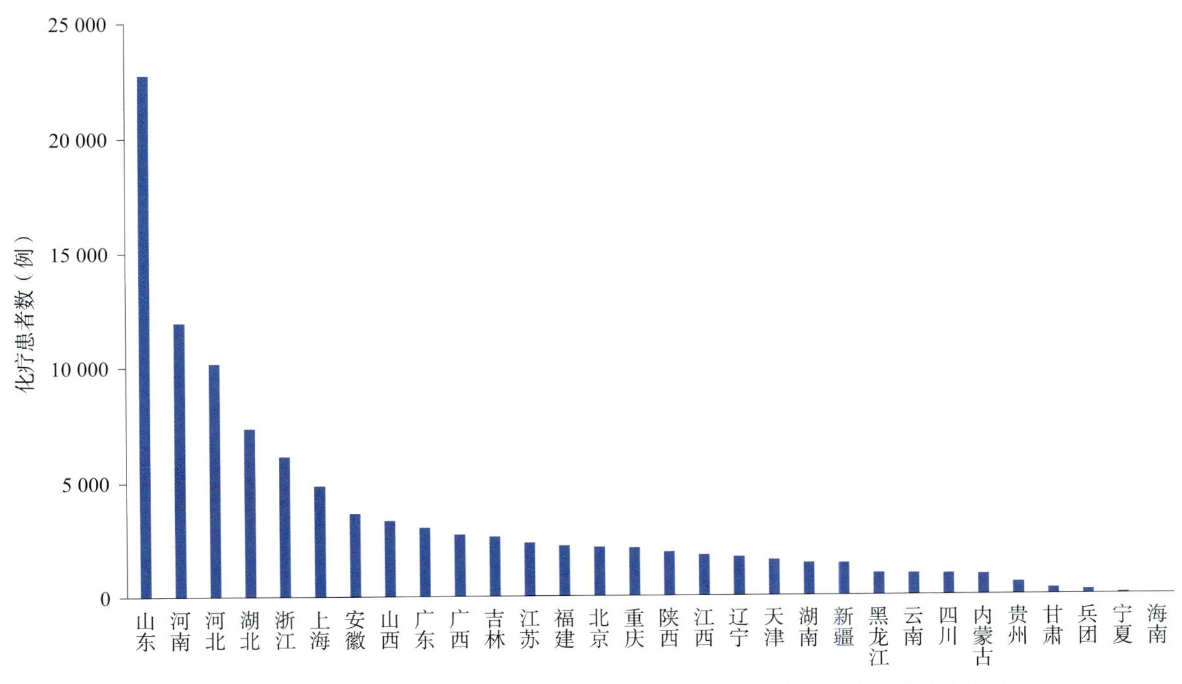

图 1-90　2021 年各省（自治区、直辖市）二级公立医院乳腺癌化疗患者分布

11．乳腺癌化疗患者平均住院日　2021 年纳入分析的三级公立医院乳腺癌化疗患者平均住院日为 3.7 天，其中综合医院为 3.7 天，肿瘤专科医院为 3.6 天，其他专科医院为 3.4 天；按省域分布，青海相对较多，上海相对较少（图 1-91）。二级公立医院乳腺癌化疗患者平均住院日为 4.8 天，其中综合医院为 4.7 天，肿瘤专科医院为 7.5 天，其他专科医院为 3.9 天；按省域分布，四川相对较多，宁夏相对较少（图 1-92）。

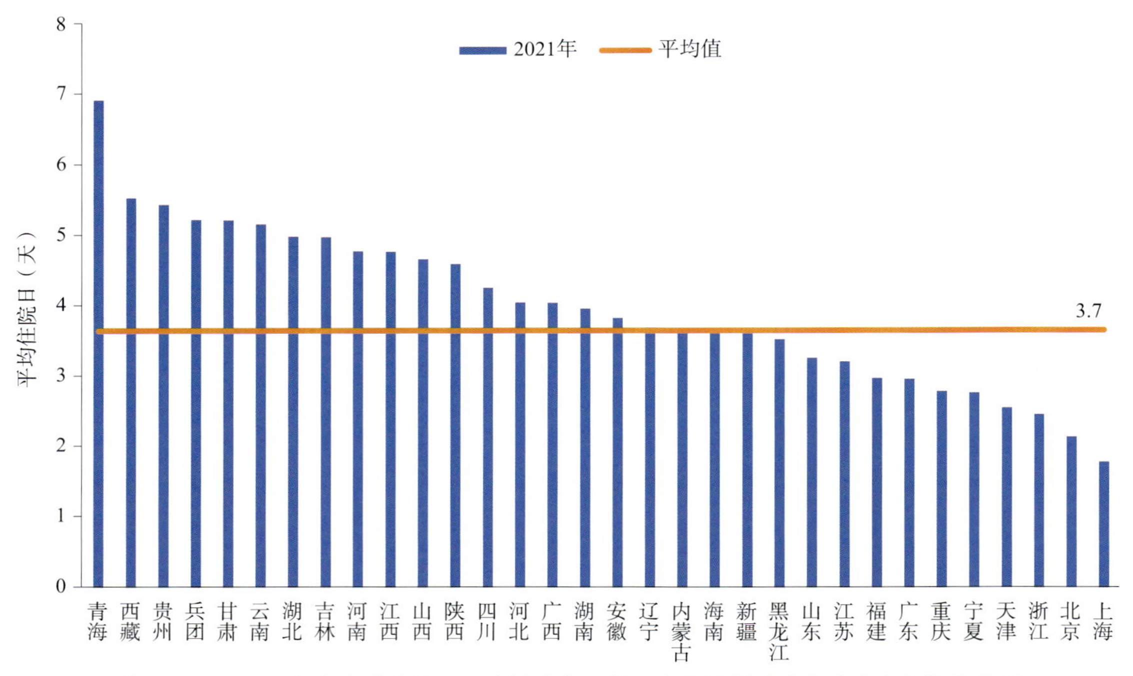

图 1-91　2021 年各省（自治区、直辖市）三级公立医院乳腺癌化疗患者平均住院日

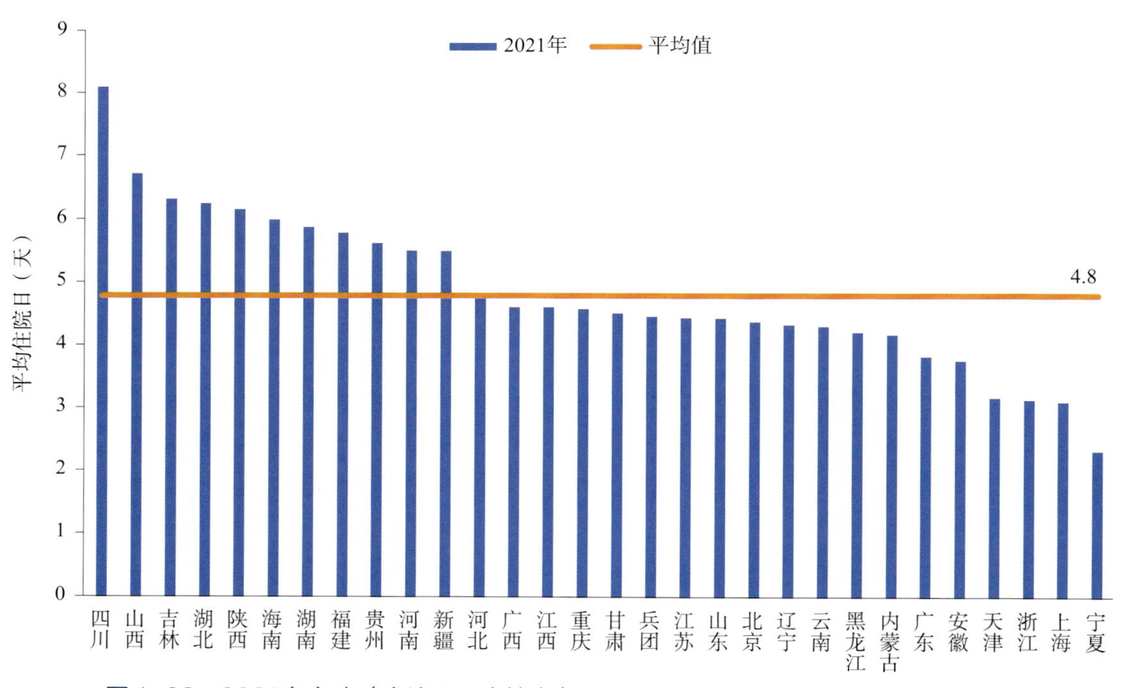

图 1-92　2021 年各省（自治区、直辖市）二级公立医院乳腺癌化疗患者平均住院日

12．乳腺癌化疗患者次均费用　2021 年纳入分析的三级公立医院乳腺癌化疗患者次均费用为 8 122.44 元，其中综合医院为 7 791.90 元，肿瘤专科医院为 9 493.61 元，其他专科医院为 7 650.12 元；按省域分布，青海相对较高，山西相对较低（图 1-93）。二级公立医院乳腺癌化疗患者次均费用为 5 999.43 元，其中综合医院为 5 890.74 元，肿瘤专科医院为 8 038.36 元，其他专科医院为 6 287.34 元；按省域分布，天津相对较高，云南相对较低（图 1-94）。

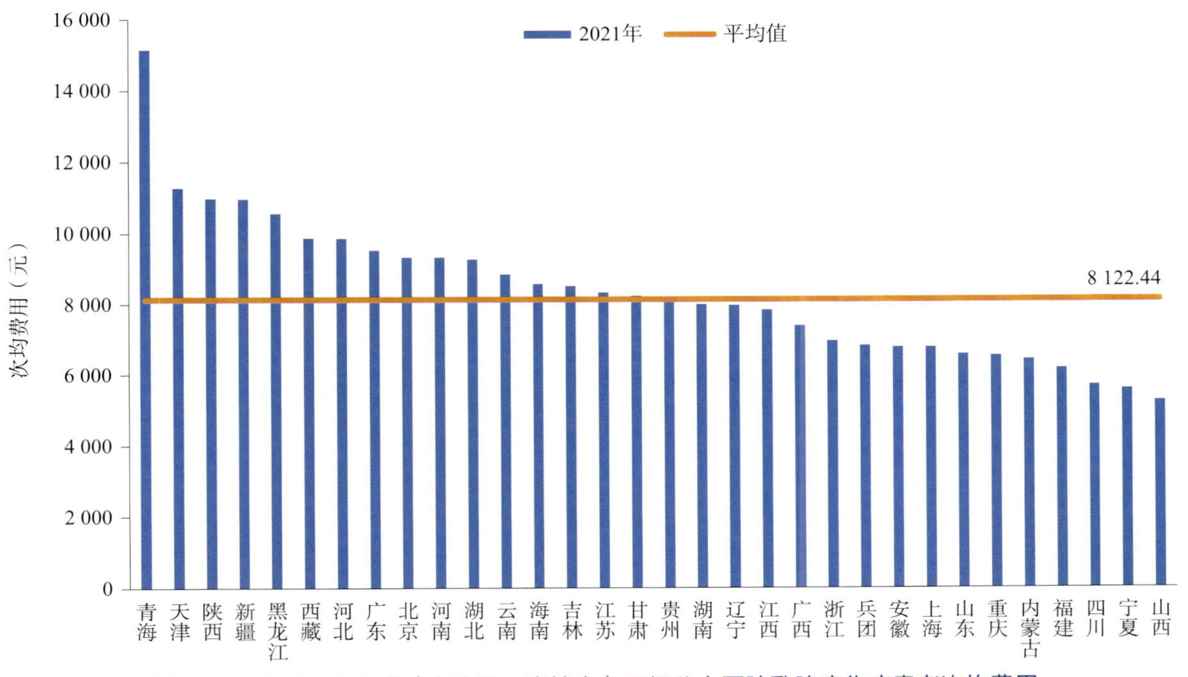

图 1-93　2021 年各省（自治区、直辖市）三级公立医院乳腺癌化疗患者次均费用

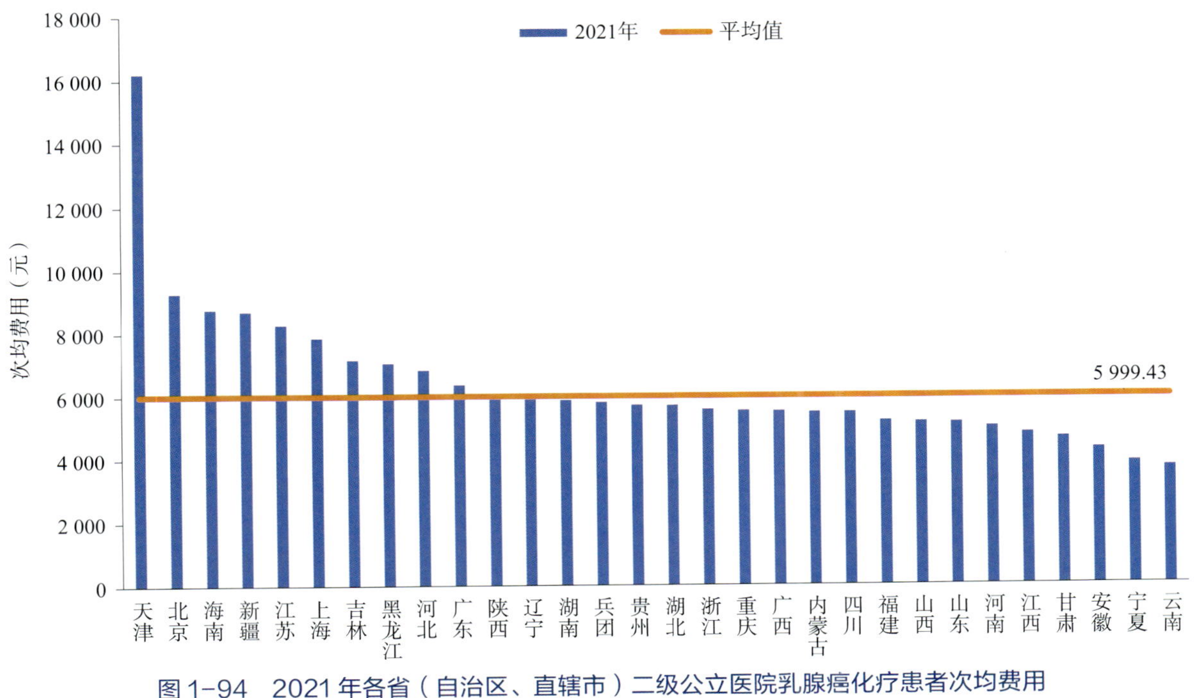

图 1-94　2021 年各省（自治区、直辖市）二级公立医院乳腺癌化疗患者次均费用

13．乳腺癌化疗患者住院死亡率　2021 年纳入分析的三级公立医院乳腺癌化疗患者住院死亡率为 0.003%，其中综合医院为 0.003%，肿瘤专科医院为 0.004%，其他专科医院为 0；按省域分布，青海相对较高，其后依次为广西、辽宁、天津、黑龙江、内蒙古、重庆、广东、江苏、吉林、湖北、北京、福建、安徽、河北、湖南、河南、山东，兵团等均为 0（图 1-95）。二级公立医院乳腺癌化疗患者住院死亡率为 0.011%，其中综合医院为 0.009%，肿瘤专科医院为 0.044%，其他专科医院为 0；按省域分布，江西相对较高，其后依次为重庆、江苏、上海、吉林、河北、浙江、河南，云南等均为 0（图 1-96）。

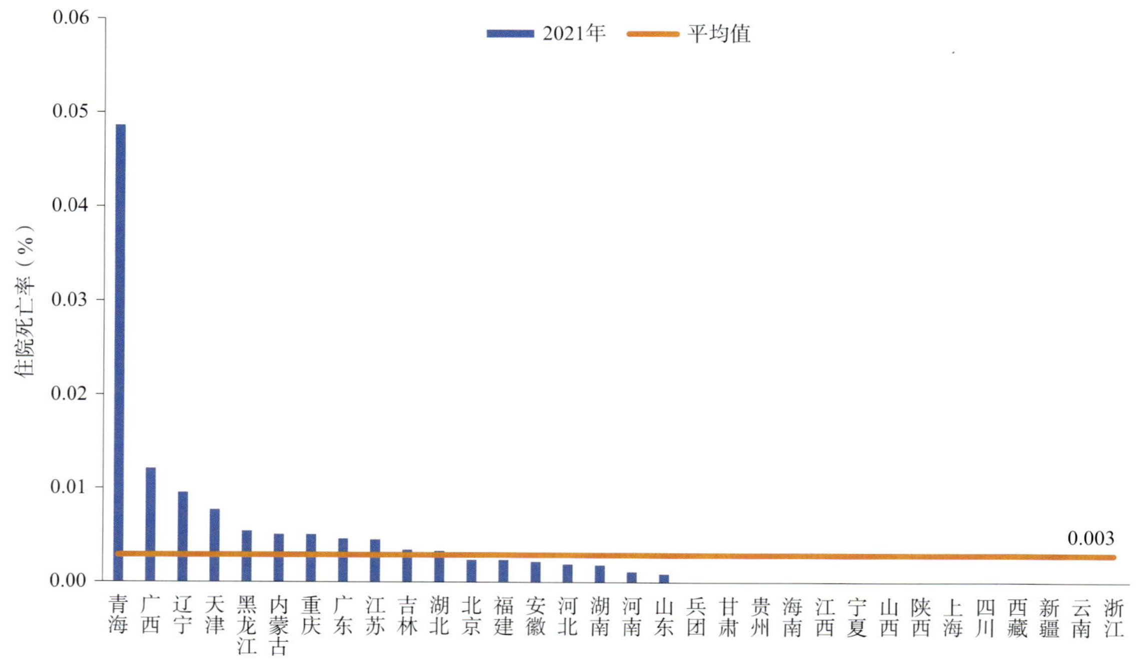

图 1-95　2021 年各省（自治区、直辖市）三级公立医院乳腺癌化疗患者住院死亡率

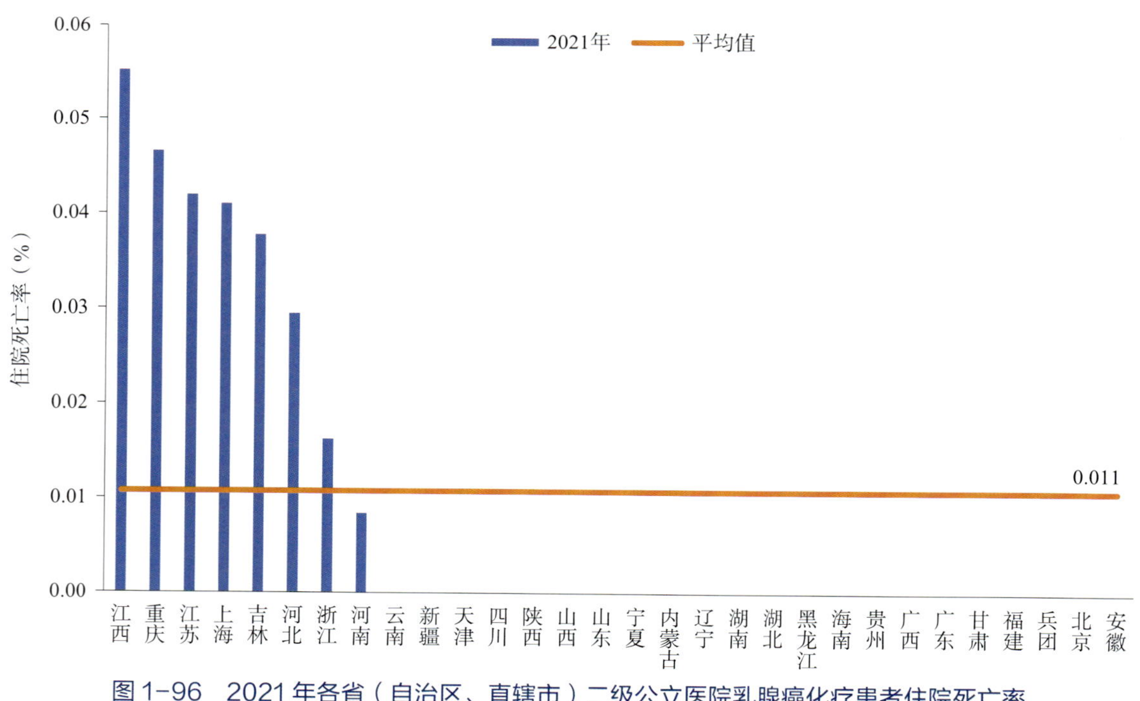

图 1-96　2021 年各省（自治区、直辖市）二级公立医院乳腺癌化疗患者住院死亡率

14．乳腺癌放疗患者分布　2021 年纳入分析的三级公立医院乳腺癌放疗患者共 97 808 例，其中综合医院 76 476 例，肿瘤专科医院 20 792 例，其他专科医院 540 例；按省域分布，山东相对较多，兵团相对较少（图 1-97）。二级公立医院乳腺癌放疗患者共 5 898 例，其中综合医院 5 258 例，肿瘤专科医院 627 例，其他专科医院 13 例；按省域分布，山东相对较多，兵团相对较少（贵州、黑龙江、兵团纳入分析的例数较少，分析结果仅作参考）（图 1-98）。

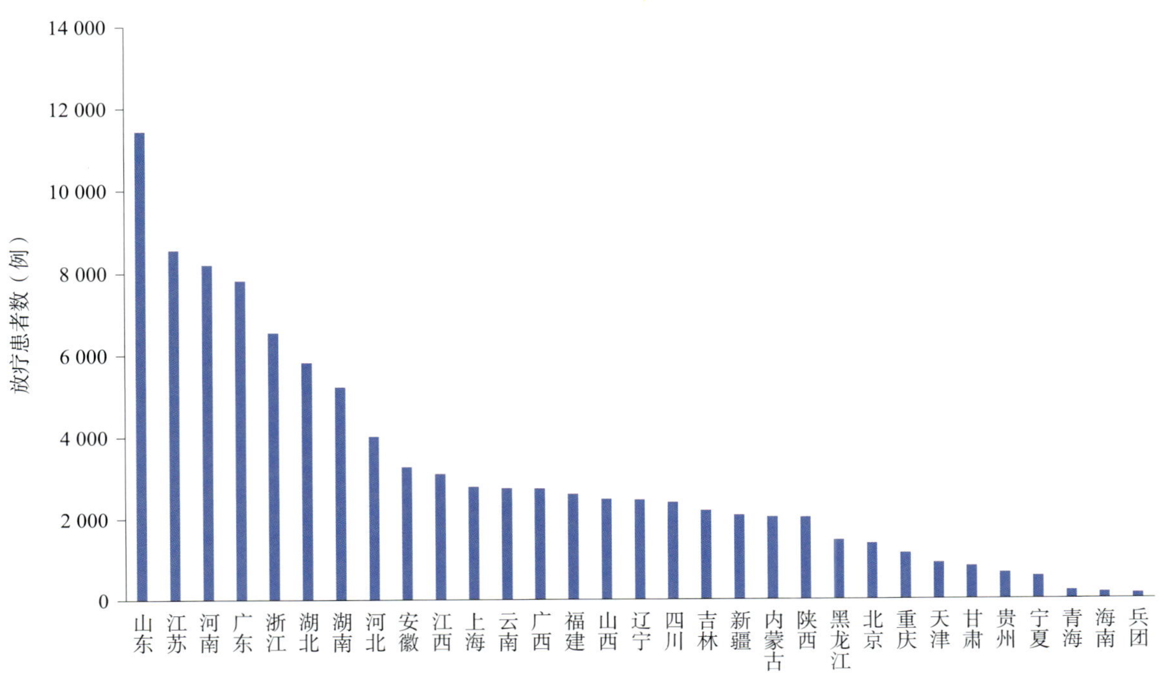

图 1-97　2021 年各省（自治区、直辖市）三级公立医院乳腺癌放疗患者分布

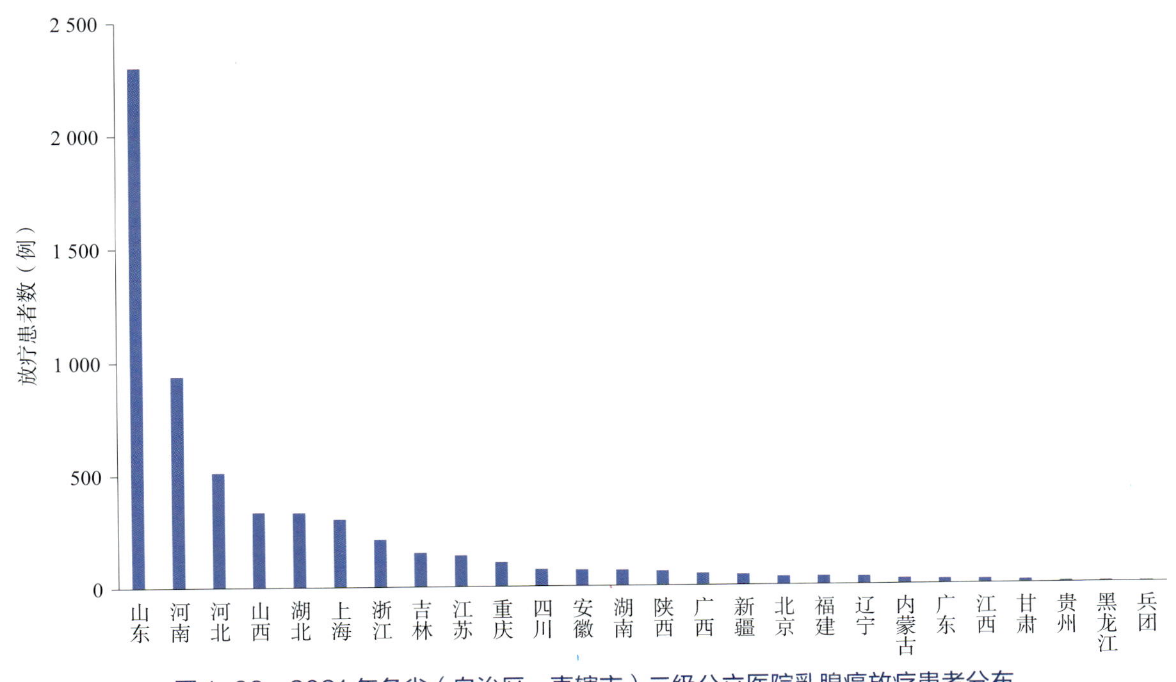

图 1-98　2021 年各省（自治区、直辖市）二级公立医院乳腺癌放疗患者分布

15. 乳腺癌放疗患者平均住院日　2021 年纳入分析的三级公立医院乳腺癌放疗患者平均住院日为 20.1 天，其中综合医院为 18.7 天，肿瘤专科医院为 25.2 天，其他专科医院为 29.2 天；按省域分布，贵州相对较多，浙江相对较少（图 1-99）。二级公立医院乳腺癌放疗患者平均住院日为 24.8 天，其中综合医院为 24.5 天，肿瘤专科医院为 26.7 天，其他专科医院为 39.3 天；按省域分布，新疆相对较多，兵团相对较少（图 1-100）。

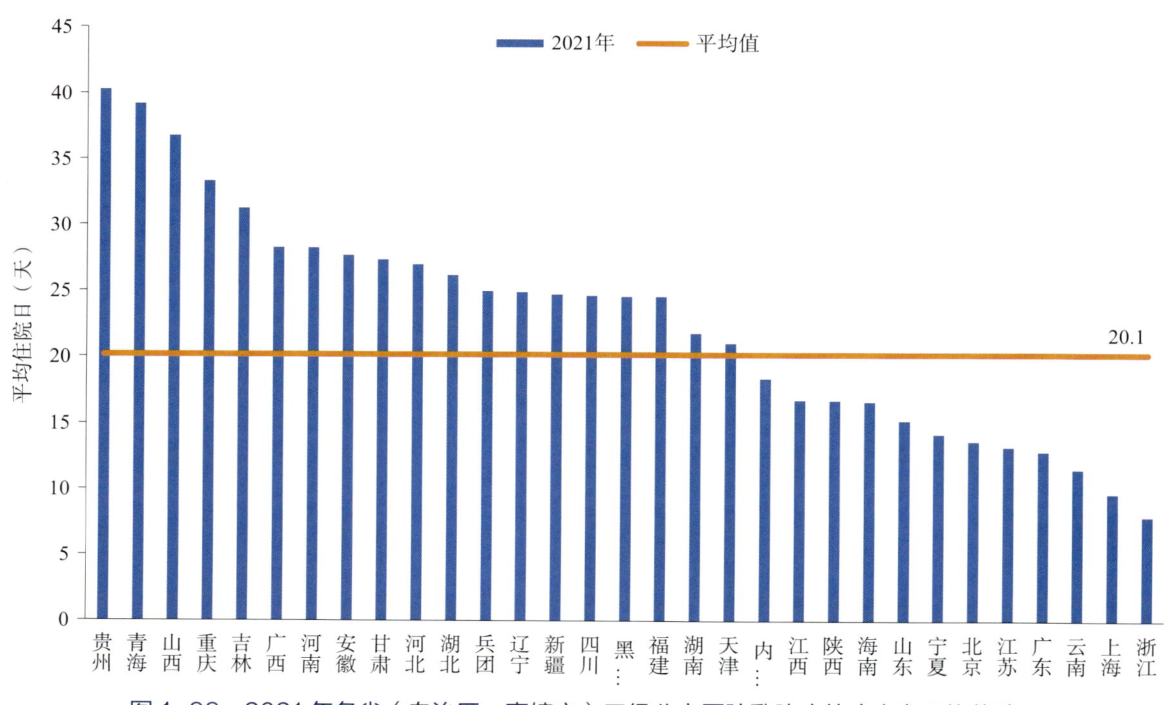

图 1-99　2021 年各省（自治区、直辖市）三级公立医院乳腺癌放疗患者平均住院日

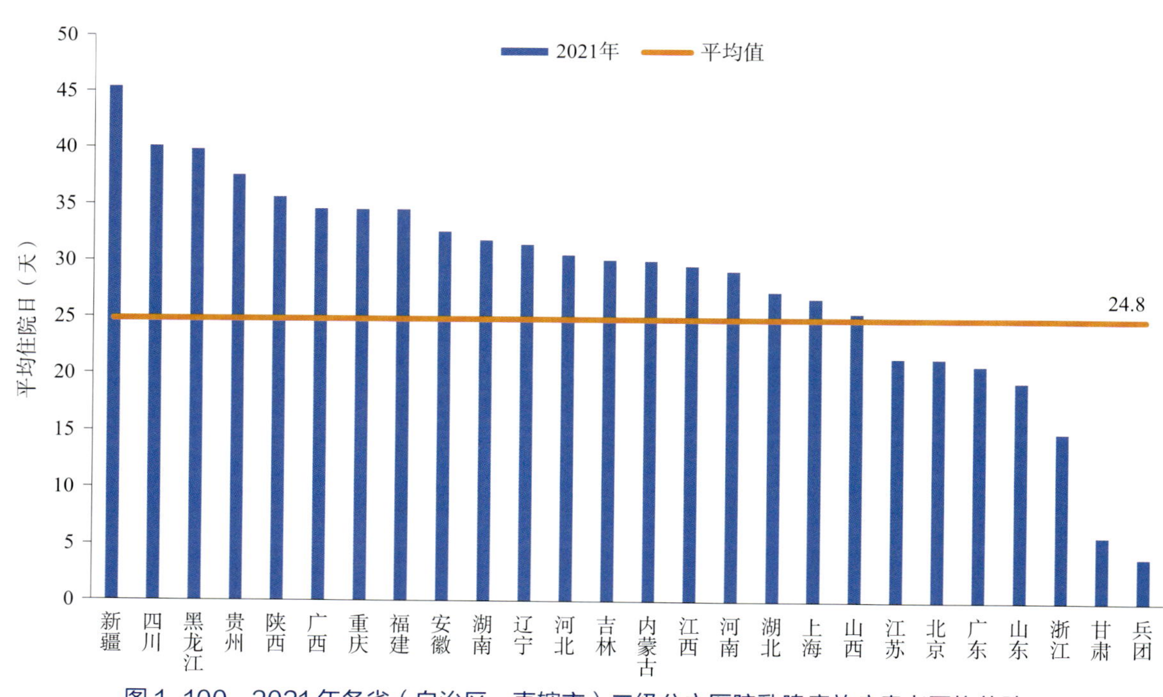

图 1-100　2021 年各省（自治区、直辖市）二级公立医院乳腺癌放疗患者平均住院日

16. 乳腺癌放疗患者次均费用　2021 年纳入分析的三级公立医院乳腺癌放疗患者次均费用为 33 789.13 元，其中综合医院为 31 040.32 元，肿瘤专科医院为 43 840.15 元，其他专科医院为 36 079.26 元；按省域分布，北京相对较高，宁夏相对较低（图 1-101）。二级公立医院乳腺癌放疗患者次均费用为 27 169.15 元，其中综合医院为 27 223.69 元，肿瘤专科医院为 26 449.39 元，其他专科医院为 39 823.99 元；按省域分布，北京相对较高，兵团相对较低（图 1-102）。

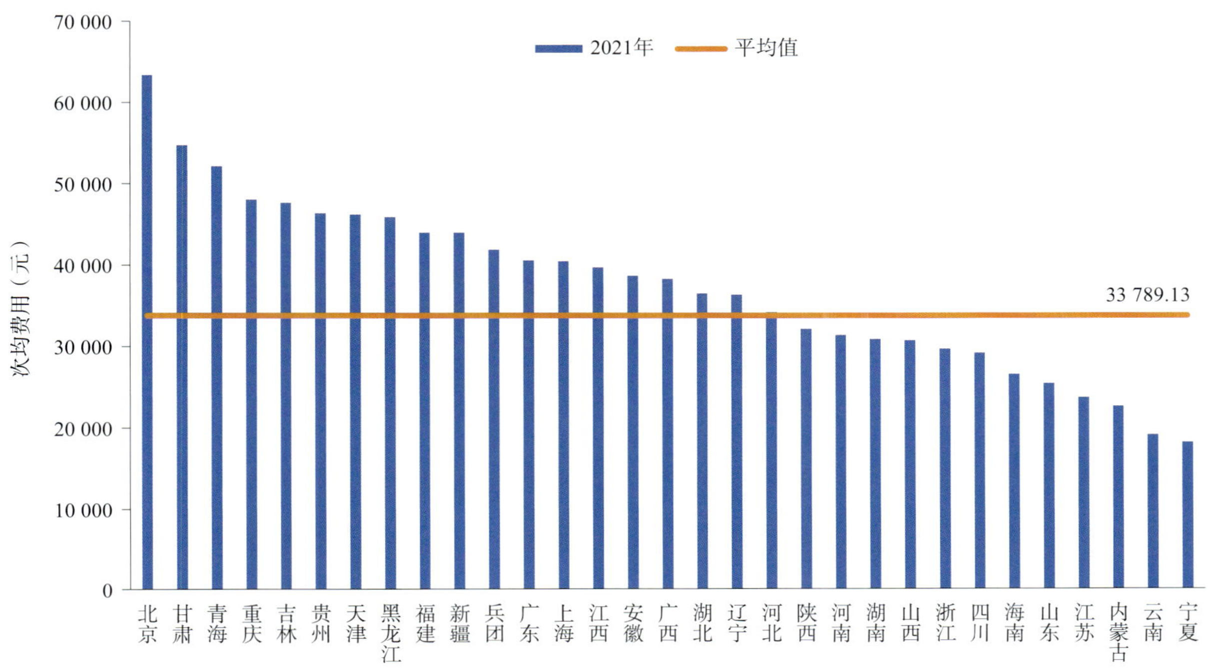

图 1-101　2021 年各省（自治区、直辖市）三级公立医院乳腺癌放疗患者次均费用

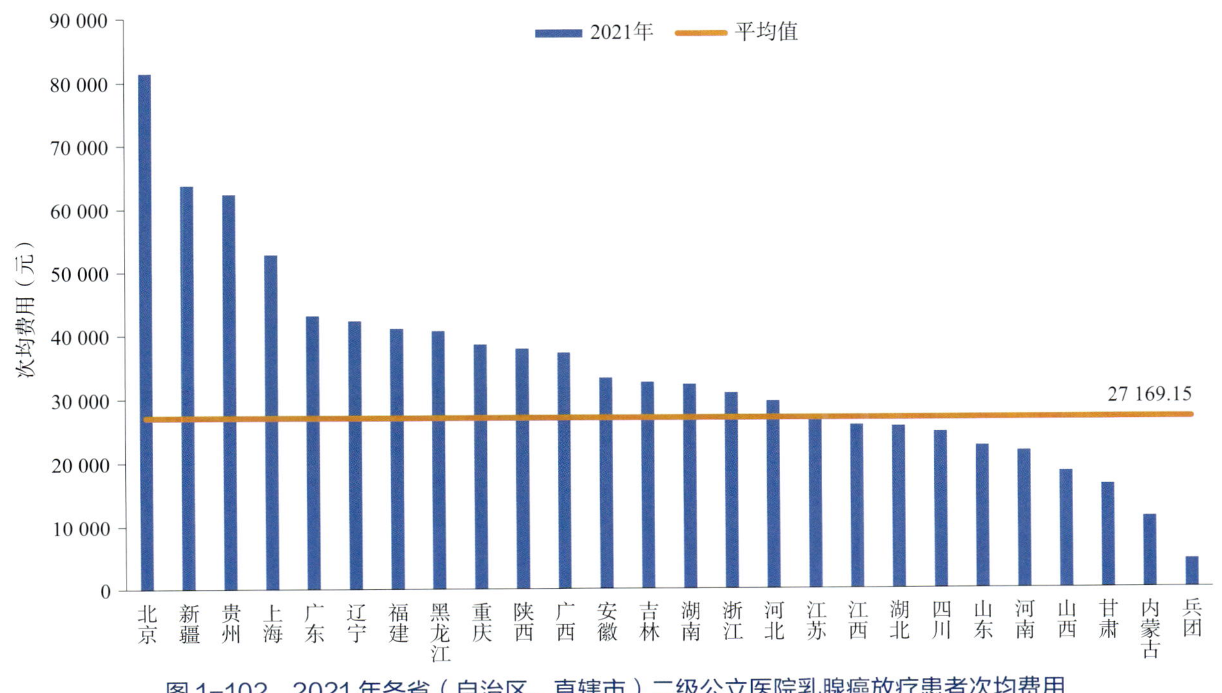

图 1-102　2021 年各省（自治区、直辖市）二级公立医院乳腺癌放疗患者次均费用

17. 乳腺癌放疗患者住院死亡率　2021 年纳入分析的三级公立医院乳腺癌放疗患者住院死亡率为 0.013%，其中综合医院为 0.016%，肿瘤专科医院为 0.005%，其他专科医院为 0；按省域分布，黑龙江相对较高，其后依次为辽宁、福建、内蒙古、山东、河北、广东，安徽等均为 0（图 1-103）。二级公立医院乳腺癌放疗患者住院死亡率为 0。

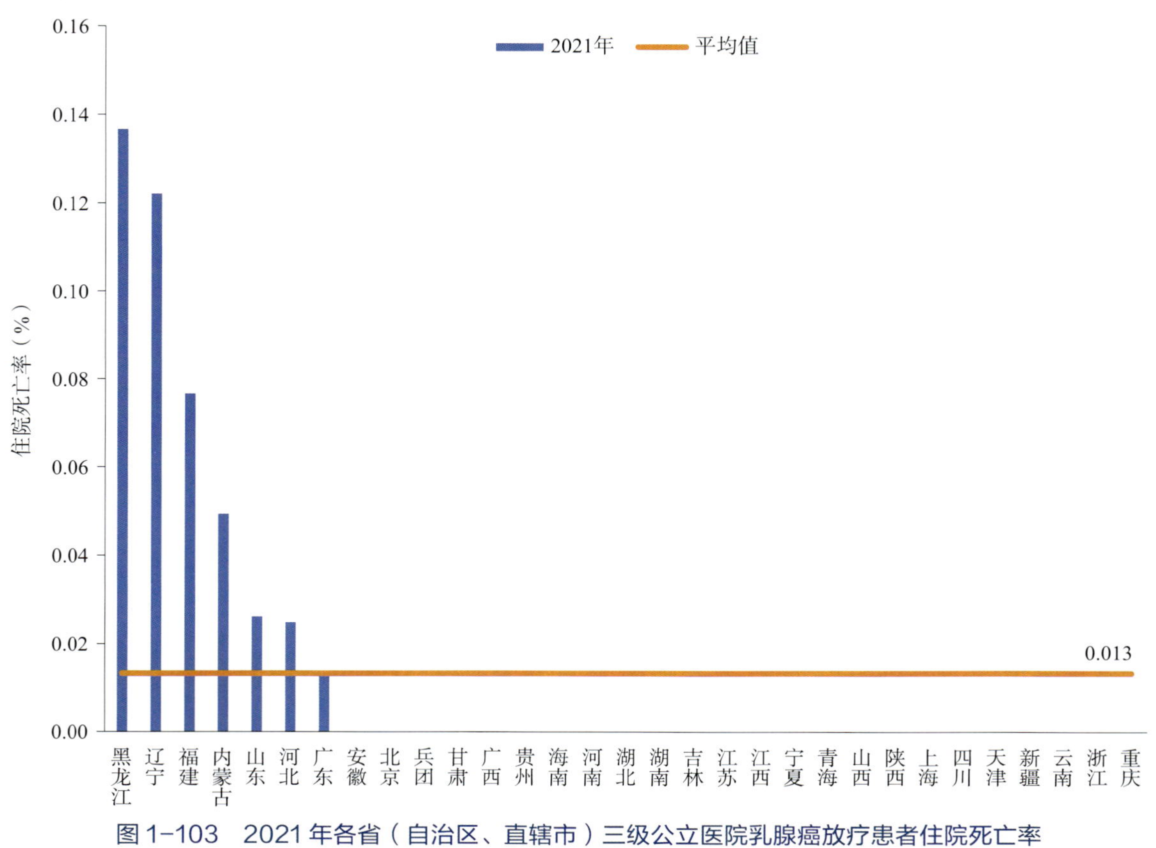

图 1-103　2021 年各省（自治区、直辖市）三级公立医院乳腺癌放疗患者住院死亡率

（三）结直肠癌患者医疗服务与质量安全情况

1. 结直肠癌患者分布　2021 年纳入分析的三级公立医院结直肠癌患者共 2 036 910 例，其中综合医院 1 701 858 例，肿瘤专科医院 315 679 例，其他专科医院 19 373 例；按省域分布，广东相对较多，西藏相对较少（图 1-104）。二级公立医院结直肠癌患者共 247 970 例，其中综合医院 237 618 例，肿瘤专科医院 9 241 例，其他专科医院 1 111 例；按省域分布，山东相对较多，西藏相对较少（西藏纳入分析的例数较少，分析结果仅作参考）（图 1-105）。

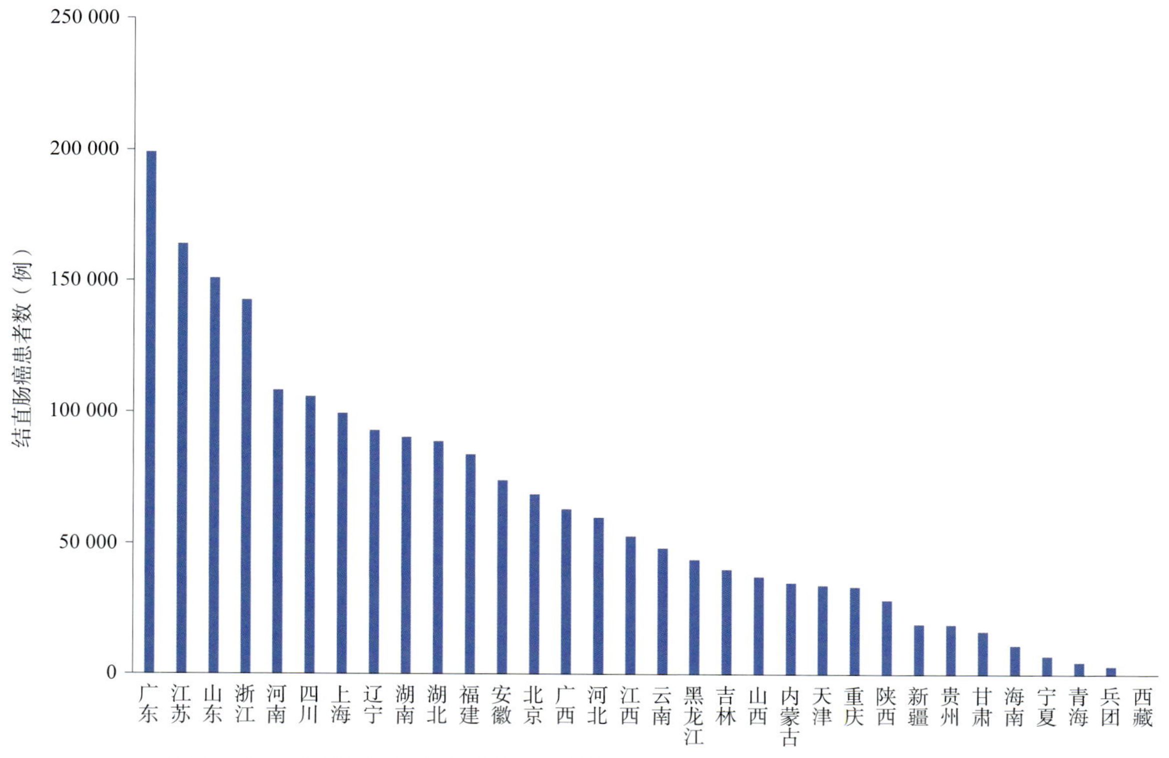

图 1-104　2021 年各省（自治区、直辖市）三级公立医院结直肠癌患者分布

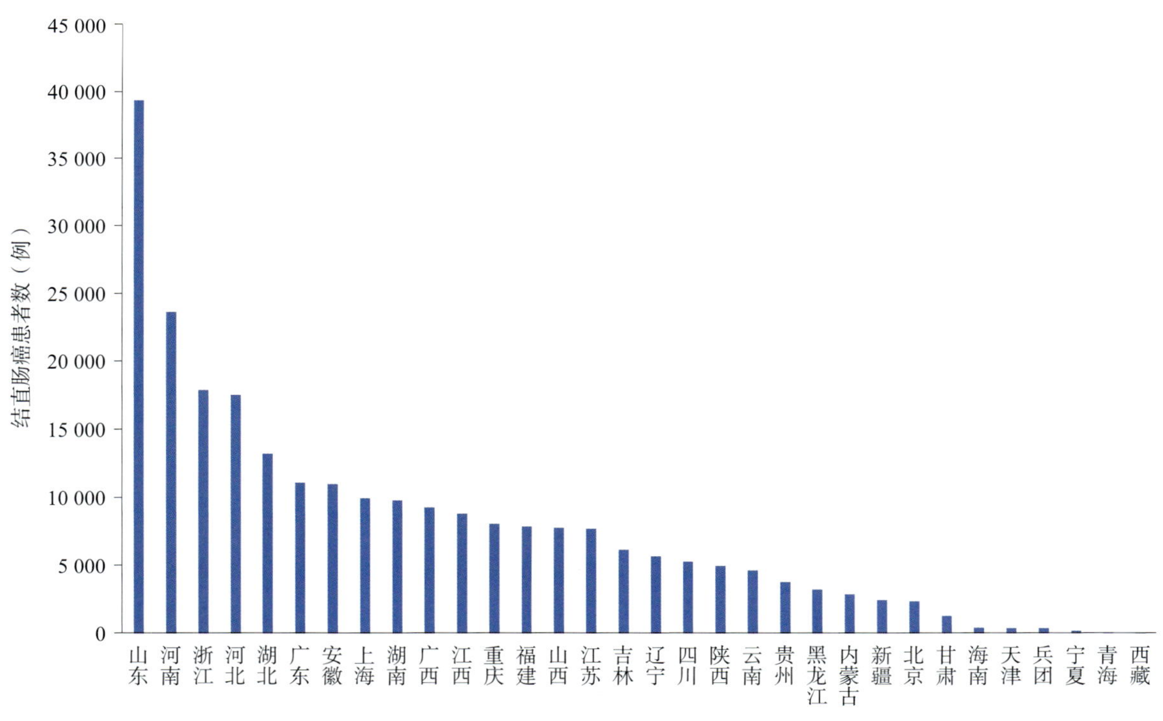

图 1-105　2021 年各省（自治区、直辖市）二级公立医院结直肠癌患者分布

2．结直肠癌患者平均住院日　2021 年纳入分析的三级公立医院结直肠癌患者平均住院日为 7.2 天，其中综合医院为 7.3 天，肿瘤专科医院为 6.2 天，其他专科医院为 9.3 天；按省域分布，西藏相对较多，上海相对较少（图 1-106）。二级公立医院结直肠癌患者平均住院日为 8.9 天，其中综合医院为 8.9 天，肿瘤专科医院为 9.2 天，其他专科医院为 13.1 天；按省域分布，天津相对较多，浙江相对较少（图 1-107）。

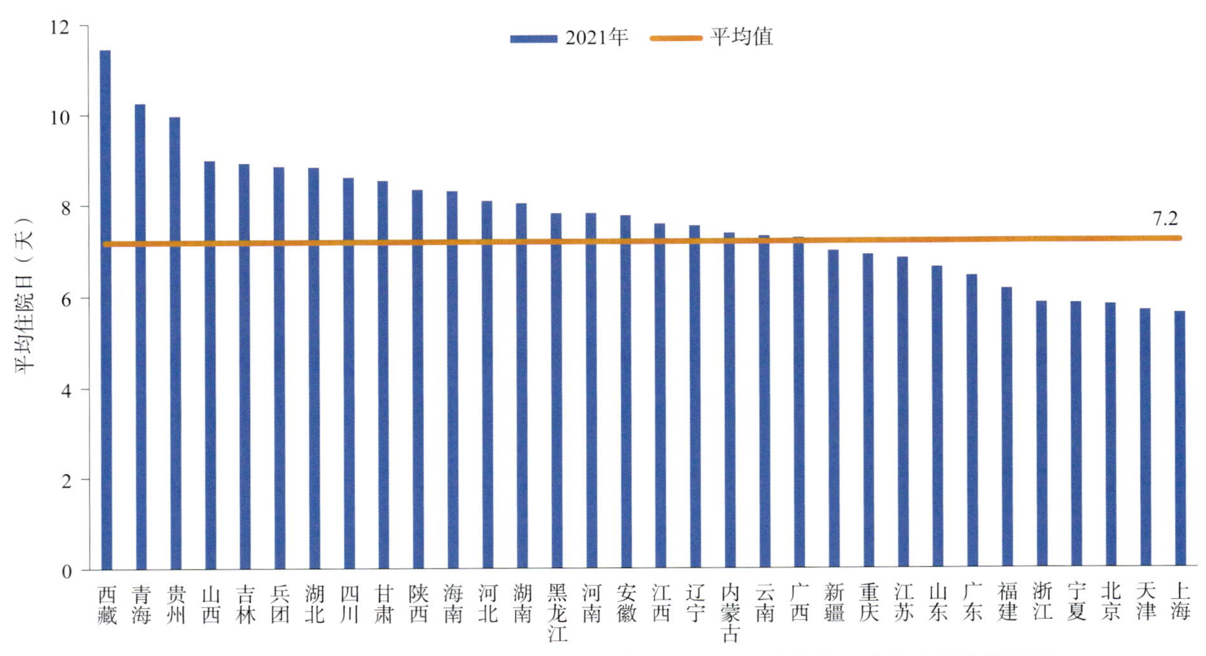

图 1-106　2021 年各省（自治区、直辖市）三级公立医院结直肠癌患者平均住院日

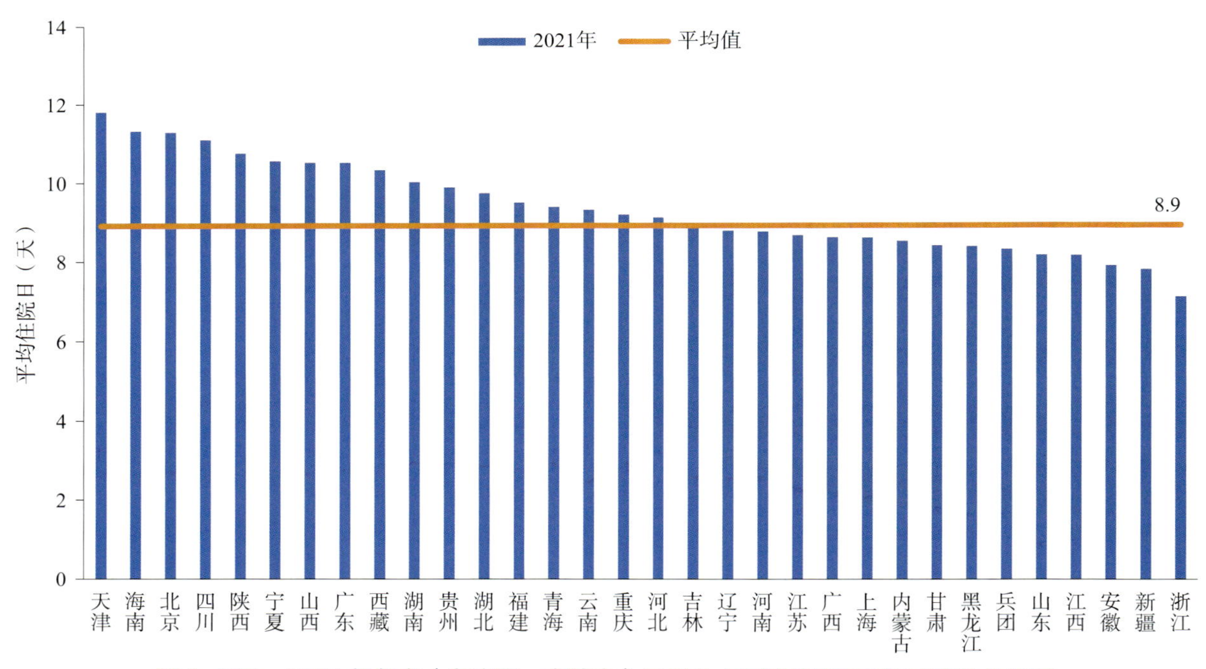

图 1-107　2021 年各省（自治区、直辖市）二级公立医院结直肠癌患者平均住院日

3．结直肠癌患者次均费用　2021 年纳入分析的三级公立医院结直肠癌患者次均费用为 18 295.99 元，其中综合医院为 18 023.57 元，肿瘤专科医院为 19 756.08 元，其他专科医院为 18 435.60 元；按省域分布，北京相对较高，兵团相对较低（图 1-108）。二级公立医院结直肠癌患者次均费用为 12 133.21 元，其中综合医院为 12 139.37 元，肿瘤专科医院为 11 993.86 元，其他专科医院为 11 974.75 元；按省域分布，天津相对较高，甘肃相对较低（图 1-109）。

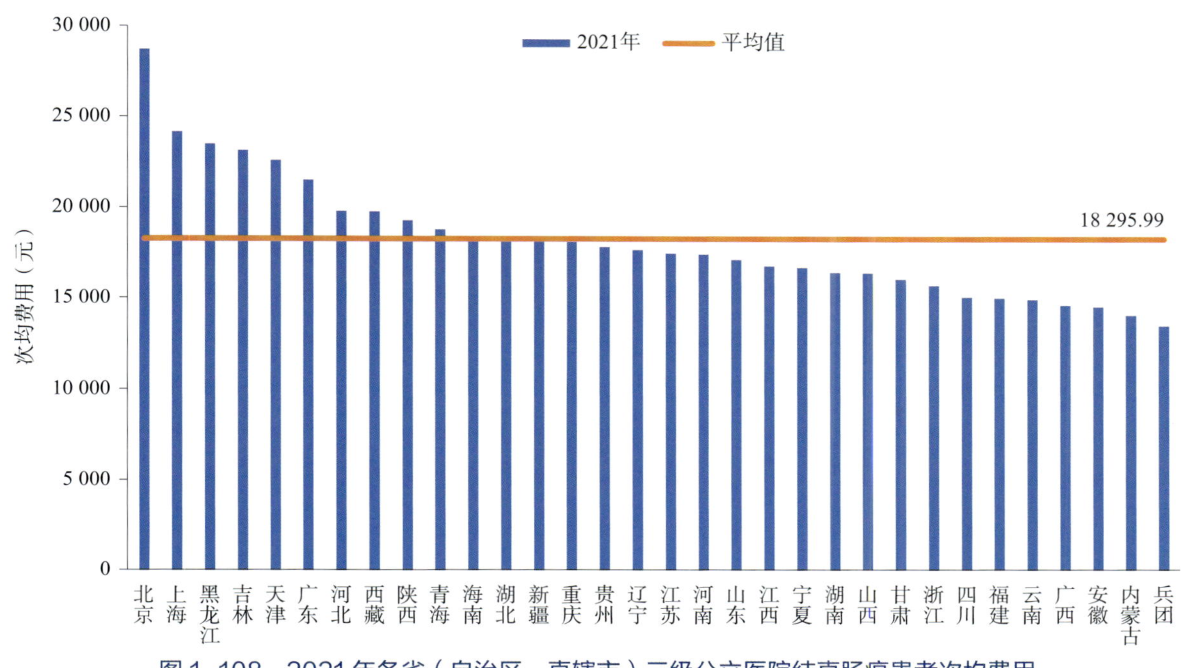

图 1-108　2021 年各省（自治区、直辖市）三级公立医院结直肠癌患者次均费用

2021年
平均值
12 133.21
30 000
25 000
20 000
15 000
10 000
5 000
0
次均费用（元）
天津 北京 上海 广东 海南 江苏 重庆 辽宁 山东 浙江 黑龙江 河北 宁夏 陕西 四川 广西 内蒙古 西藏 福建 山西 吉林 湖北 湖南 新疆 贵州 江西 兵团 云南 安徽 河南 青海 甘肃

图 1-109　2021 年各省（自治区、直辖市）二级公立医院结直肠癌患者次均费用

4. 结直肠癌患者住院死亡率　2021 年纳入分析的三级公立医院结直肠癌患者住院死亡率为 0.57%，其中综合医院为 0.63%，肿瘤专科医院为 0.18%，其他专科医院为 2.10%；按省域分布，兵团相对较高，西藏为 0（图 1-110）。二级公立医院结直肠癌患者住院死亡率为 1.63%，其中综合医院为 1.62%，肿瘤专科医院为 0.87%，其他专科医院为 10.53%；按省域分布，天津相对较高，西藏为 0（图 1-111）。

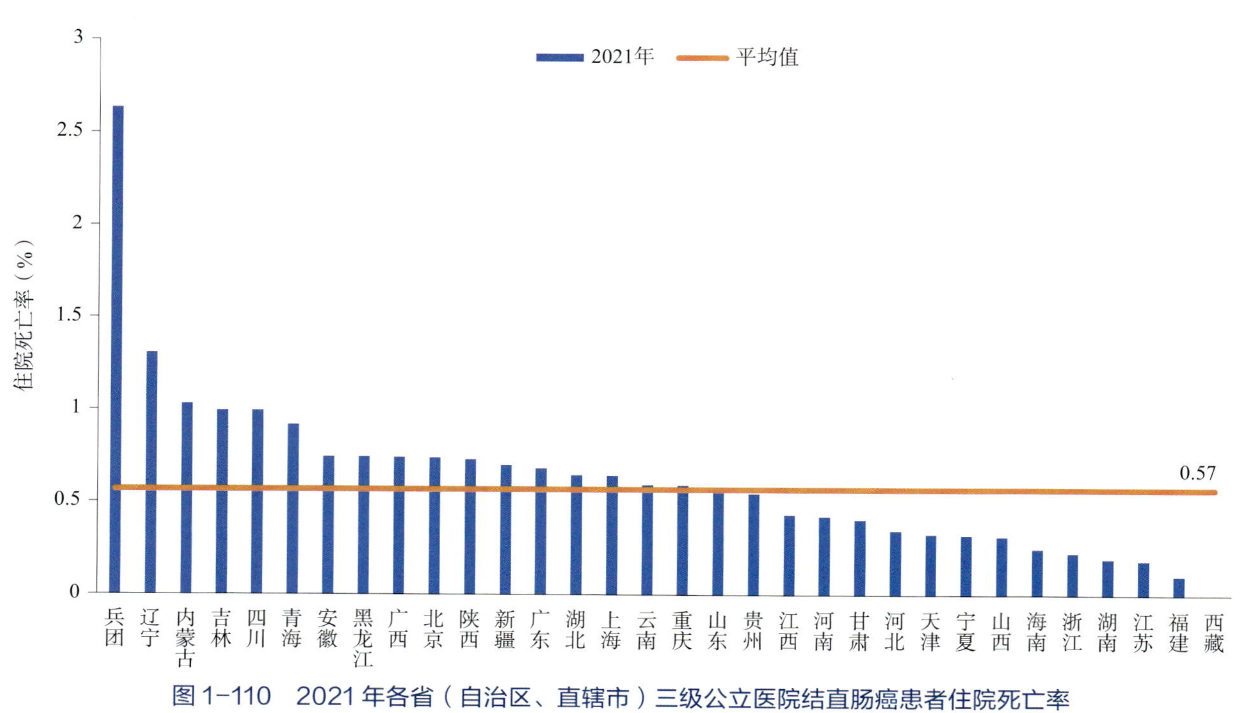

图 1-110　2021 年各省（自治区、直辖市）三级公立医院结直肠癌患者住院死亡率

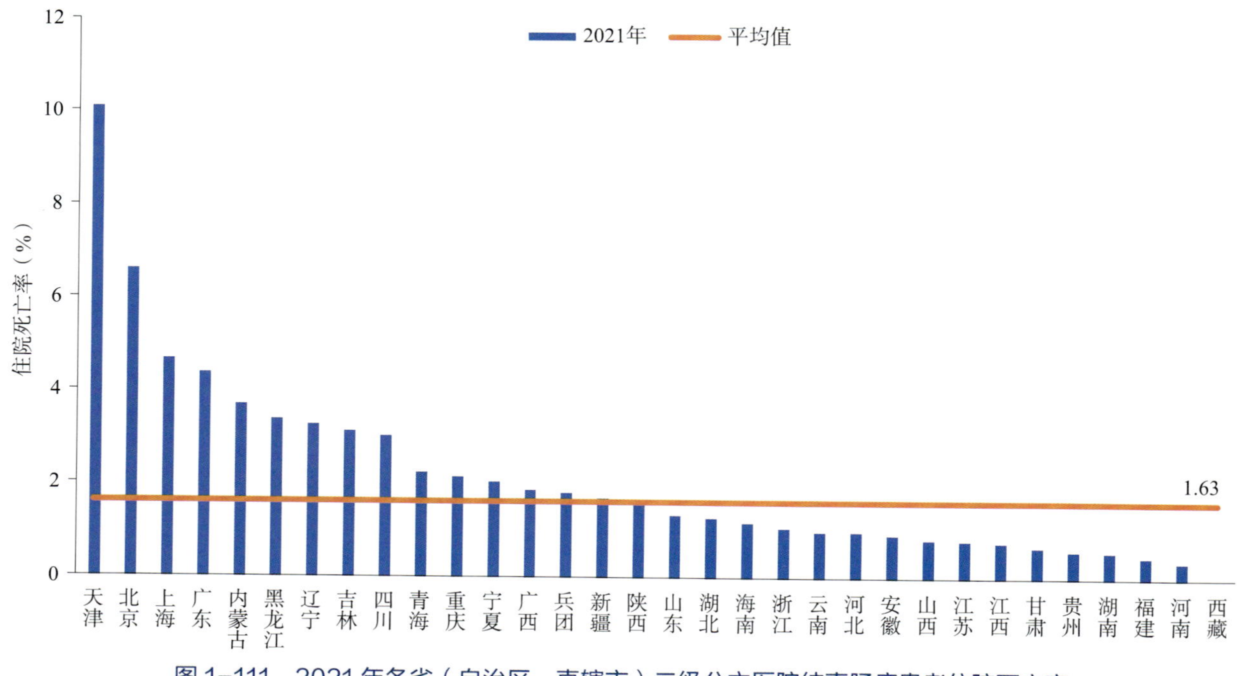

图 1-111　2021 年各省（自治区、直辖市）二级公立医院结直肠癌患者住院死亡率

5．结直肠癌手术患者分布　2021 年纳入分析的三级公立医院结直肠癌手术患者共 290 786 例，其中综合医院 250 968 例，肿瘤专科医院 37 522 例，其他专科医院 2 296 例；按省域分布，广东相对较多，西藏相对较少（图 1-112）。二级公立医院结直肠癌手术患者共 33 183 例，其中综合医院 32 639 例，肿瘤专科医院 407 例，其他专科医院 137 例；按省域分布，山东相对较多，青海相对较少（图 1-113）。

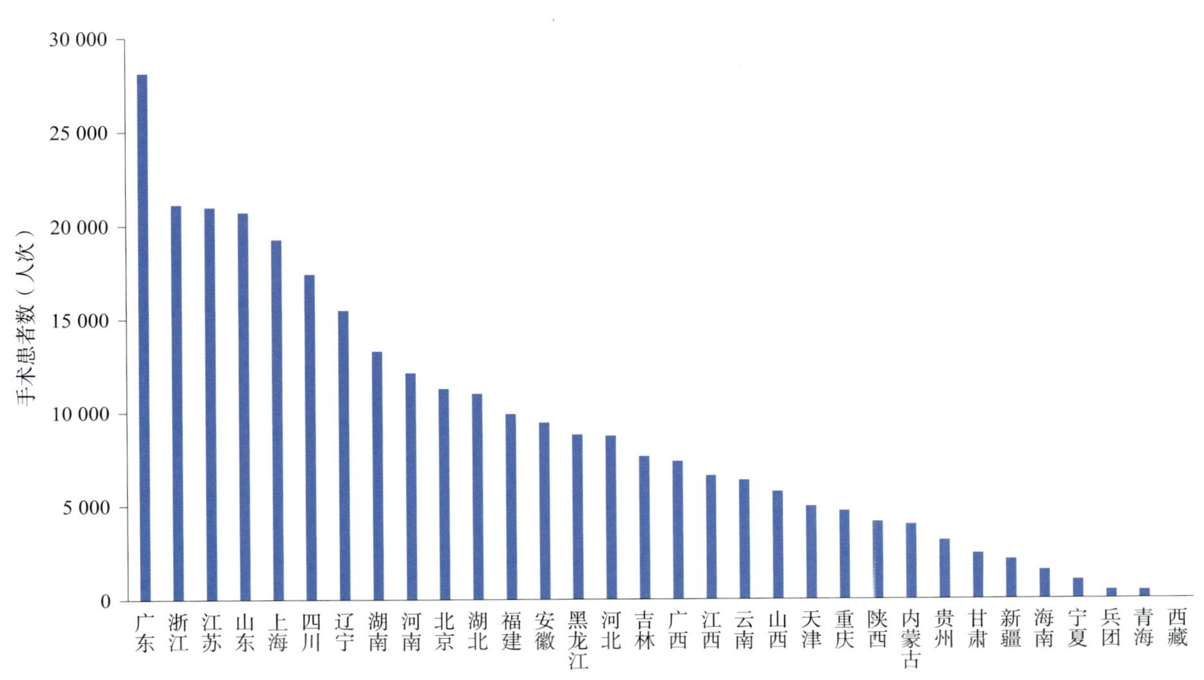

图 1-112　2021 年各省（自治区、直辖市）三级公立医院结直肠癌手术患者分布

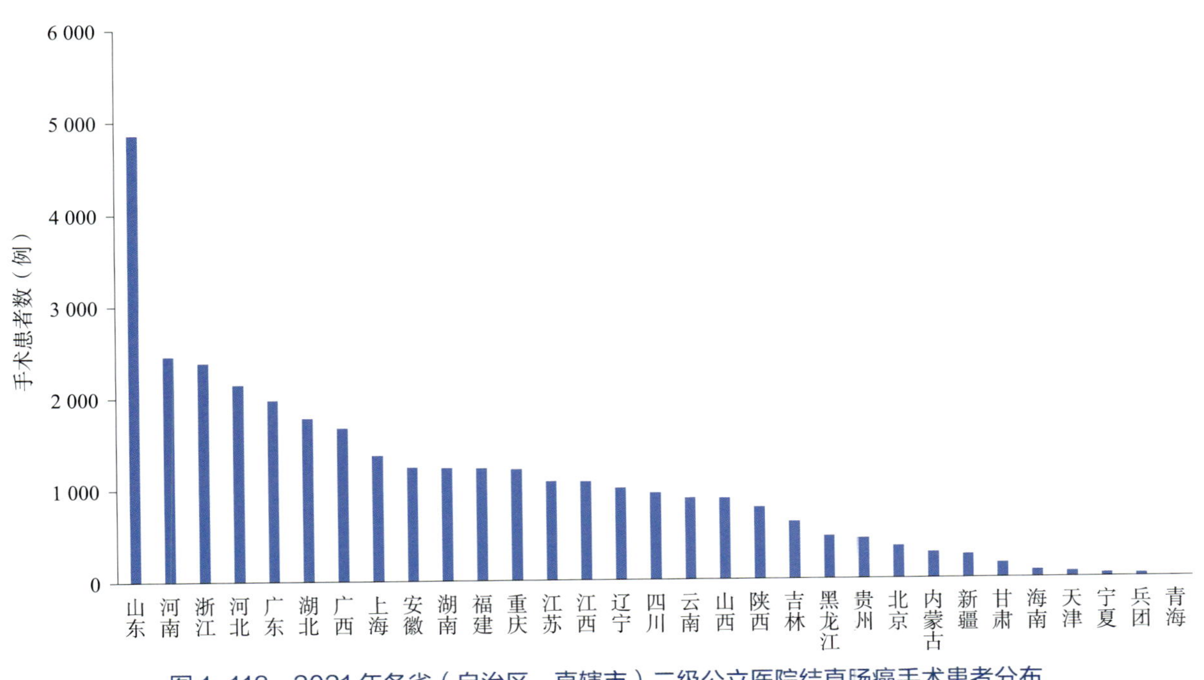

图 1-113　2021 年各省（自治区、直辖市）二级公立医院结直肠癌手术患者分布

6．结直肠癌手术患者平均住院日　2021 年纳入分析的三级公立医院结直肠癌手术患者平均住院日为 18.4 天，其中综合医院为 18.7 天，肿瘤专科医院为 15.9 天，其他专科医院为 21.6 天；按省域分布，西藏相对较多，上海相对较少（图 1-114）。二级公立医院结直肠癌手术患者平均住院日为 21.8 天，其中综合医院为 21.8 天，肿瘤专科医院为 21.6 天，其他专科医院为 21.5 天；按省域分布，青海相对较多，吉林相对较少（图 1-115）。

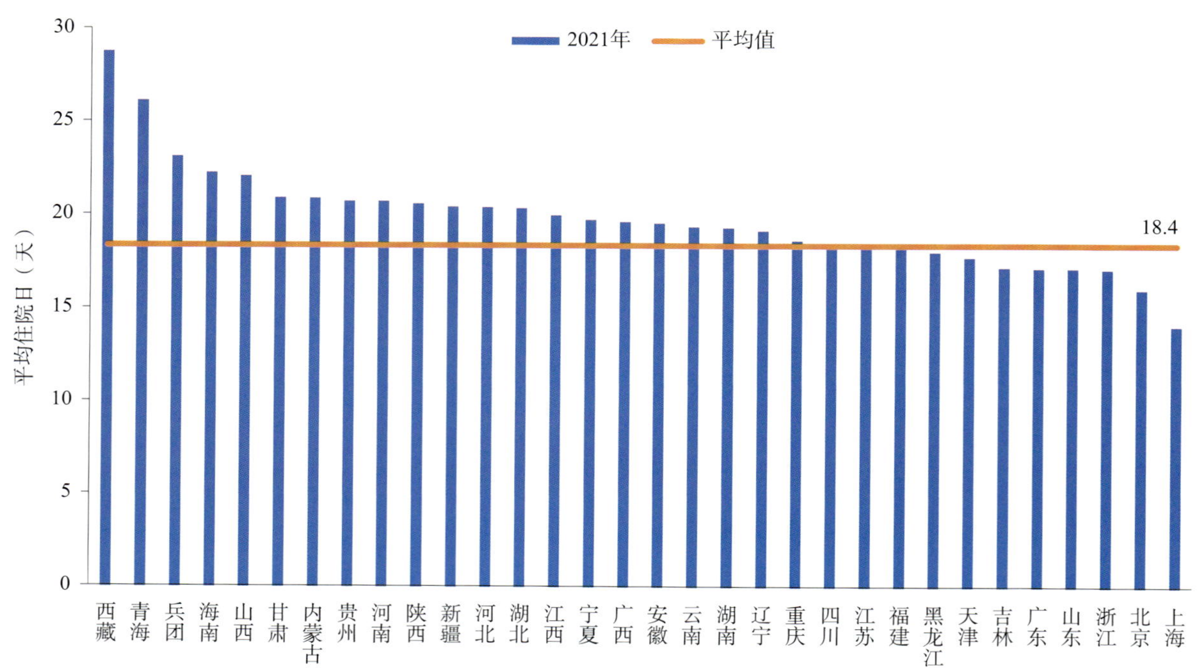

图 1-114　2021 年各省（自治区、直辖市）三级公立医院结直肠癌手术患者平均住院日

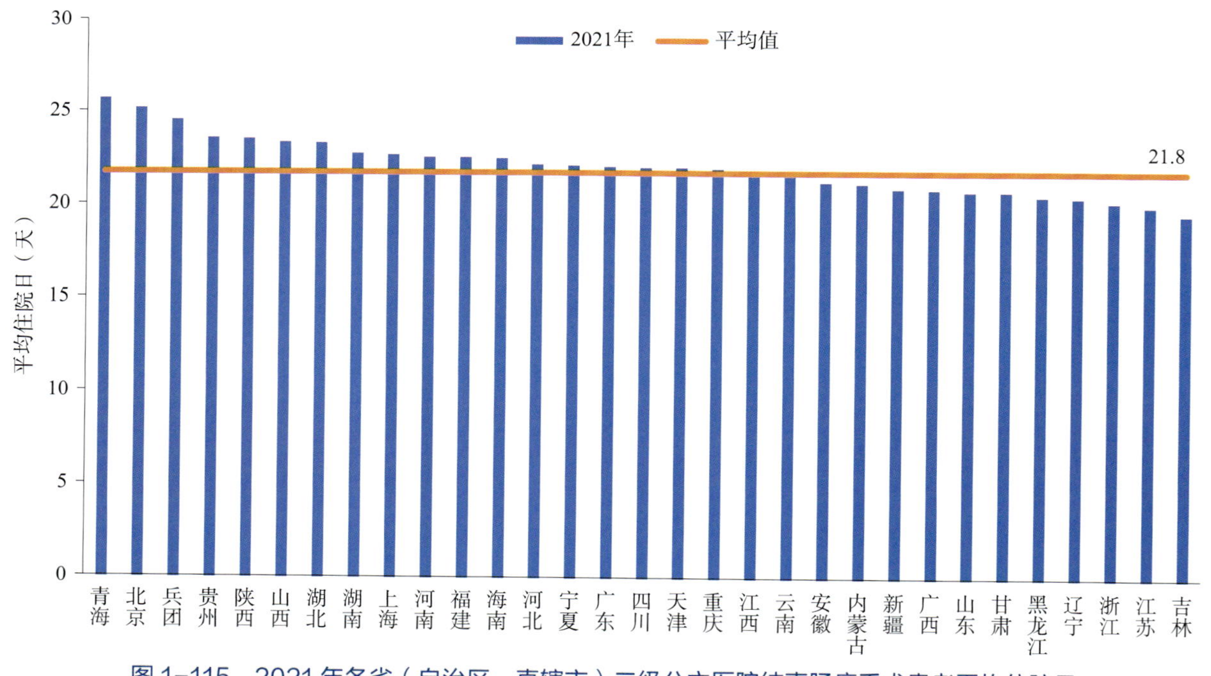

图 1-115　2021 年各省（自治区、直辖市）二级公立医院结直肠癌手术患者平均住院日

7．结直肠癌手术患者次均费用　2021 年纳入分析的三级公立医院结直肠癌手术患者次均费用为 63 265.57 元，其中综合医院为 62 275.31 元，肿瘤专科医院为 70 030.38 元，其他专科医院为 60 954.63 元；按省域分布，北京相对较高，安徽相对较低（图 1-116）。二级公立医院结直肠癌手术患者次均费用为 41 421.12 元，其中综合医院为 41 533.63 元，肿瘤专科医院为 35 723.41 元，其他专科医院为 31 543.76 元；按省域分布，北京相对较高，甘肃相对较低（图 1-117）。

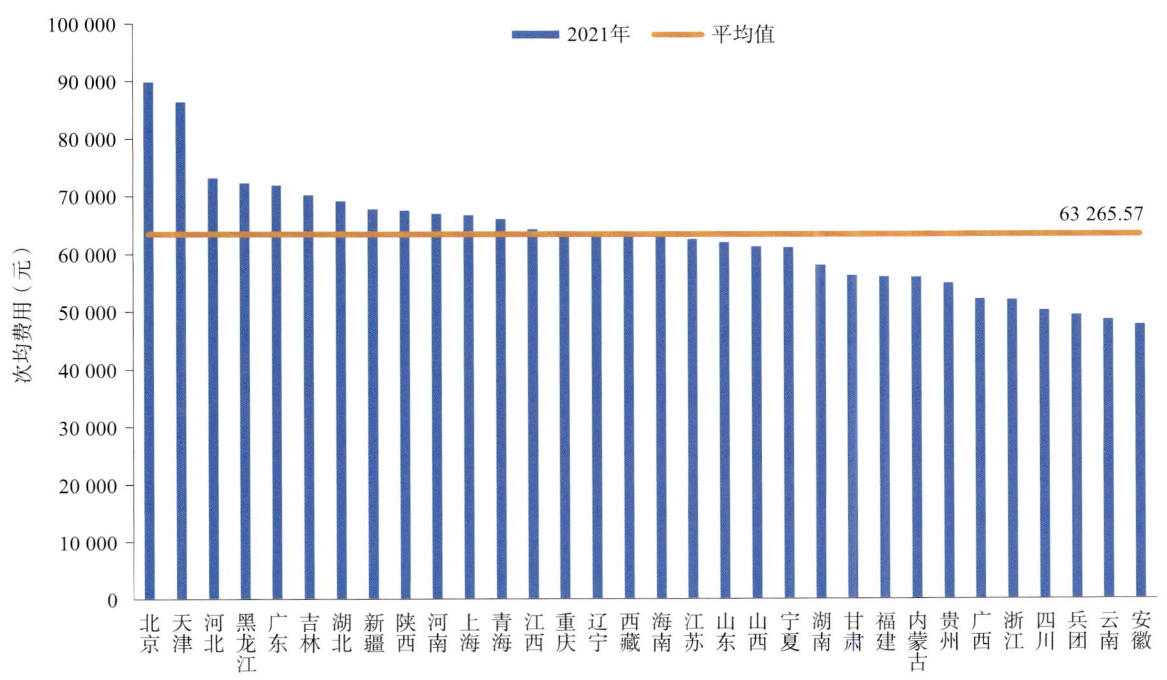

图 1-116　2021 年各省（自治区、直辖市）三级公立医院结直肠癌手术患者次均费用

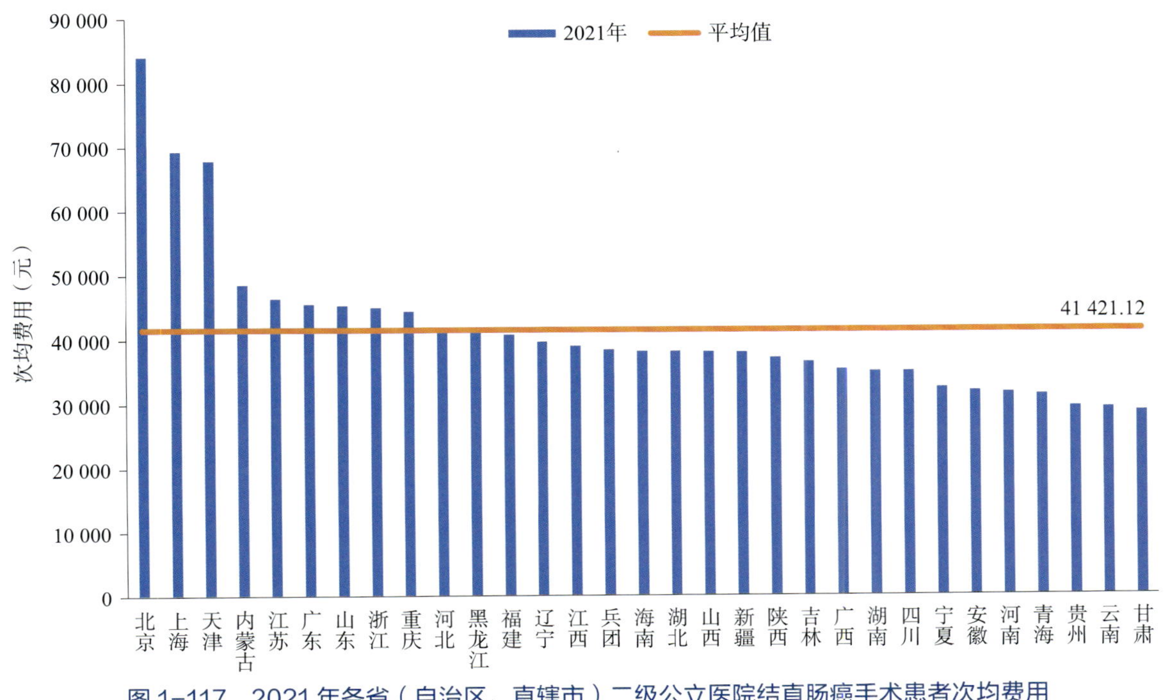

图 1-117　2021 年各省（自治区、直辖市）二级公立医院结直肠癌手术患者次均费用

8．结直肠癌手术患者四级手术比例　2021 年纳入分析的三级公立医院结直肠癌手术患者四级手术比例为 82.18%，其中综合医院为 82.61%，肿瘤专科医院为 79.88%，其他专科医院为 71.02%；按省域分布，宁夏相对较高，云南相对较低（图 1-118）。二级公立医院结直肠癌手术患者四级手术比例为 62.56%，其中综合医院为 62.79%，肿瘤专科医院为 43.99%，其他专科医院为 58.73%；按省域分布，江苏相对较高，吉林相对较低（图 1-119）。

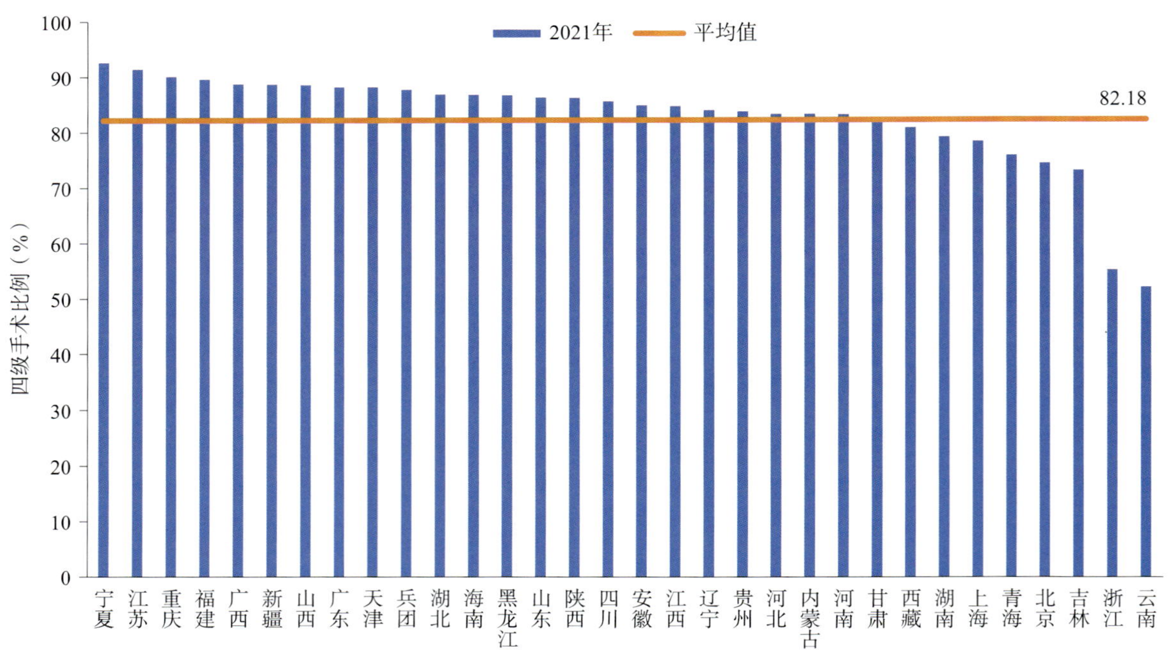

图 1-118　2021 年各省（自治区、直辖市）三级公立医院结直肠癌手术患者四级手术比例

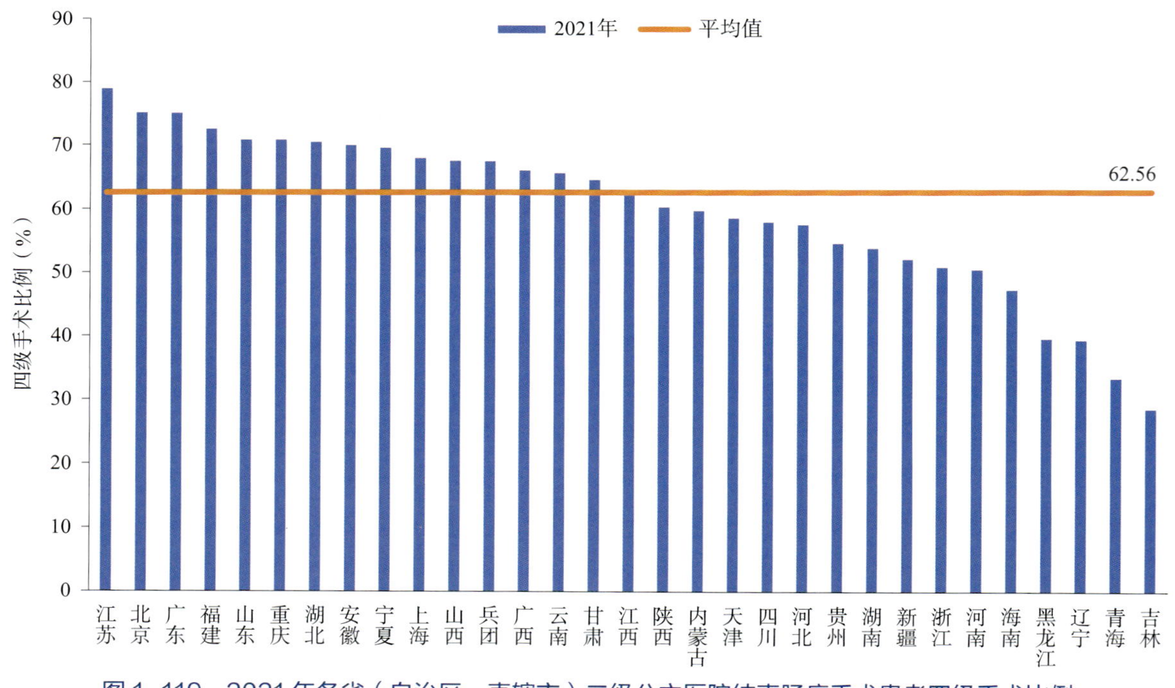

图 1-119　2021 年各省（自治区、直辖市）二级公立医院结直肠癌手术患者四级手术比例

9．结直肠癌手术患者住院死亡率　2021 年纳入分析的三级公立医院结直肠癌手术患者住院死亡率为 0.48%，其中综合医院为 0.52%，肿瘤专科医院为 0.16%，其他专科医院为 0.87%；按省域分布，新疆相对较高，西藏为 0（图 1-120）。二级公立医院结直肠癌手术患者住院死亡率为 0.67%，其中综合医院为 0.67%，肿瘤专科医院为 0.49%，其他专科医院为 0；按省域分布，兵团相对较高，天津、青海、宁夏、海南、甘肃均为 0（图 1-121）。

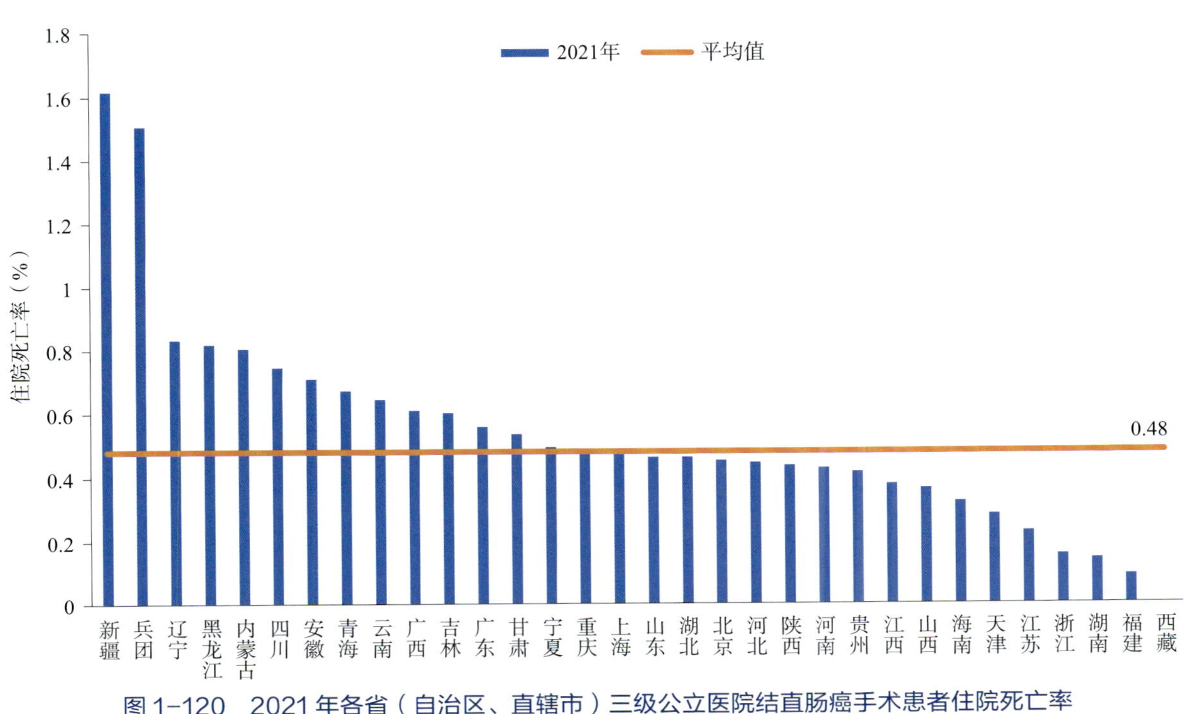

图 1-120　2021 年各省（自治区、直辖市）三级公立医院结直肠癌手术患者住院死亡率

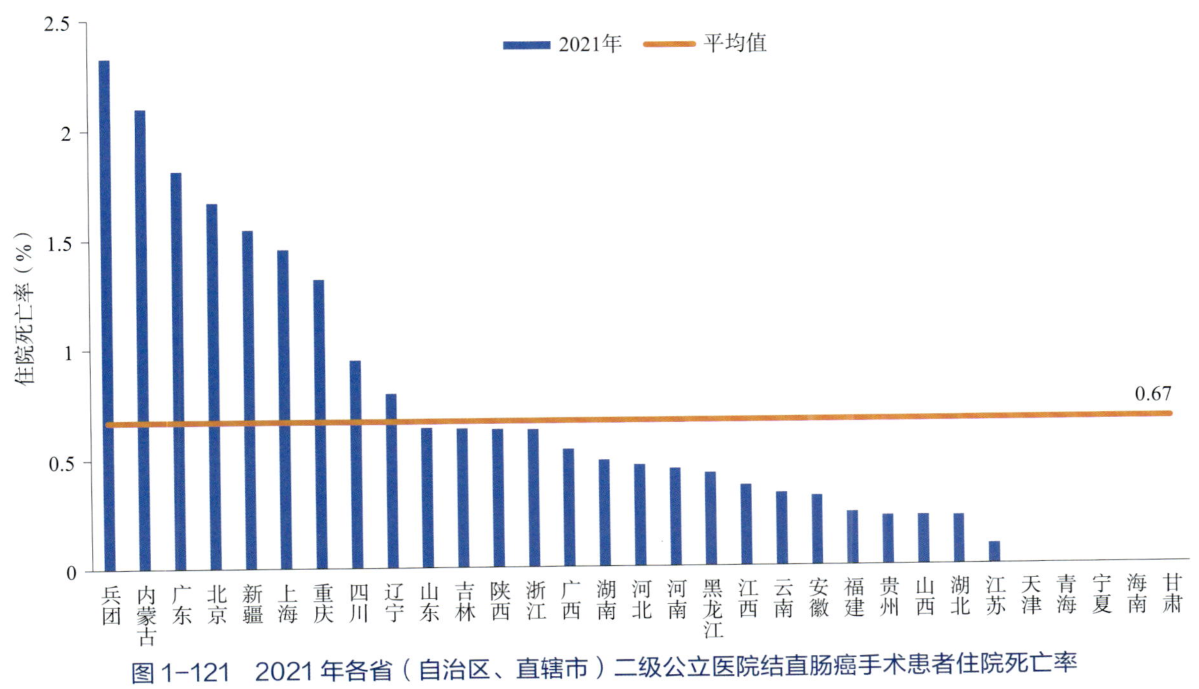

图 1-121　2021 年各省（自治区、直辖市）二级公立医院结直肠癌手术患者住院死亡率

10．结直肠癌化疗患者分布　2021 年纳入分析的三级公立医院结直肠癌化疗患者共 1 043 454 例，其中综合医院 884 341 例，肿瘤专科医院 149 811 例，其他专科医院 9 302 例；按省域分布，广东相对较多，西藏相对较少（图 1-122）。二级公立医院结直肠癌化疗患者共 102 590 例，其中综合医院 98 706 例，肿瘤专科医院 3 717 例，其他专科医院 167 例；按省域分布，山东相对较多，青海相对较少（海南、青海纳入分析的例数较少，分析结果仅作参考）（图 1-123）。

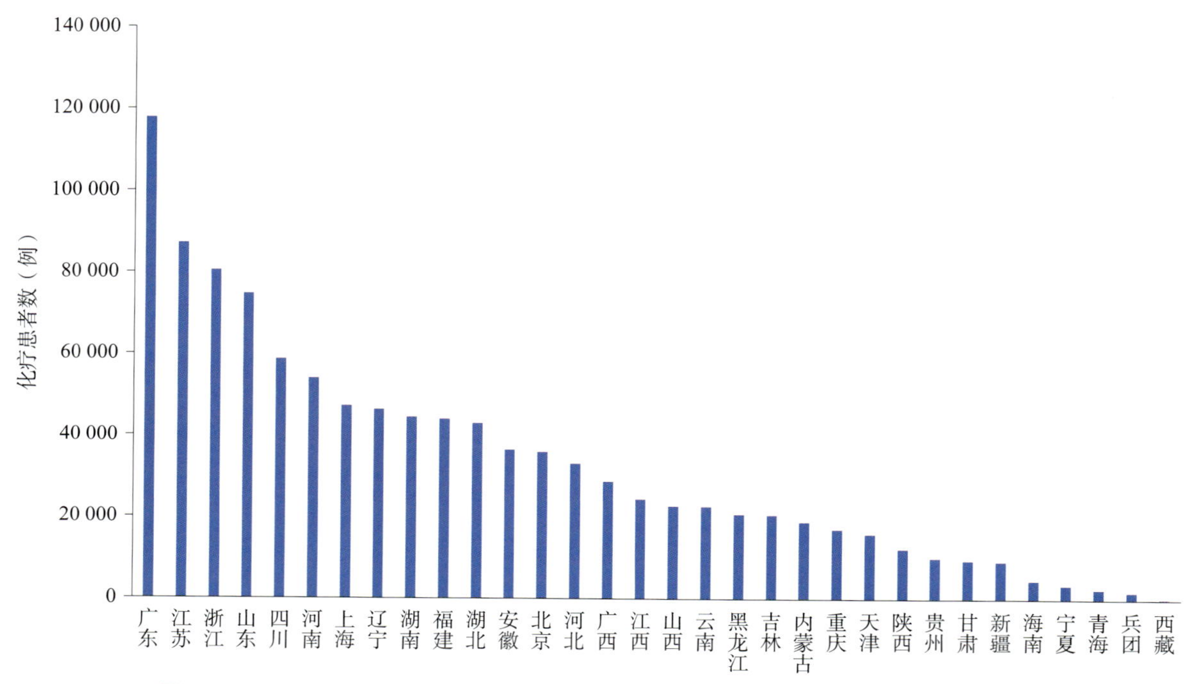

图 1-122　2021 年各省（自治区、直辖市）三级公立医院结直肠癌化疗患者分布

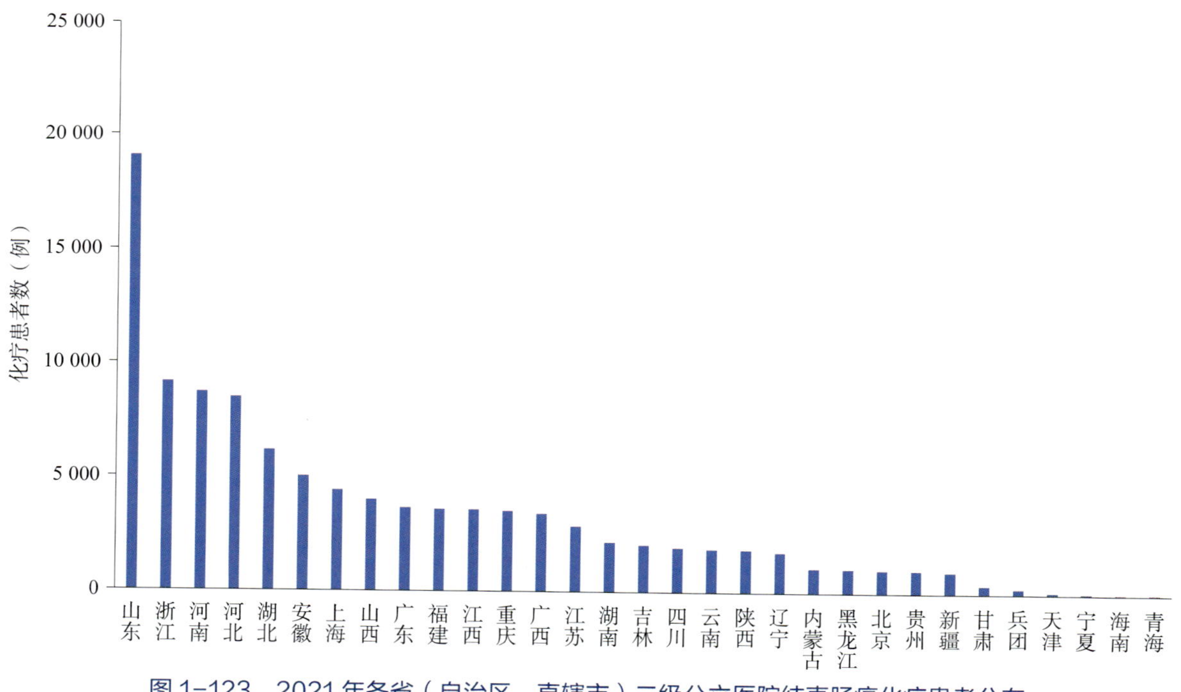

图 1-123　2021 年各省（自治区、直辖市）二级公立医院结直肠癌化疗患者分布

11．结直肠癌化疗患者平均住院日　2021 年纳入分析的三级公立医院结直肠癌化疗患者平均住院日为 4.1 天，其中综合医院为 4.1 天，肿瘤专科医院为 3.7 天，其他专科医院为 5.7 天；按省域分布，西藏相对较多，北京相对较少（图 1-124）。二级公立医院结直肠癌化疗患者平均住院日为 5.2 天，其中综合医院为 5.1 天，肿瘤专科医院为 7.1 天，其他专科医院为 6.4 天；按省域分布，山西相对较多，浙江相对较少（图 1-125）。

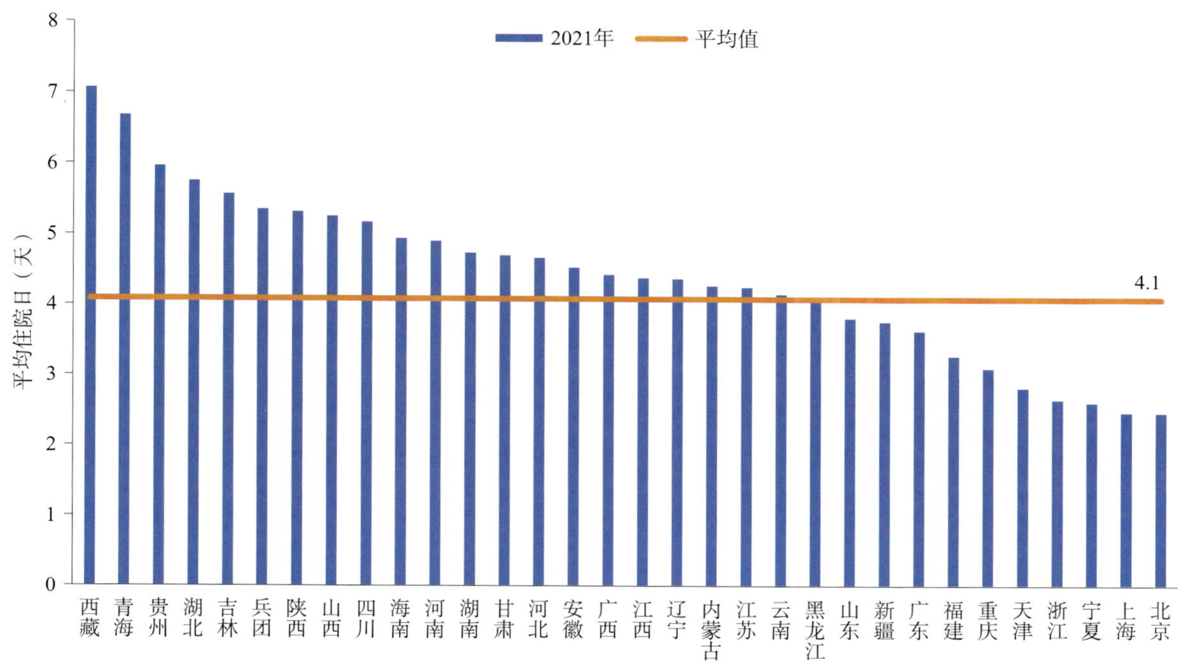

图 1-124　2021 年各省（自治区、直辖市）三级公立医院结直肠癌化疗患者平均住院日

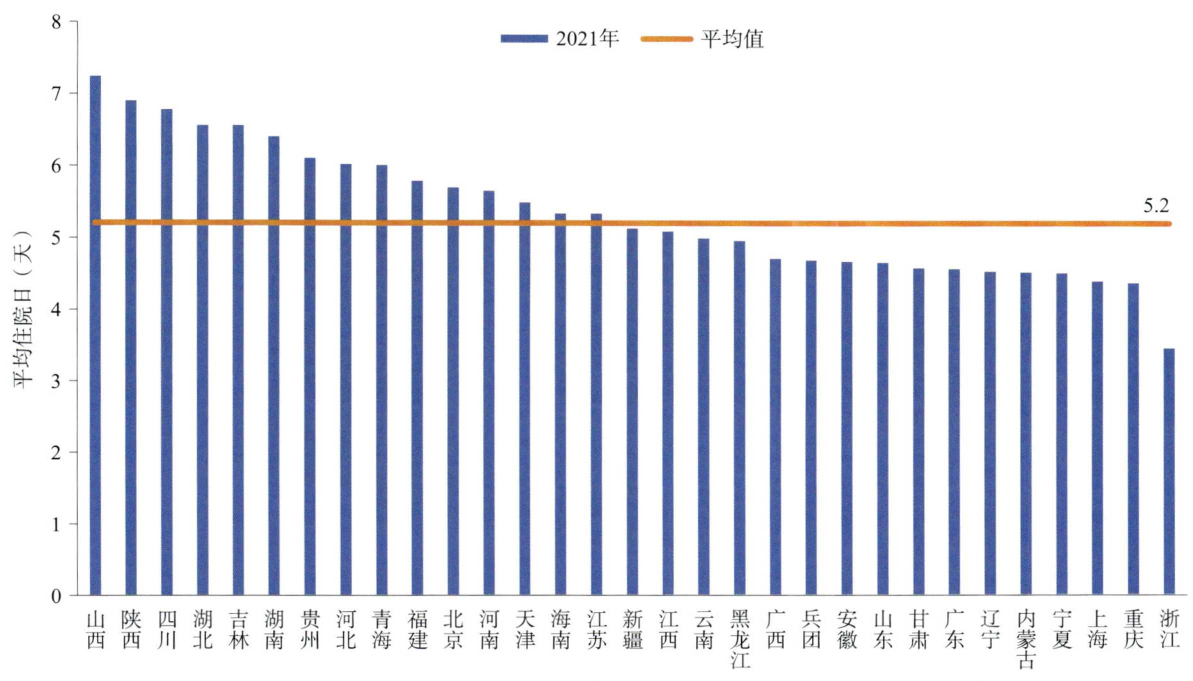

图 1-125　2021 年各省（自治区、直辖市）二级公立医院结直肠癌化疗患者平均住院日

12．结直肠癌化疗患者次均费用　2021 年纳入分析的三级公立医院结直肠癌化疗患者次均费用为 8 431.80 元，其中综合医院为 8 180.34 元，肿瘤专科医院为 9 891.09 元，其他专科医院为 7 650.12 元；按省域分布，青海相对较高，甘肃相对较低（图 1-126）。二级公立医院结直肠癌化疗患者次均费用为 6 117.17 元，其中综合医院为 6 048.91 元，肿瘤专科医院为 7 941.15 元，其他专科医院为 5 863.30 元；按省域分布，天津相对较高，青海相对较低（图 1-127）。

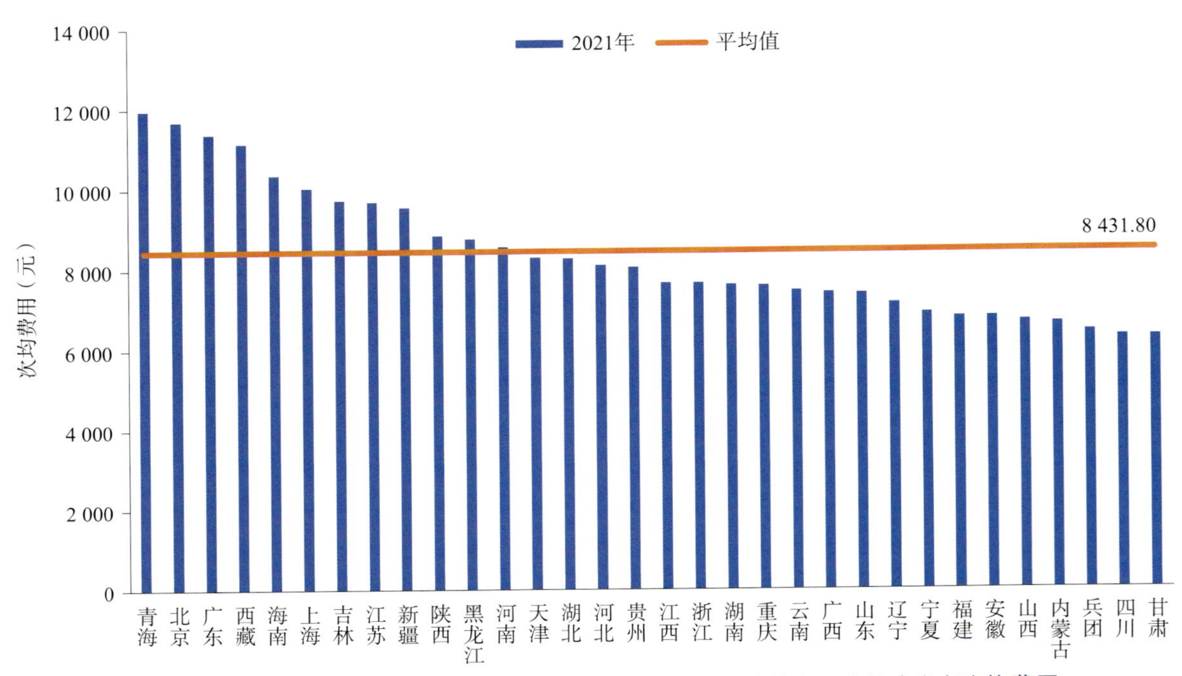

图 1-126　2021 年各省（自治区、直辖市）三级公立医院结直肠癌化疗患者次均费用

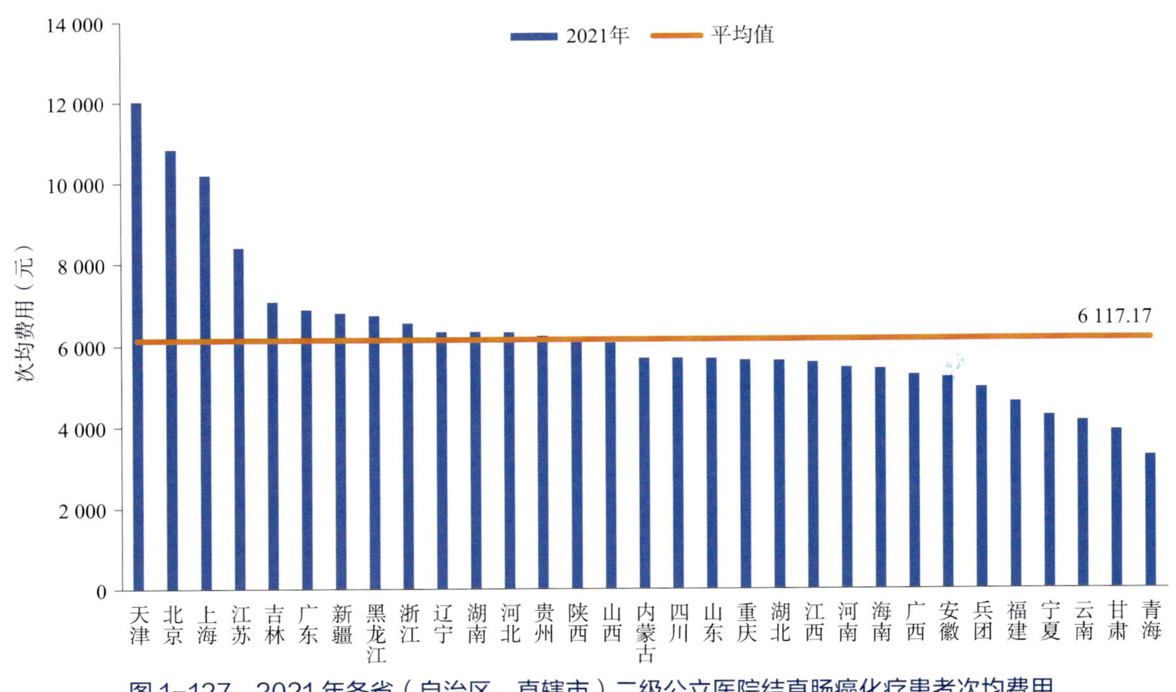

图 1-127　2021 年各省（自治区、直辖市）二级公立医院结直肠癌化疗患者次均费用

13．结直肠癌化疗患者住院死亡率　2021 年纳入分析的三级公立医院结直肠癌化疗患者住院死亡率为 0.005%，其中综合医院为 0.005%，肿瘤专科医院为 0.002%，其他专科医院为 0；按省域分布，辽宁相对较高，其后依次为北京、吉林、广西、贵州、黑龙江、河北、山西、陕西、江苏、天津、湖北、湖南、广东、上海、河南、山东，安徽等均为 0（图 1-128）。二级公立医院结直肠癌化疗患者住院死亡率为 0.015%，其中综合医院为 0.014%，肿瘤专科医院为 0.027%，其他专科医院为 0；按省域分布，吉林相对较高，其后依次为黑龙江、北京、陕西、上海、江西、河北、河南、山东，安徽等均为 0（图 1-129）。

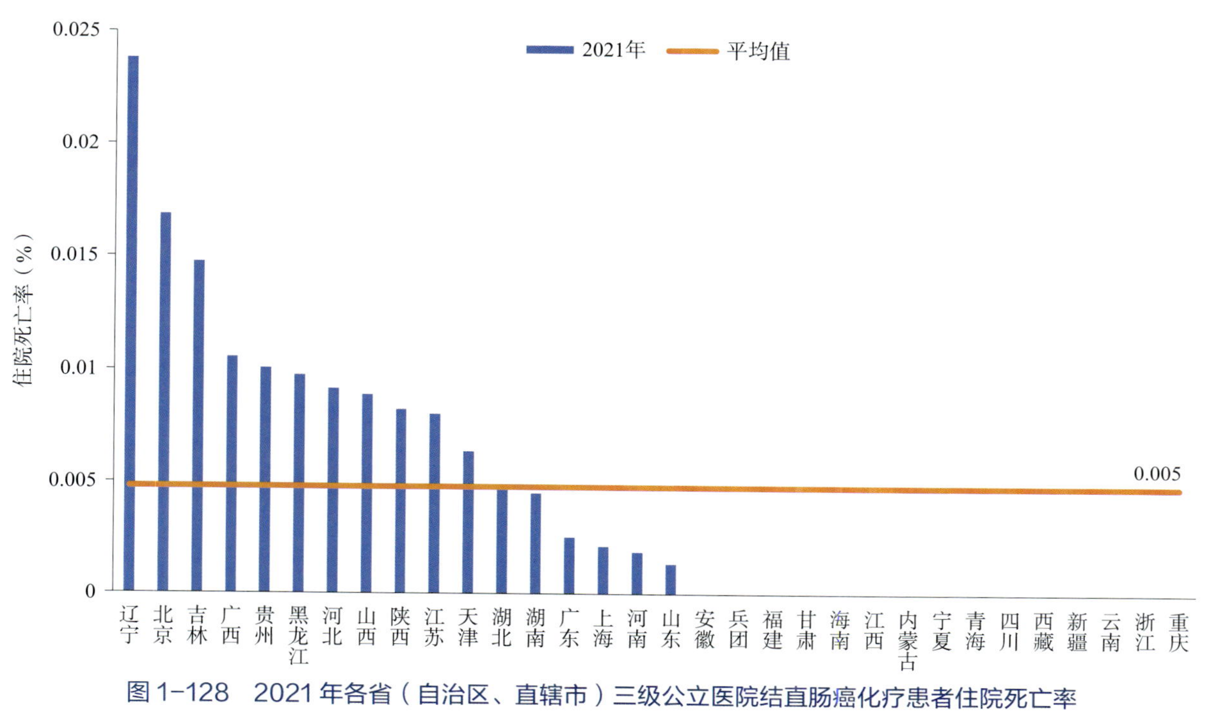

图 1-128　2021 年各省（自治区、直辖市）三级公立医院结直肠癌化疗患者住院死亡率

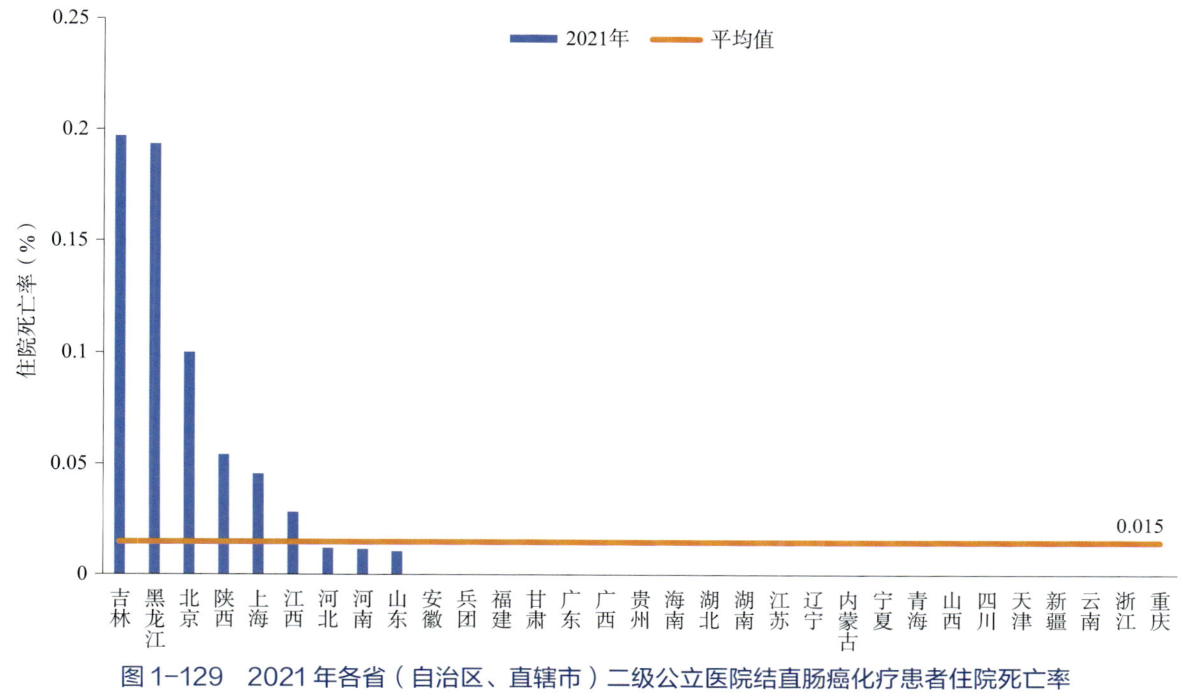

图 1-129　2021 年各省（自治区、直辖市）二级公立医院结直肠癌化疗患者住院死亡率

14．结直肠癌放疗患者分布　2021 年纳入分析的三级公立医院放疗患者共 36 426 例，其中综合医院 29 807 例，肿瘤专科医院 6 421 例，其他专科医院 198 例；按省域分布，山东相对较多，兵团相对较少（图 1-130）。二级公立医院放疗患者共 2 815 例，其中综合医院 2 515 例，肿瘤专科医院 295 例，其他专科医院 5 例；按省域分布，山东相对较多，甘肃及黑龙江相对较少（贵州、云南、甘肃、黑龙江纳入分析的例数较少，分析结果仅作参考）（图 1-131）。

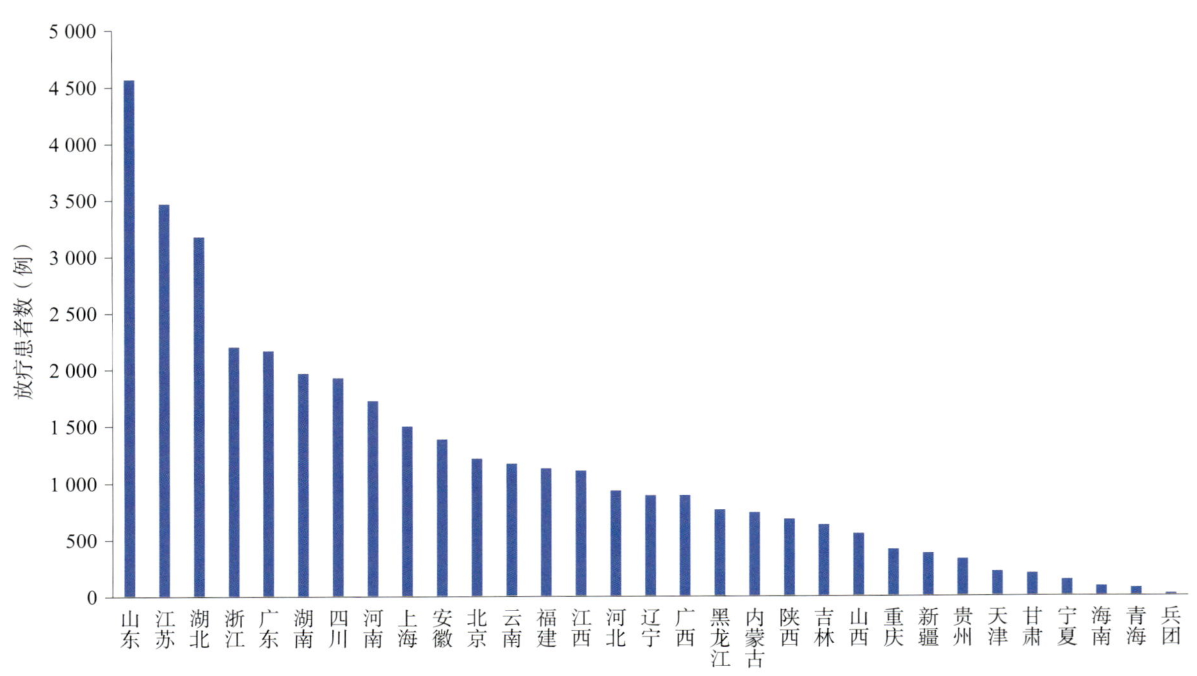

图 1-130　2021 年各省（自治区、直辖市）三级公立医院结直肠癌放疗患者分布

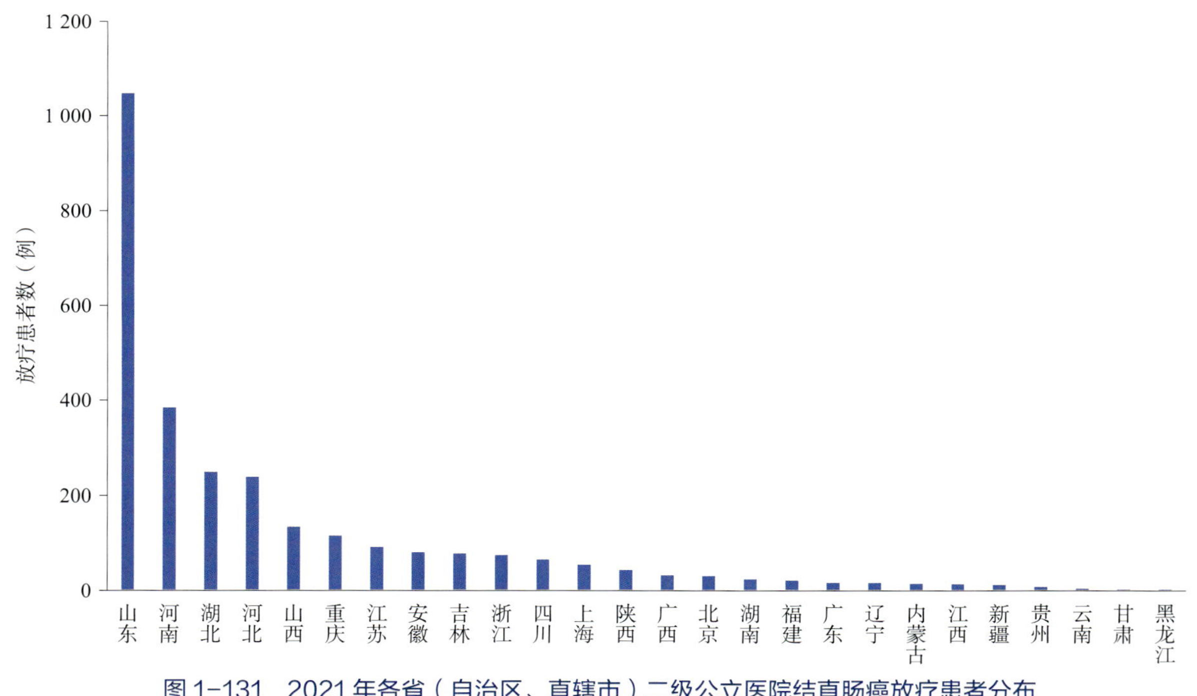

图 1-131　2021 年各省（自治区、直辖市）二级公立医院结直肠癌放疗患者分布

15．结直肠癌放疗患者平均住院日　2021 年纳入分析的三级公立医院放疗患者平均住院日为 21.0 天，其中综合医院为 20.4 天，肿瘤专科医院为 23.5 天，其他专科医院为 28.4 天；按省域分布，贵州相对较多，北京相对较少（图 1-132）。二级公立医院放疗患者平均住院日为 26.6 天，其中综合医院为 25.9 天，肿瘤专科医院为 31.5 天，其他专科医院为 56.8 天；按省域分布，黑龙江相对较多，云南相对较少（图 1-133）。

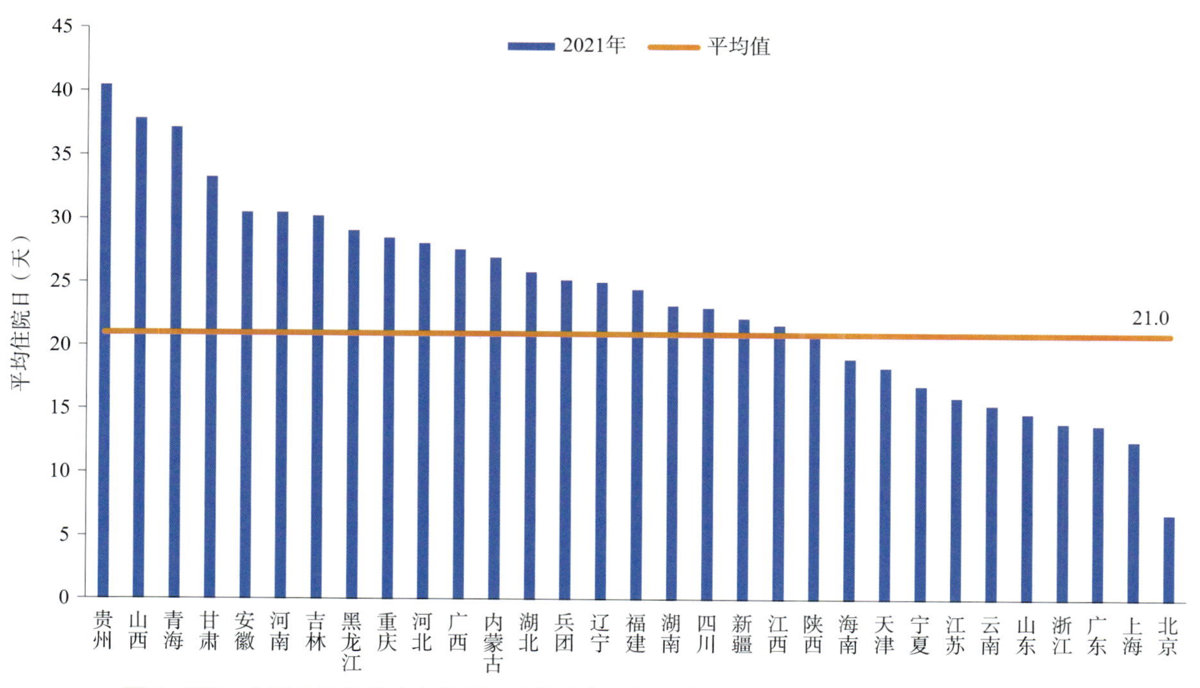

图 1-132　2021 年各省（自治区、直辖市）三级公立医院结直肠癌放疗患者平均住院日

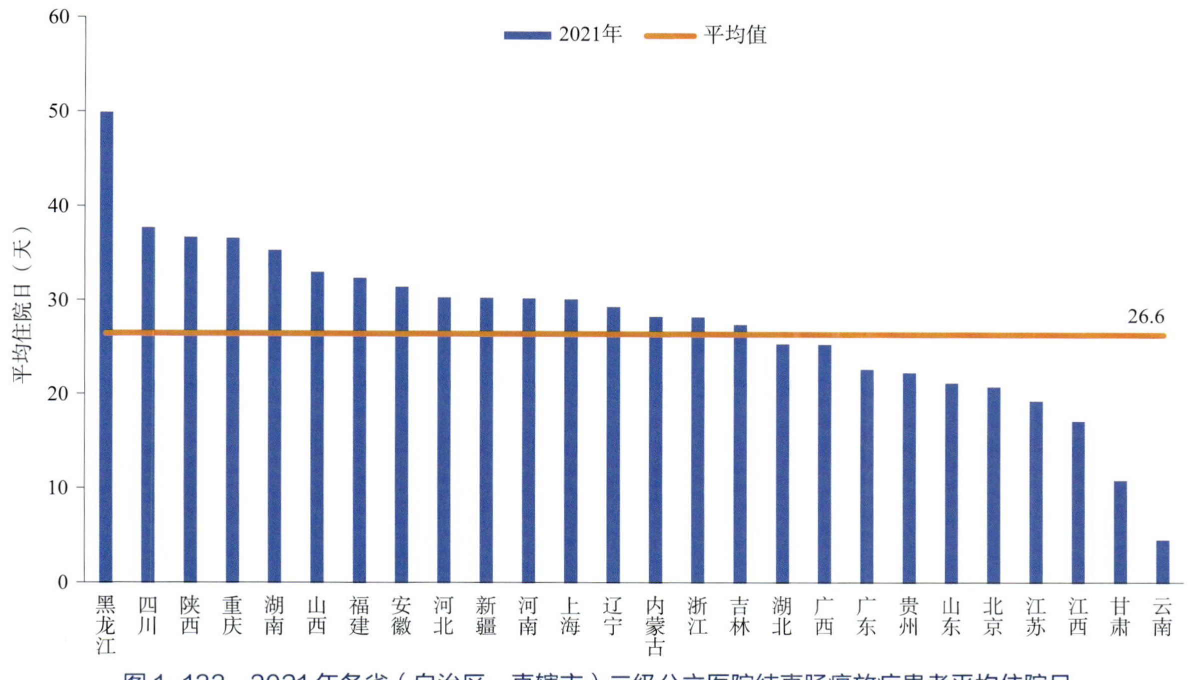

图 1-133　2021 年各省（自治区、直辖市）二级公立医院结直肠癌放疗患者平均住院日

16．结直肠癌放疗患者次均费用　2021 年纳入分析的三级公立医院结直肠癌放疗患者次均费用为 36 410.15 元，其中综合医院为 33 878.61 元，肿瘤专科医院为 48 026.04 元，其他专科医院为 40 813.89 元；按省域分布，北京相对较高，宁夏相对较低（图 1-134）。二级公立医院结直肠癌放疗患者次均费用为 28 670.59 元，其中综合医院为 28 204.06 元，肿瘤专科医院为 32 556.80 元，其他专科医院为 34 047.82 元；按省域分布，北京相对较高，云南相对较低（图 1-135）。

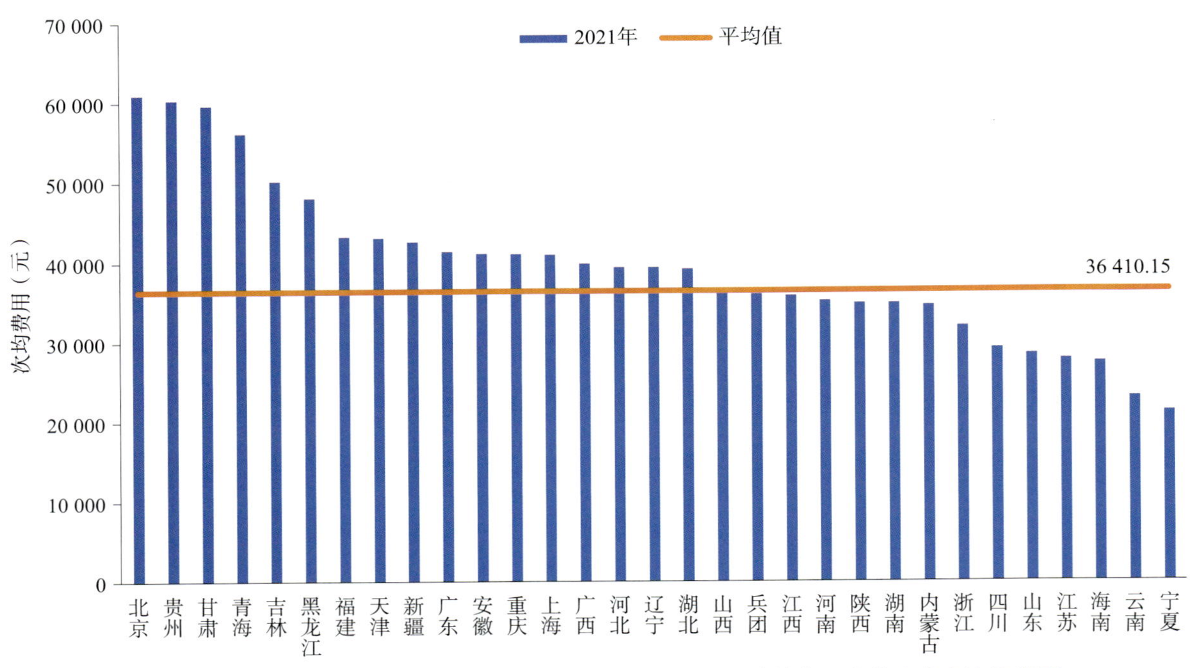

图 1-134　2021 年各省（自治区、直辖市）三级公立医院结直肠癌放疗患者次均费用

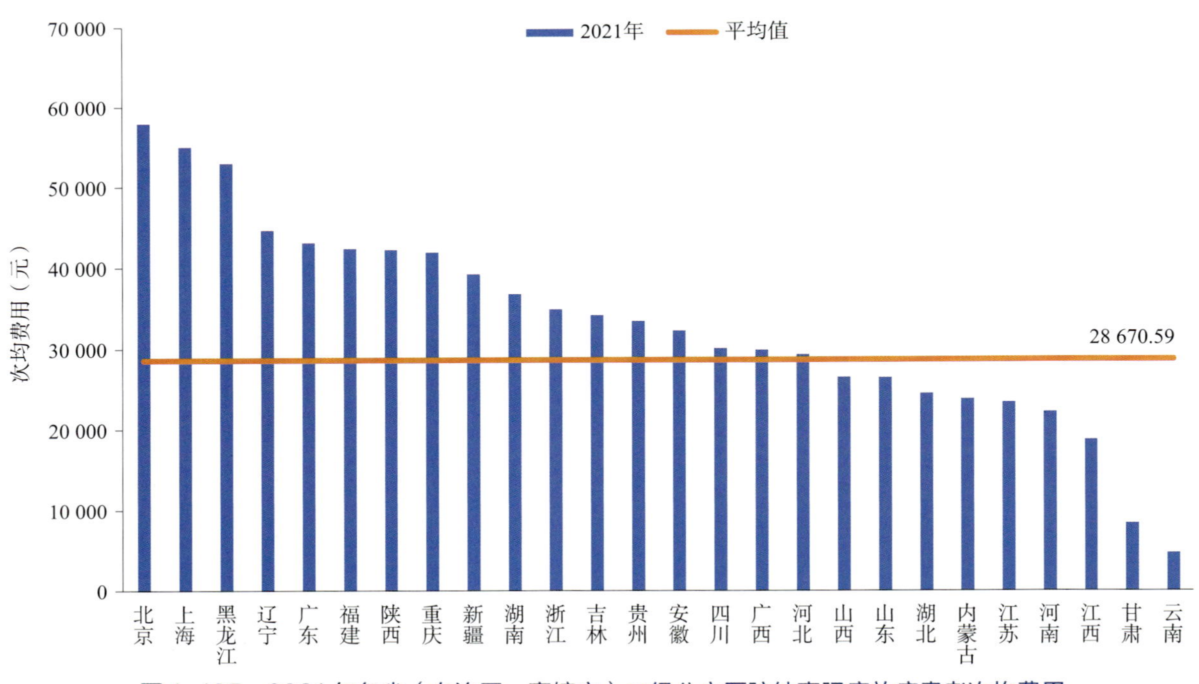

图 1-135　2021 年各省（自治区、直辖市）二级公立医院结直肠癌放疗患者次均费用

17. 结直肠癌放疗患者住院死亡率 2021 年纳入分析的三级公立医院结直肠癌放疗患者住院死亡率为 0.033%，其中综合医院为 0.034%，肿瘤专科医院为 0.031%，其他专科医院为 0；按省域分布，黑龙江相对较高，其后依次为辽宁、湖北、北京、安徽、湖南、广东、山东，兵团等均为 0（图 1-136）。二级公立医院结直肠癌放疗患者住院死亡率为 0.071%，其中综合医院为 0.080%，肿瘤专科医院为 0，其他专科医院为 0；按省域分布，内蒙古相对较高，除内蒙古、山东外，其他省份均为 0，故不作图表展示。

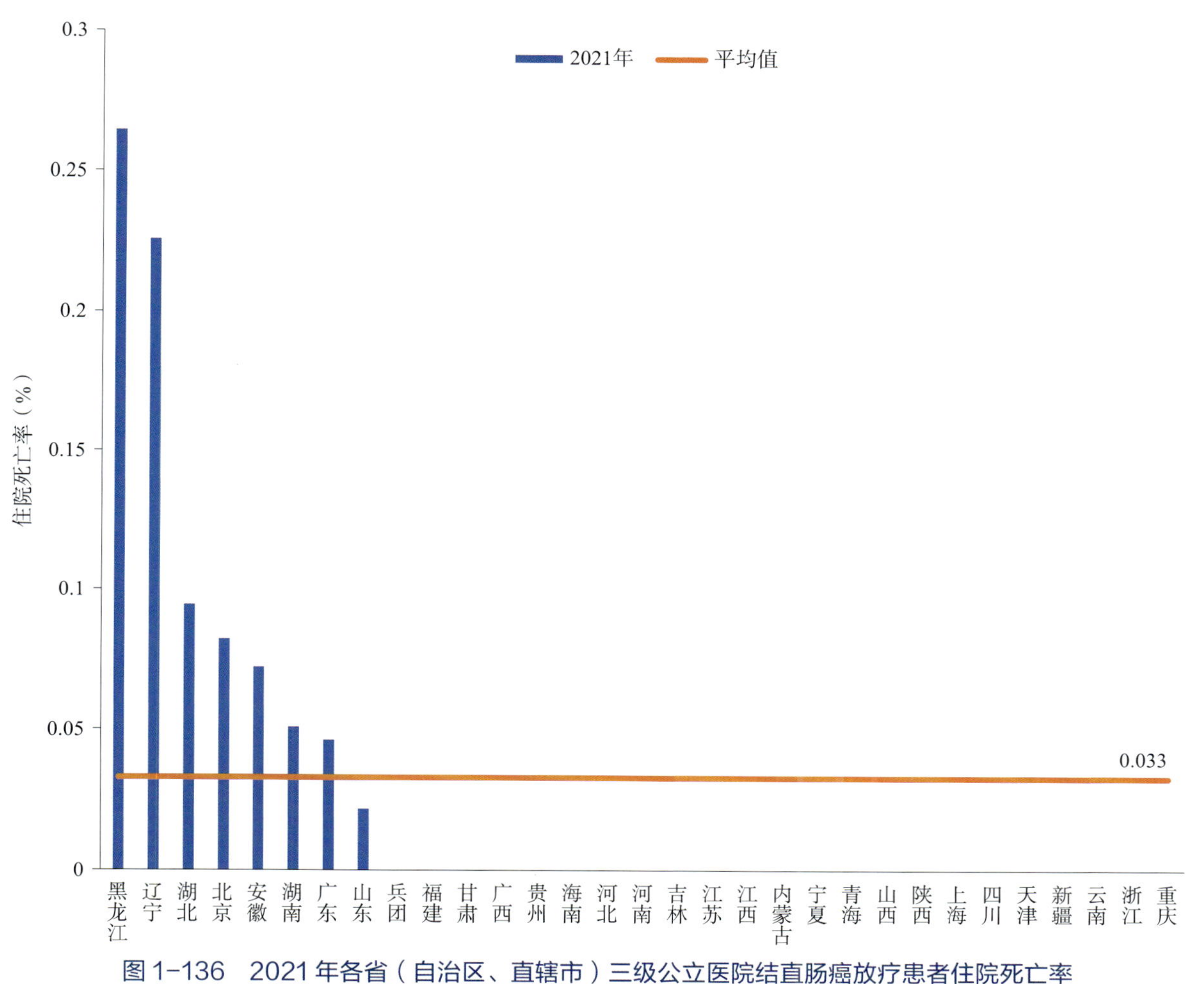

图 1-136　2021 年各省（自治区、直辖市）三级公立医院结直肠癌放疗患者住院死亡率

（四）胃癌患者医疗服务与质量安全情况

1. 胃癌患者分布 2021 年纳入分析的三级公立医院胃癌患者共 1 125 595 例，其中综合医院 919 899 例，肿瘤专科医院 194 449 例，其他专科医院 11 247 例；按省域分布，江苏相对较多，西藏相对较少（图 1-137）。二级公立医院胃癌患者共 197 891 例，其中综合医院 185 819 例，肿瘤专科医院 10 541 例，其他专科医院 1 531 例；按省域分布，山东相对较多，西藏相对较少（图 1-138）。

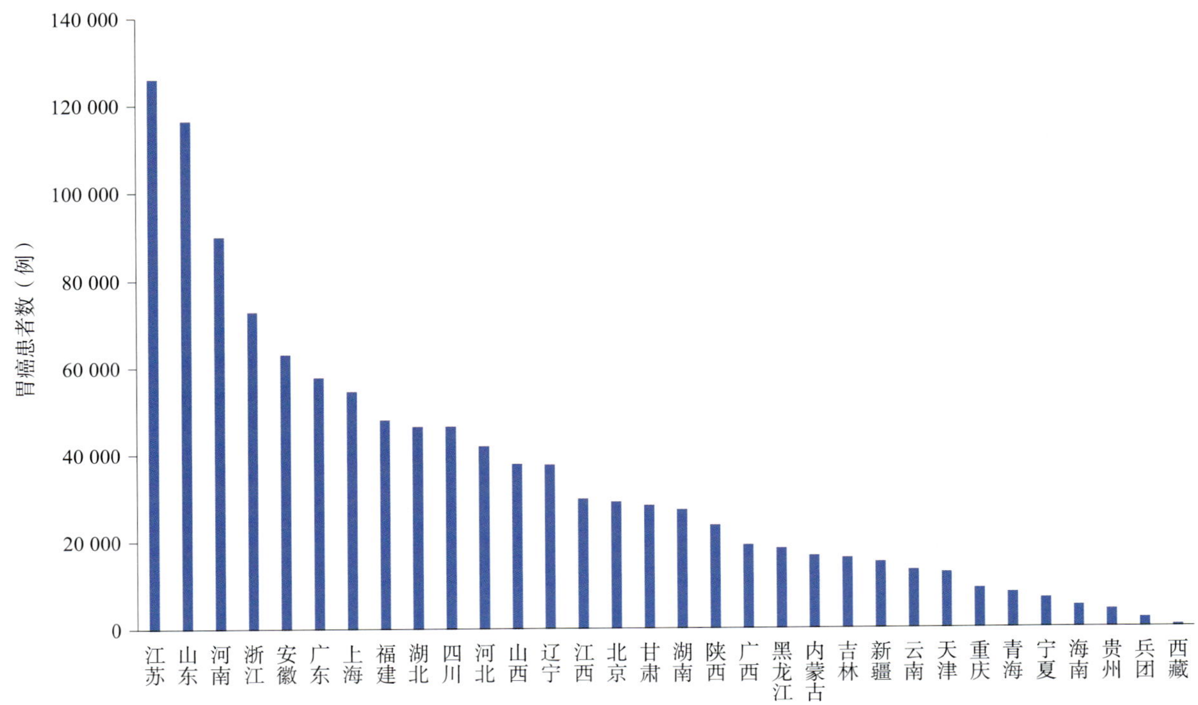

图 1-137 2021 年各省（自治区、直辖市）三级公立医院胃癌患者分布

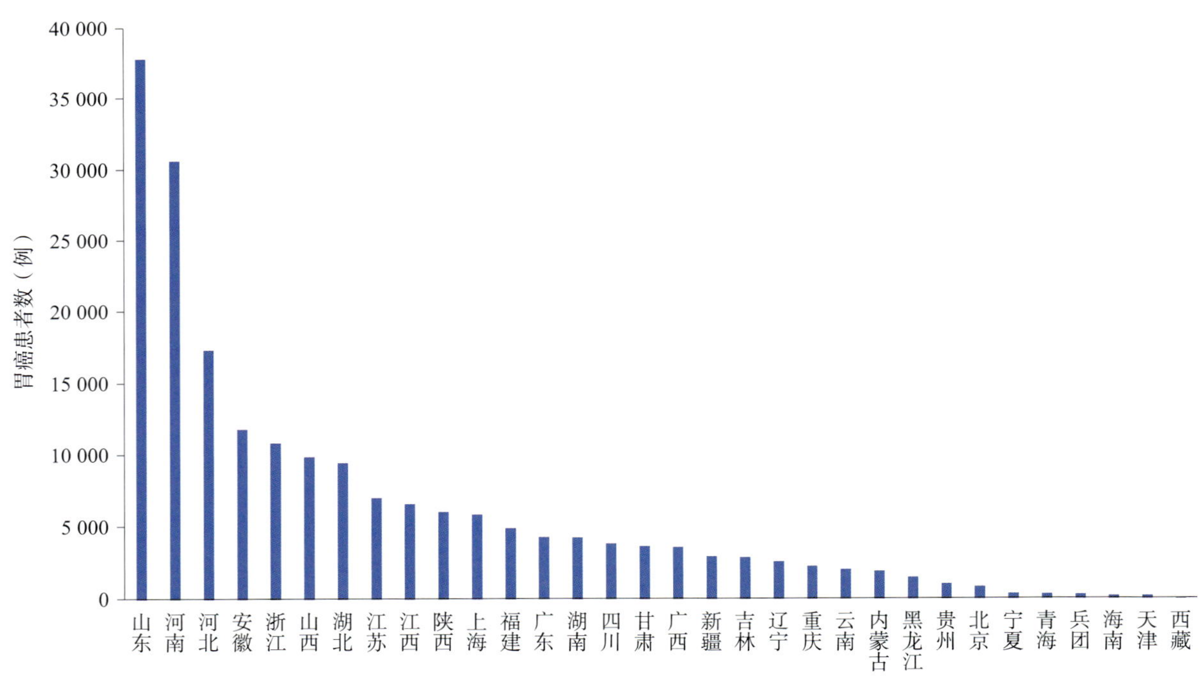

图 1-138 2021 年各省（自治区、直辖市）二级公立医院胃癌患者分布

2．胃癌患者平均住院日　2021 年纳入分析的三级公立医院胃癌患者平均住院日为 7.8 天，其中综合医院为 8.0 天，肿瘤专科医院为 6.7 天，其他专科医院为 10.9 天；按省域分布，贵州相对较多，北京相对较少（图 1-139）。二级公立医院胃癌患者平均住院日为 9.3 天，其中综合医院为 9.2 天，肿瘤专科医院为 10.5 天，其他专科医院为 12.1 天；按省域分布，北京相对较多，宁夏相对较少（图 1-140）。

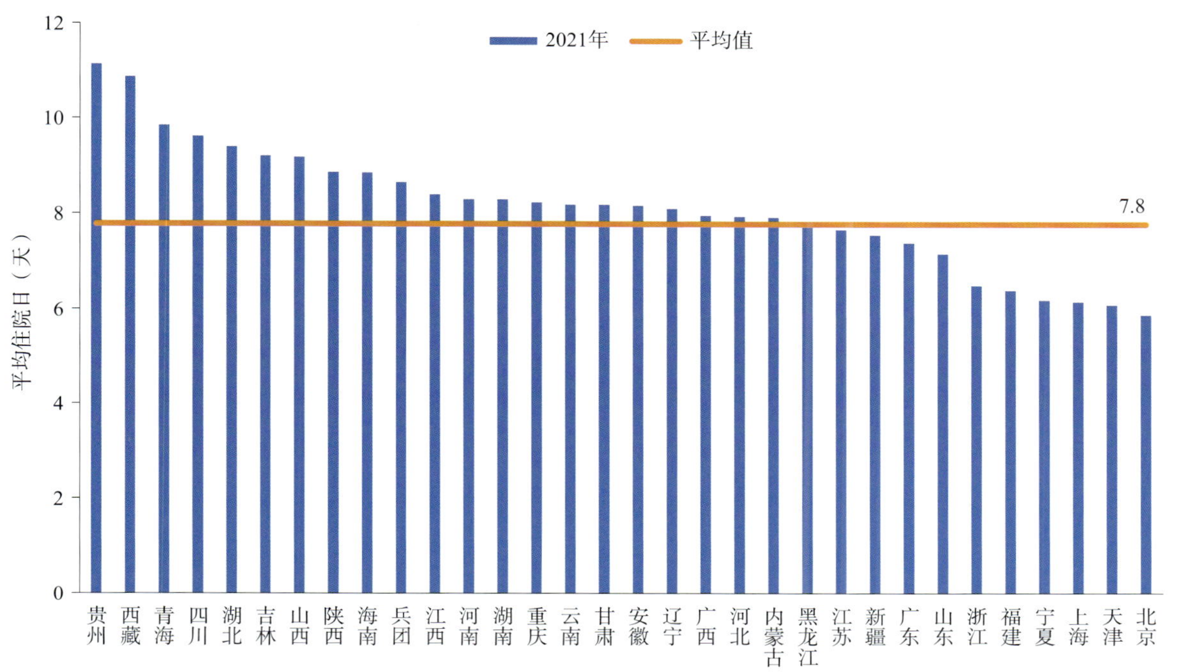

图 1-139　2021 年各省（自治区、直辖市）三级公立医院胃癌患者平均住院日

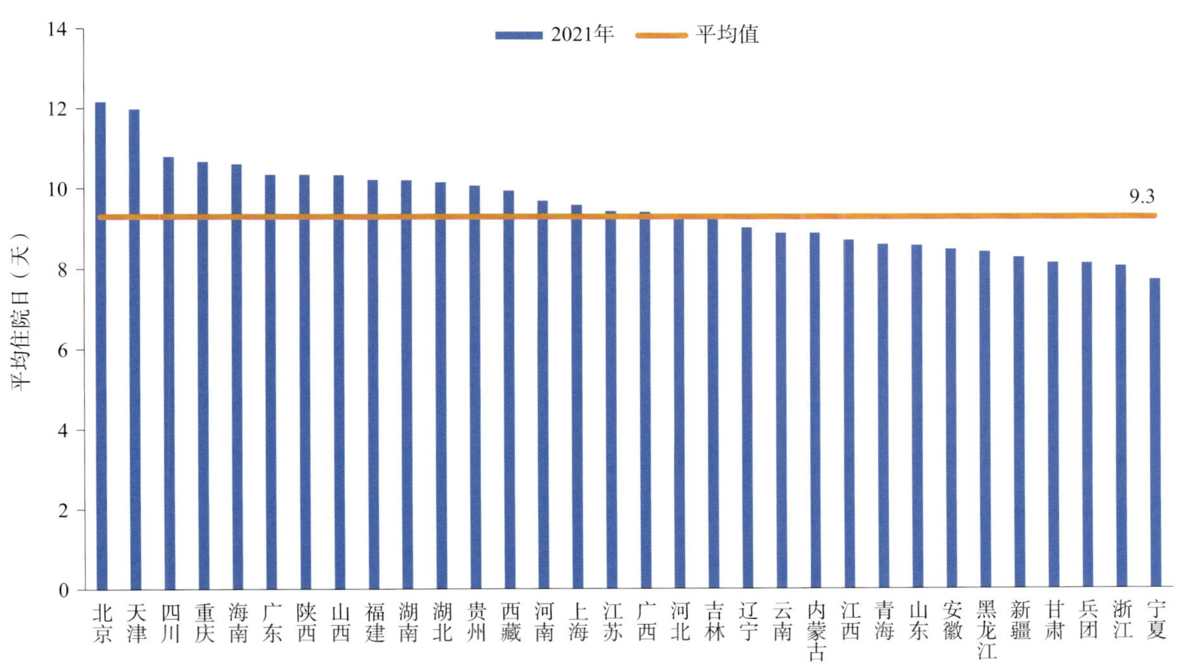

图 1-140　2021 年各省（自治区、直辖市）二级公立医院胃癌患者平均住院日

3．胃癌患者次均费用　2021 年纳入分析的三级公立医院胃癌患者次均费用为 18 316.58 元，其中综合医院为 18 090.79 元，肿瘤专科医院为 19 259.99 元，其他专科医院为 20 473.54 元；按省域分布，北京相对较高，兵团相对较低（图 1-141）。二级公立医院胃癌患者次均费用为 10 499.90 元，其中综合医院为 10 443.00 元，肿瘤专科医院为 11 504.55 元，其他专科医院为 10 488.68 元；按省域分布，北京相对较高，甘肃相对较低（图 1-142）。

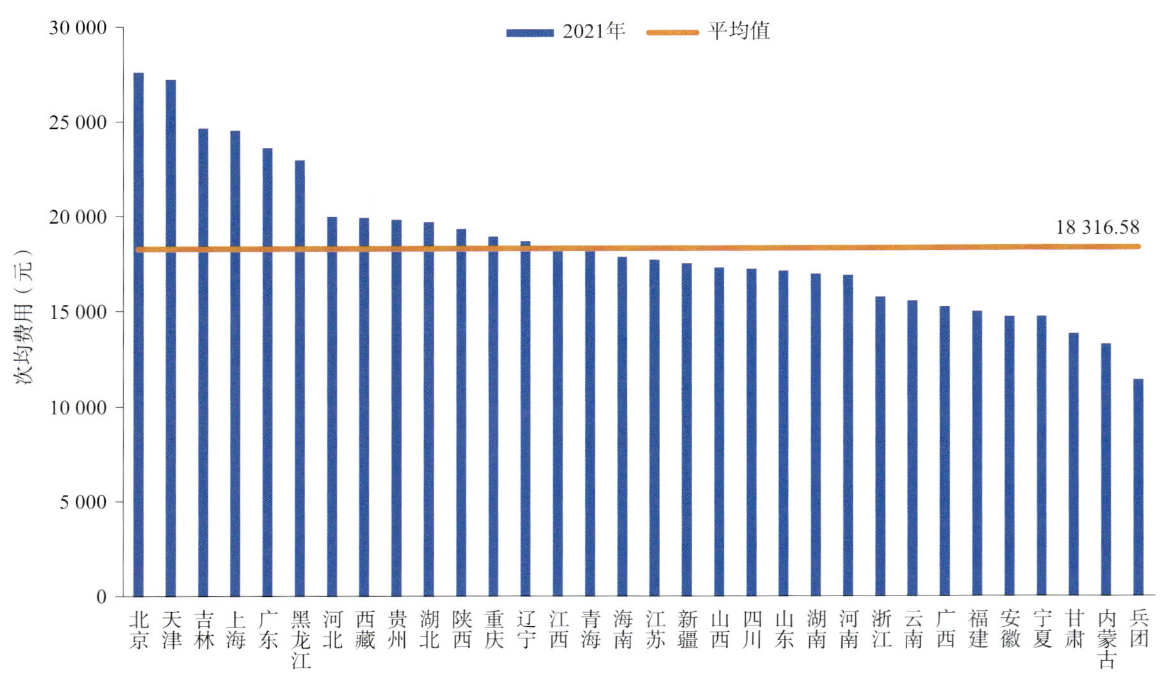

图 1-141　2021 年各省（自治区、直辖市）三级公立医院胃癌患者次均费用

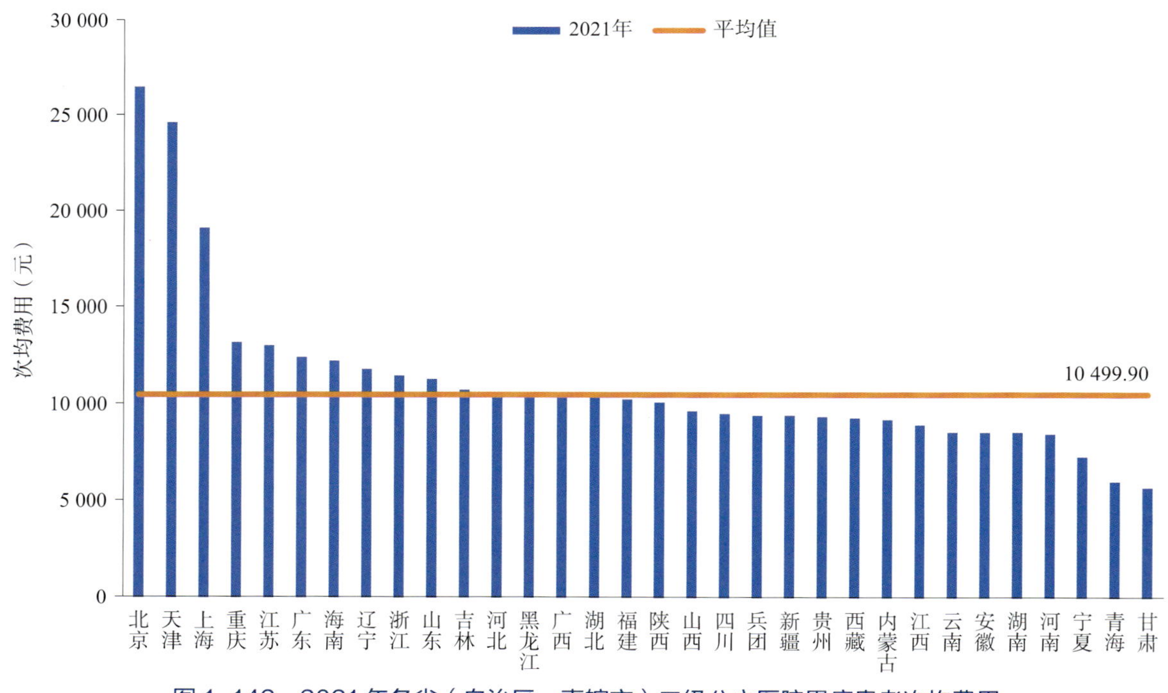

图 1-142　2021 年各省（自治区、直辖市）二级公立医院胃癌患者次均费用

4．胃癌患者住院死亡率　2021 年纳入分析的三级公立医院胃癌患者住院死亡率为 0.84%，其中综合医院为 0.93%，肿瘤专科医院为 0.26%，其他专科医院为 3.01%；按省域分布，兵团相对较高，福建相对较低（图 1-143）。二级公立医院胃癌患者住院死亡率为 1.92%，其中综合医院为 1.96%，肿瘤专科医院为 0.71%，其他专科医院为 5.49%；按省域分布，北京相对较高，西藏相对较低（图 1-144）。

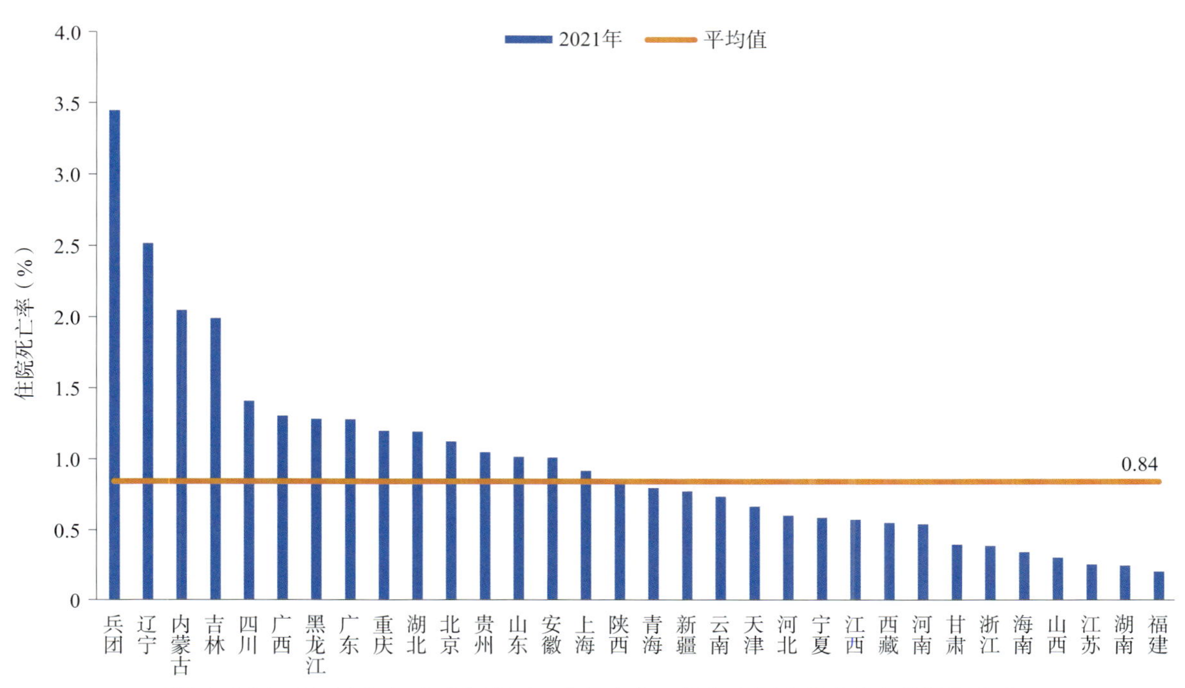

图 1-143　2021 年各省（自治区、直辖市）三级公立医院胃癌患者住院死亡率

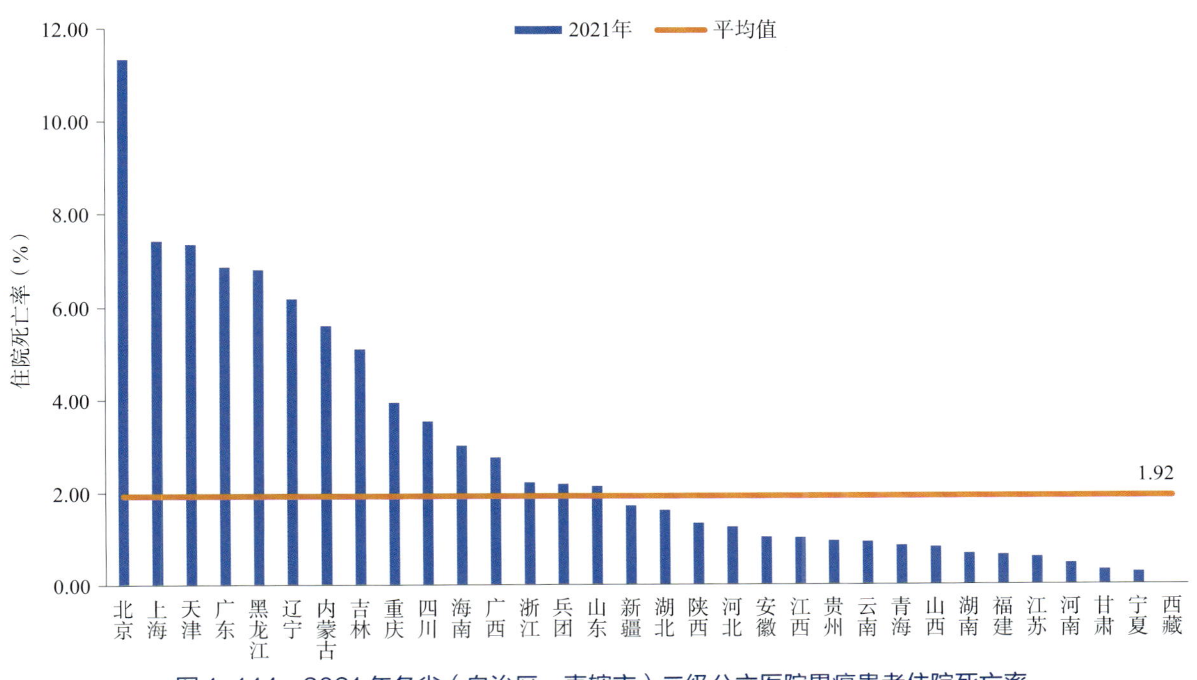

图 1-144　2021 年各省（自治区、直辖市）二级公立医院胃癌患者住院死亡率

5．胃癌手术患者分布　2021 年纳入分析的三级公立医院胃癌手术患者共 150 053 例，其中综合医院 124 421 例，肿瘤专科医院 24 525 例，其他专科医院 1 107 例；按省域分布，江苏相对较多，西藏相对较少（图 1-145）。二级公立医院胃癌手术患者共 15 550 例，其中综合医院 14 623 例，肿瘤专科医院 757 例，其他专科医院 170 例；按省域分布，山东相对较多，西藏相对较少（西藏纳入分析的例数较少，分析结果仅作参考）（图 1-146）。

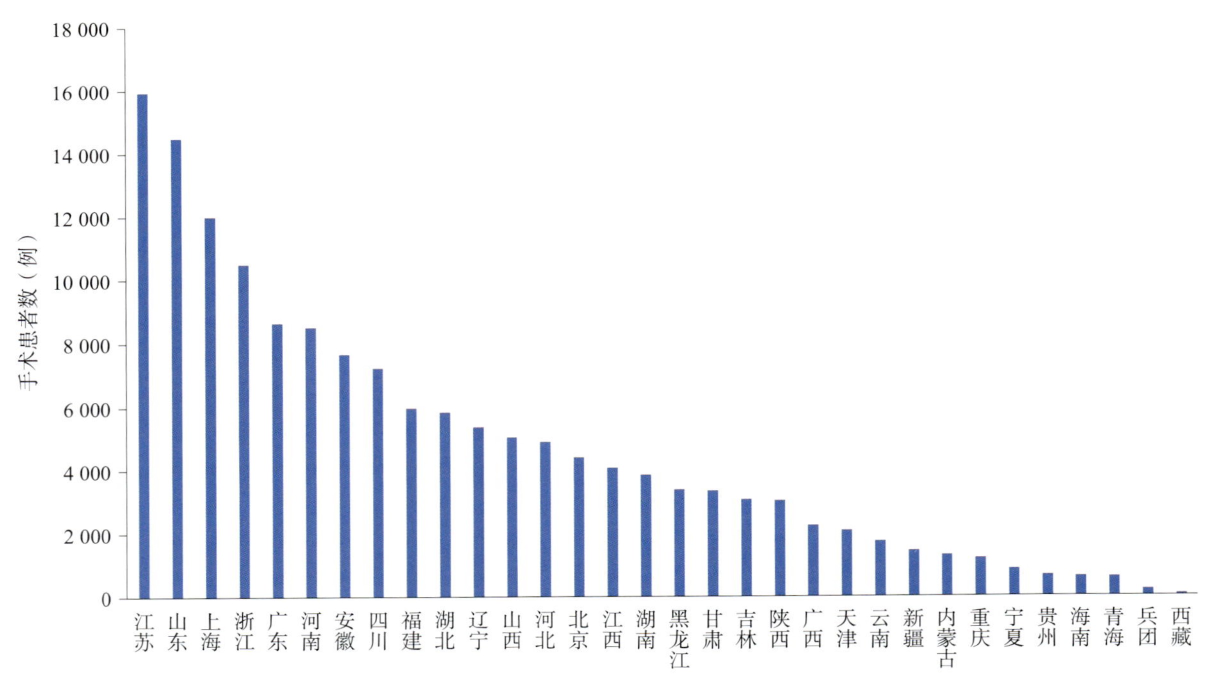

图 1-145　2021 年各省（自治区、直辖市）三级公立医院胃癌手术患者分布

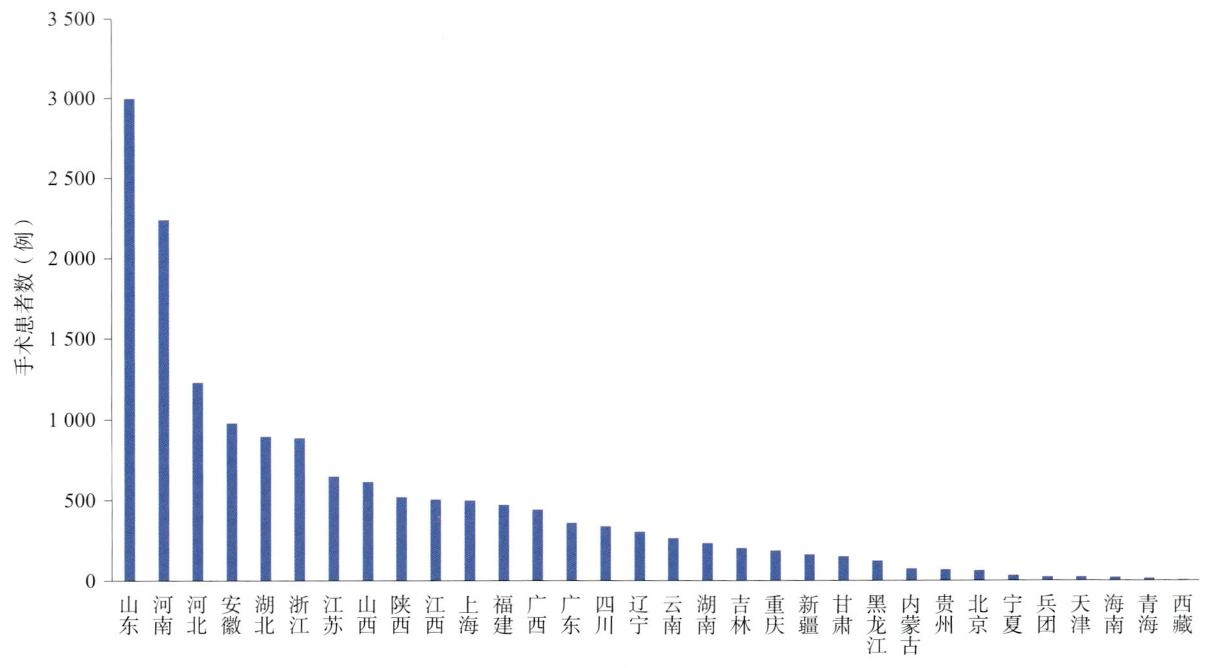

图 1-146　2021 年各省（自治区、直辖市）二级公立医院胃癌手术患者分布

6. 胃癌手术患者平均住院日　2021 年纳入分析的三级公立医院胃癌手术患者平均住院日为 19.2 天，其中综合医院为 19.5 天，肿瘤专科医院为 17.5 天，其他专科医院为 23.0 天；按省域分布，西藏相对较多，上海相对较少（图 1-147）。二级公立医院胃癌手术患者平均住院日为 22.6 天，其中综合医院为 22.5 天，肿瘤专科医院为 23.5 天，其他专科医院为 24.2 天；按省域分布，西藏相对较多，吉林相对较少（图 1-148）。

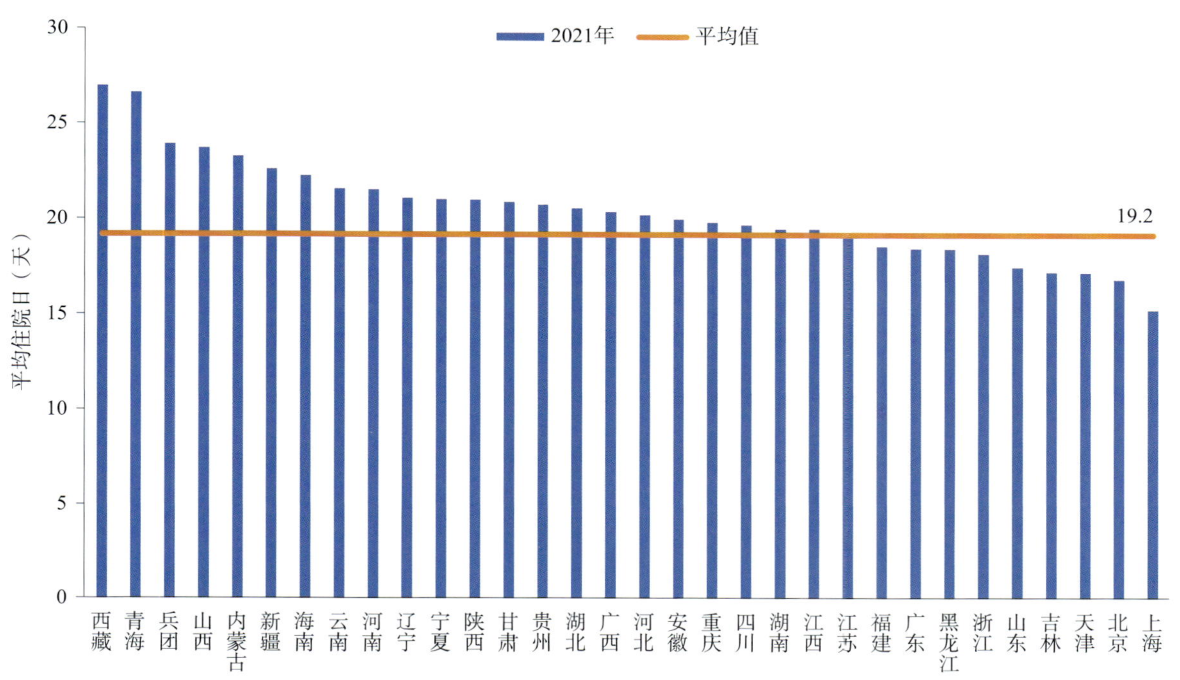

图 1-147　2021 年各省（自治区、直辖市）三级公立医院胃癌手术患者平均住院日

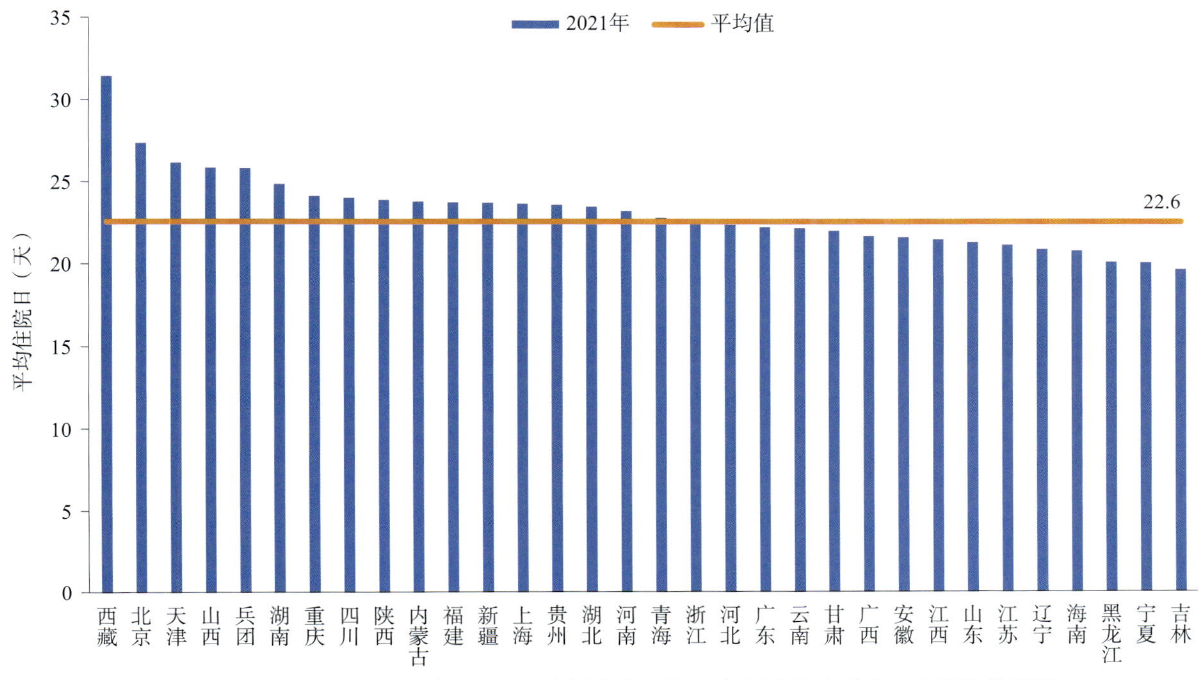

图 1-148　2021 年各省（自治区、直辖市）二级公立医院胃癌手术患者平均住院日

7．胃癌手术患者次均费用　2021 年纳入分析的三级公立医院胃癌手术患者次均费用为 72 413.86 元，其中综合医院为 71 190.59 元，肿瘤专科医院为 78 411.46 元，其他专科医院为 77 030.18 元；按省域分布，北京相对较高，兵团相对较低（图 1-149）。二级公立医院胃癌手术患者次均费用为 46 231.68 元，其中综合医院为 47 073.41 元，肿瘤专科医院为 34 486.38 元，其他专科医院为 26 129.06 元；按省域分布，北京相对较高，宁夏相对较低（图 1-150）。

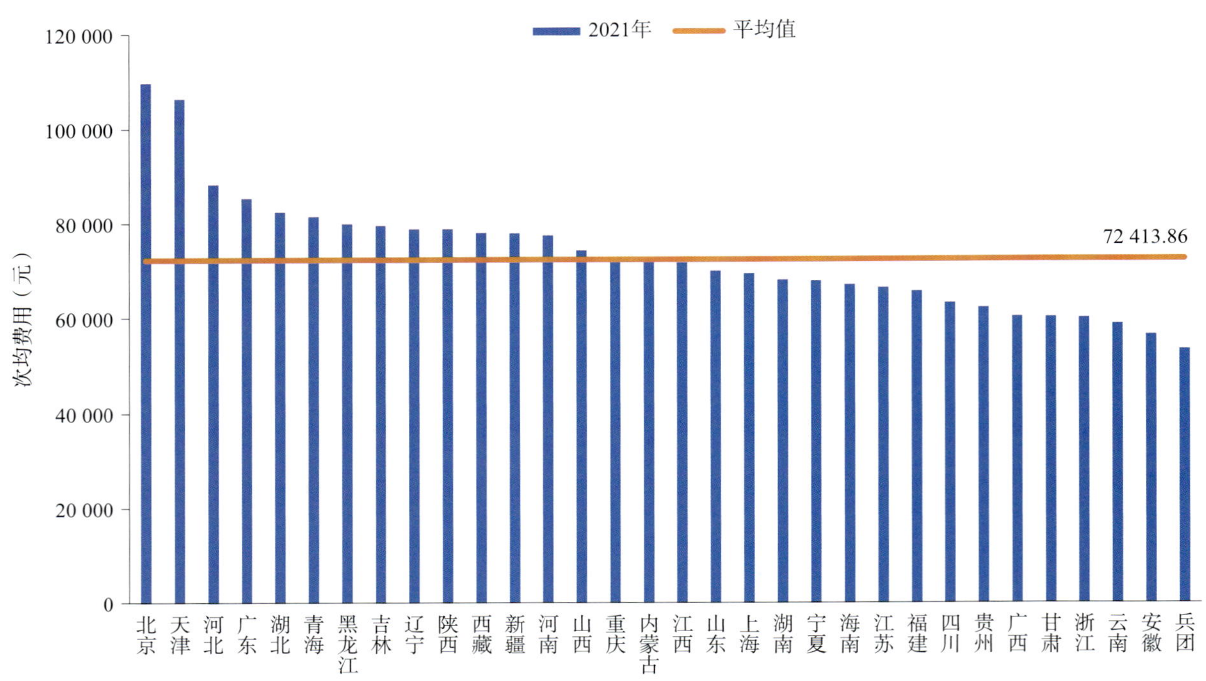

图 1-149　2021 年各省（自治区、直辖市）三级公立医院胃癌手术患者次均费用

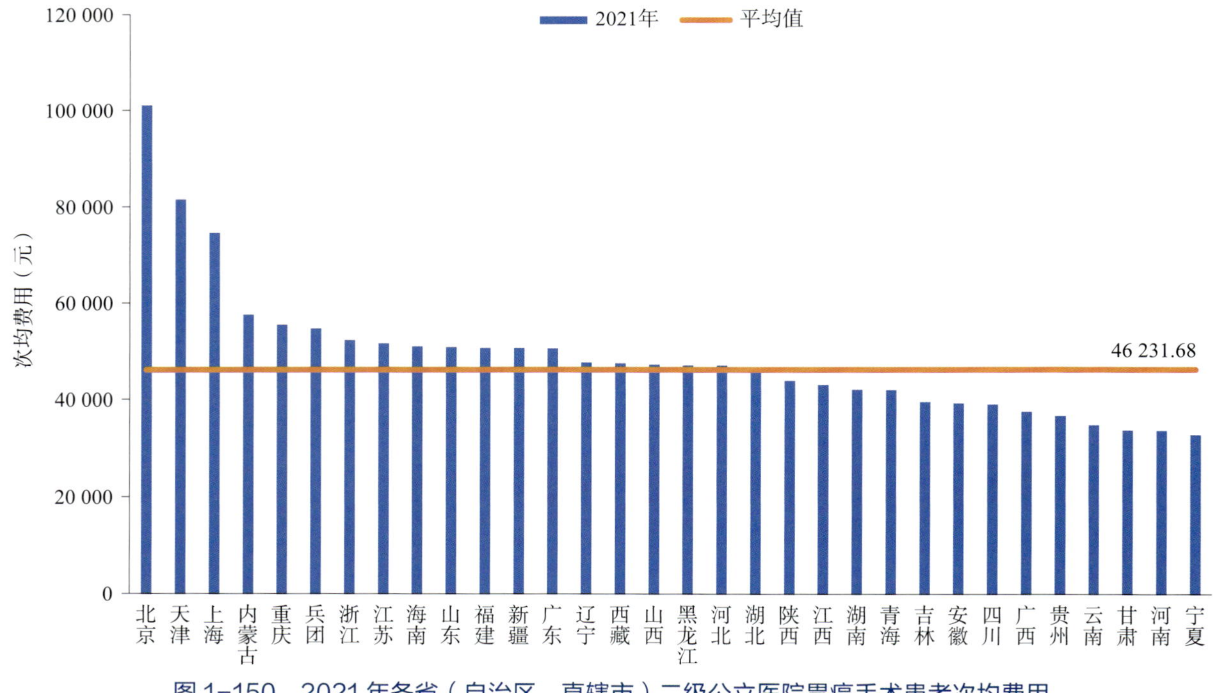

图 1-150　2021 年各省（自治区、直辖市）二级公立医院胃癌手术患者次均费用

8．胃癌手术患者四级手术比例　2021 年纳入分析的三级公立医院胃癌手术患者四级手术比例为 80.97%，其中综合医院为 80.79%，肿瘤专科医院为 82.21%，其他专科医院为 76.00%；按省域分布，宁夏相对较高，浙江相对较低（图 1-151）。二级公立医院胃癌手术患者四级手术比例为 59.49%，其中综合医院为 61.70%，肿瘤专科医院为 27.09%，其他专科医院为 14.20%；按省域分布，兵团相对较高，西藏为 0（图 1-152）。

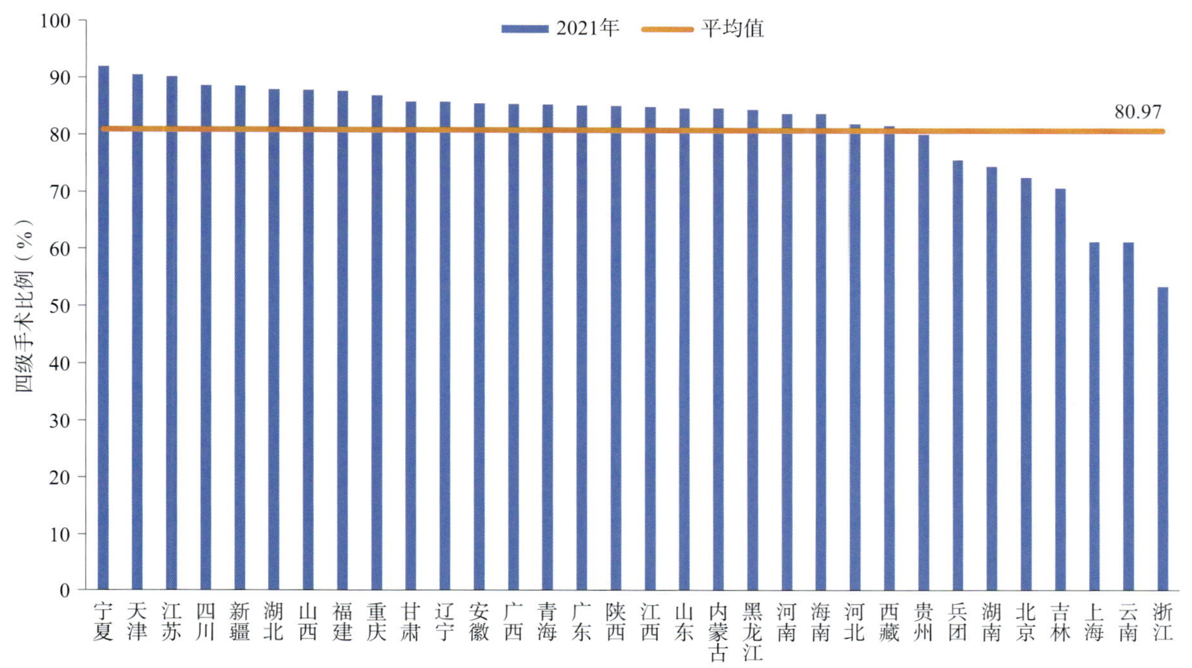

图 1-151　2021 年各省（自治区、直辖市）三级公立医院胃癌手术患者四级手术比例

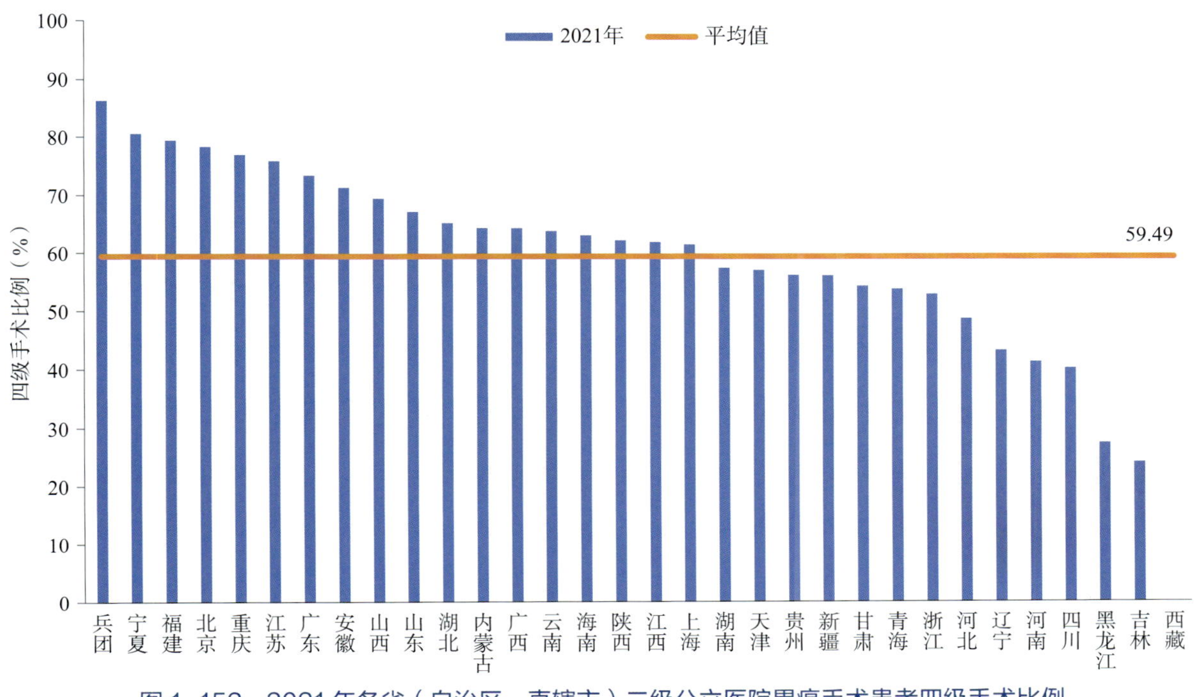

图 1-152　2021 年各省（自治区、直辖市）二级公立医院胃癌手术患者四级手术比例

9．胃癌手术患者住院死亡率　2021 年纳入分析的三级公立医院胃癌手术患者住院死亡率为 0.56%，其中综合医院为 0.62%，肿瘤专科医院为 0.23%，其他专科医院为 1.26%；按省域分布，兵团相对较高，浙江相对较低（图 1-153）。二级公立医院胃癌手术患者住院死亡率为 0.75%，其中综合医院为 0.77%，肿瘤专科医院为 0.26%，其他专科医院为 1.76%；按省域分布，新疆相对较高，兵团、福建、甘肃、贵州、海南、湖南、宁夏、青海、天津、西藏、云南均为 0（图 1-154）。

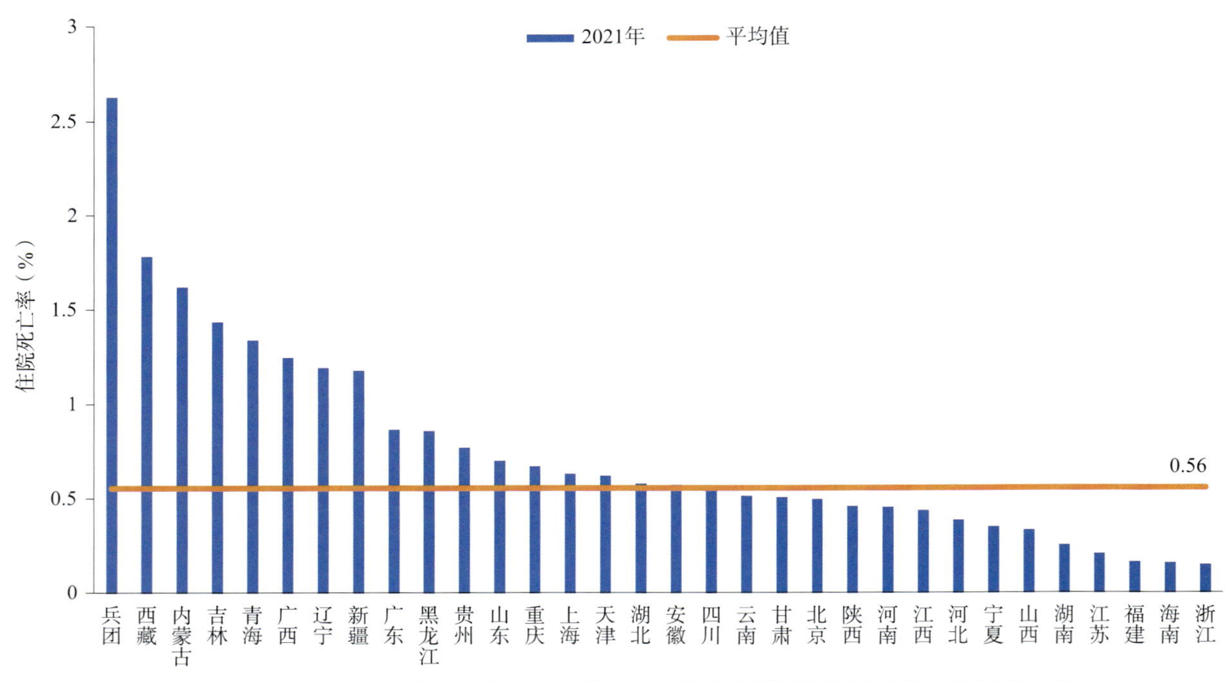

图 1-153　2021 年各省（自治区、直辖市）三级公立医院胃癌手术患者住院死亡率

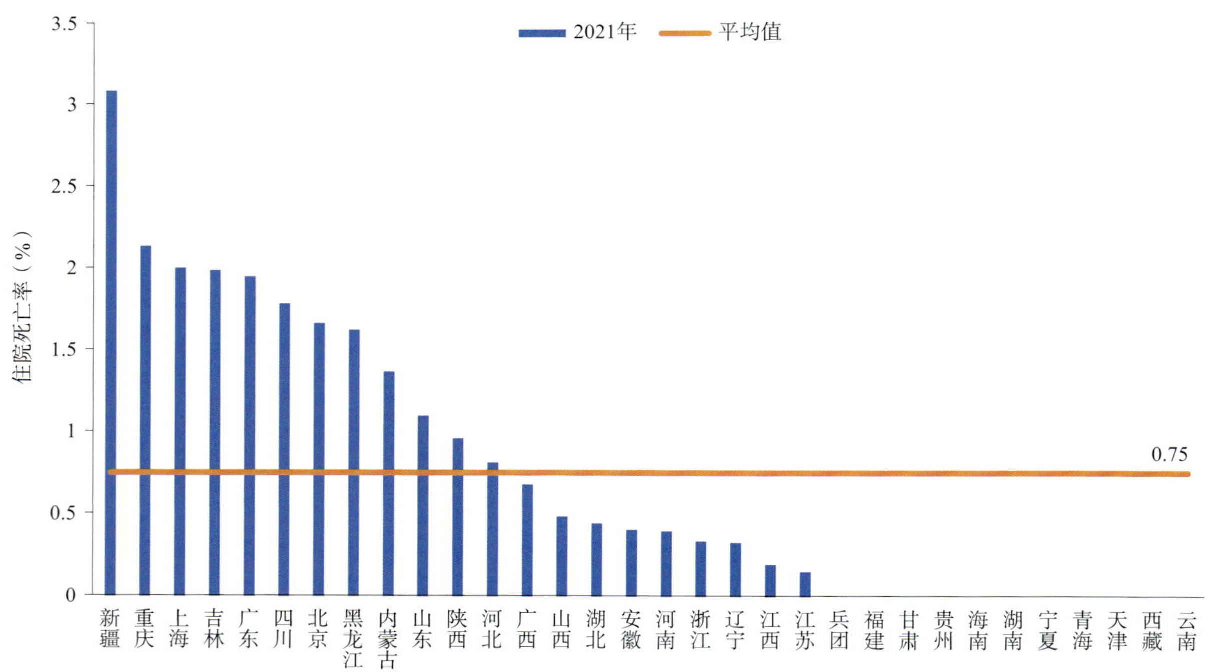

图 1-154　2021 年各省（自治区、直辖市）二级公立医院胃癌手术患者住院死亡率

10．胃癌化疗患者分布　2021 年纳入分析的三级公立医院胃癌化疗患者共 552 649 例，其中综合医院 448 787 例，肿瘤专科医院 99 697 例，其他专科医院 4 165 例；按省域分布，江苏相对较多，西藏相对较少（图 1-155）。二级公立医院胃癌化疗患者共 69 649 例，其中综合医院 64 460 例，肿瘤专科医院 4 769 例，其他专科医院 420 例；按省域分布，山东相对较多，海南相对较少（天津、海南纳入分析的例数较少，分析结果仅作参考）（图 1-156）。

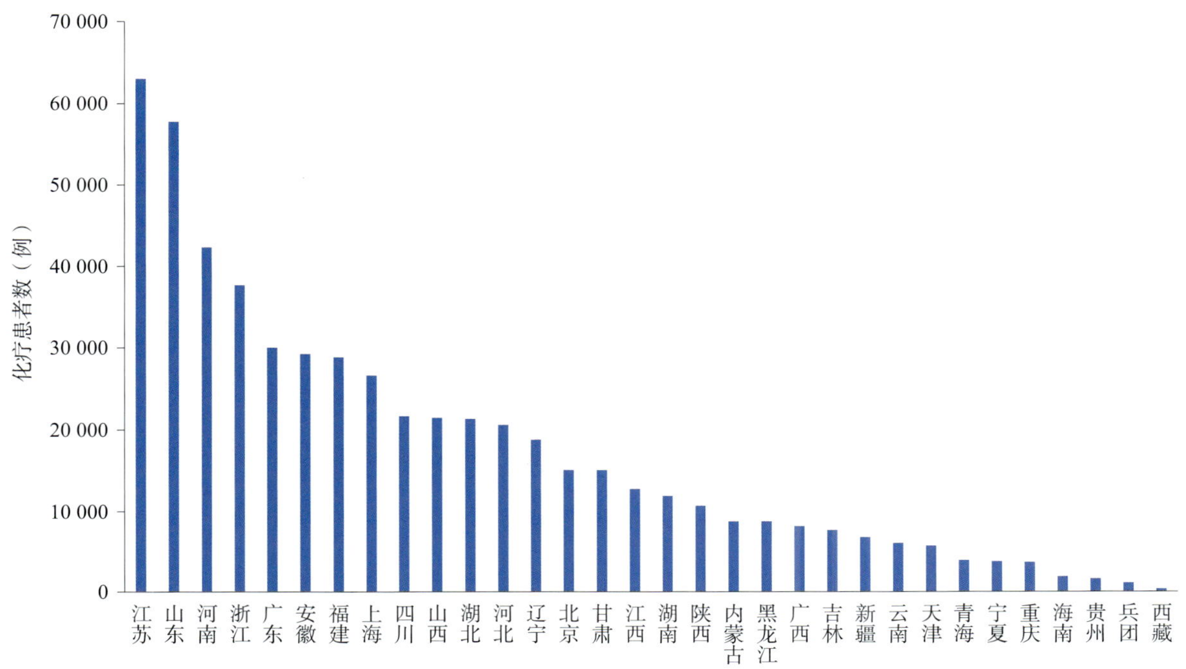

图 1-155　2021 年各省（自治区、直辖市）三级公立医院胃癌化疗患者分布

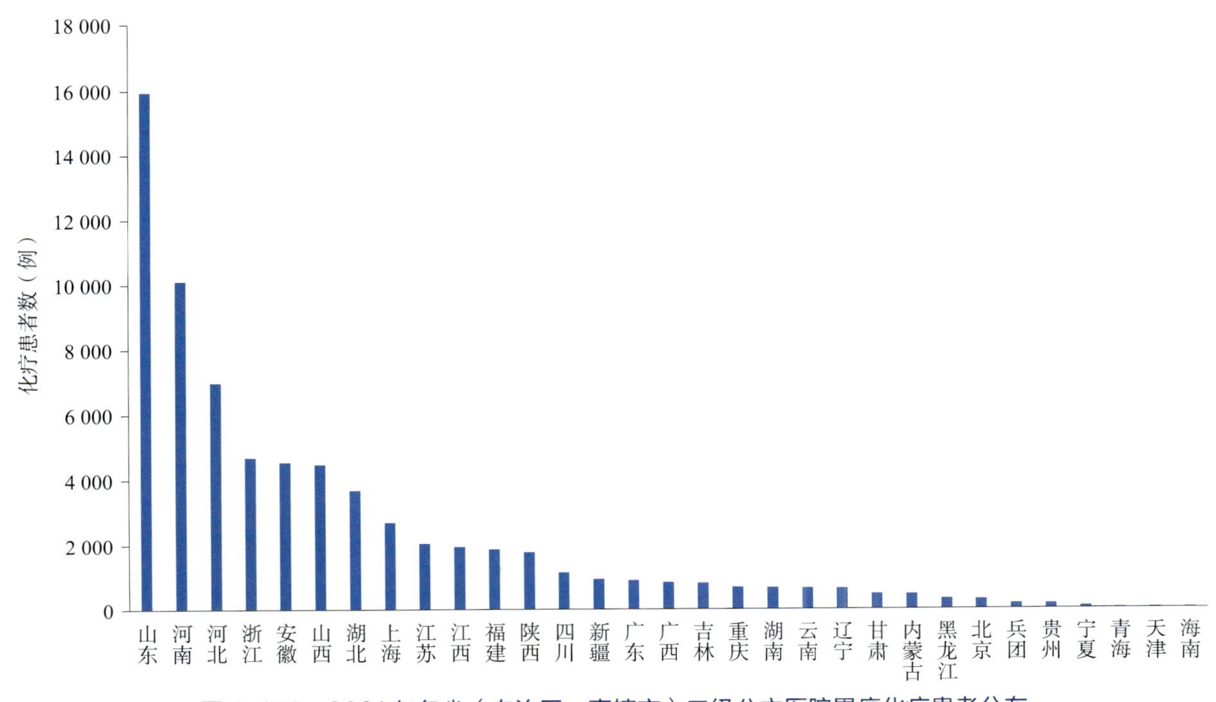

图 1-156　2021 年各省（自治区、直辖市）二级公立医院胃癌化疗患者分布

11．胃癌化疗患者平均住院日　2021 年纳入分析的三级公立医院胃癌化疗患者平均住院日为 4.6 天，其中综合医院为 4.6 天，肿瘤专科医院为 4.2 天，其他专科医院为 7.1 天；按省域分布，贵州相对较多，上海相对较少（图 1-157）。二级公立医院胃癌化疗患者平均住院日为 6.1 天，其中综合医院为 6.0 天，肿瘤专科医院为 7.9 天，其他专科医院为 7.1 天；按省域分布，天津相对较多，宁夏相对较少（图 1-158）。

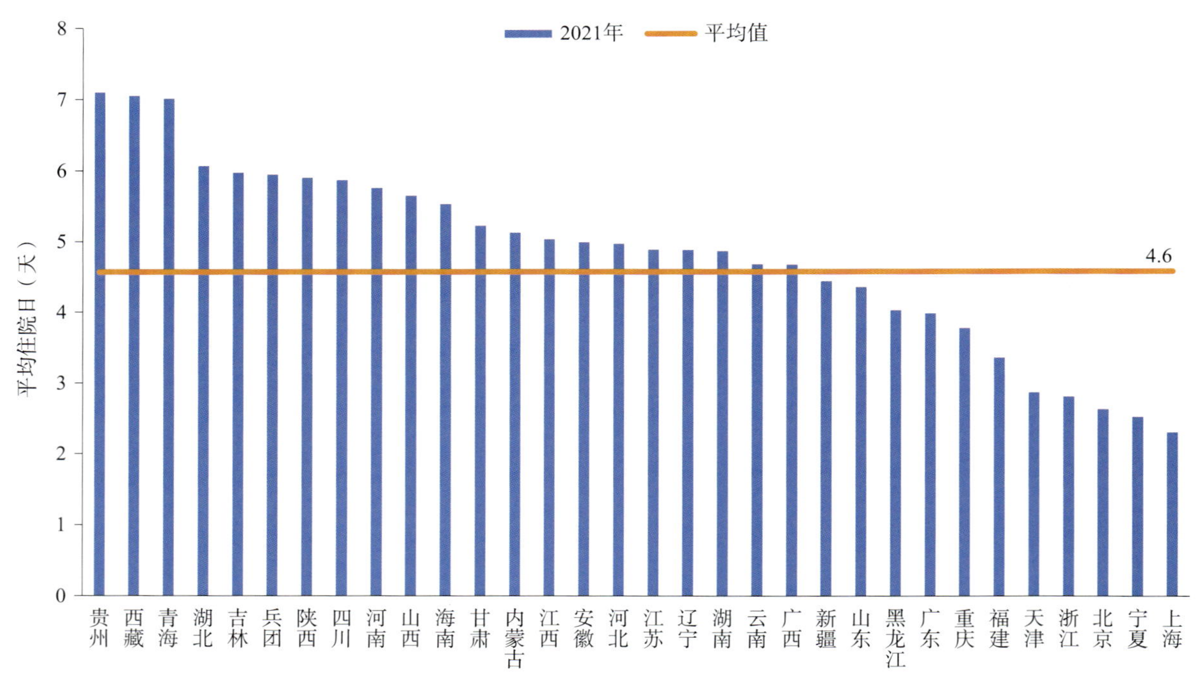

图 1-157　2021 年各省（自治区、直辖市）三级公立医院胃癌化疗患者平均住院日

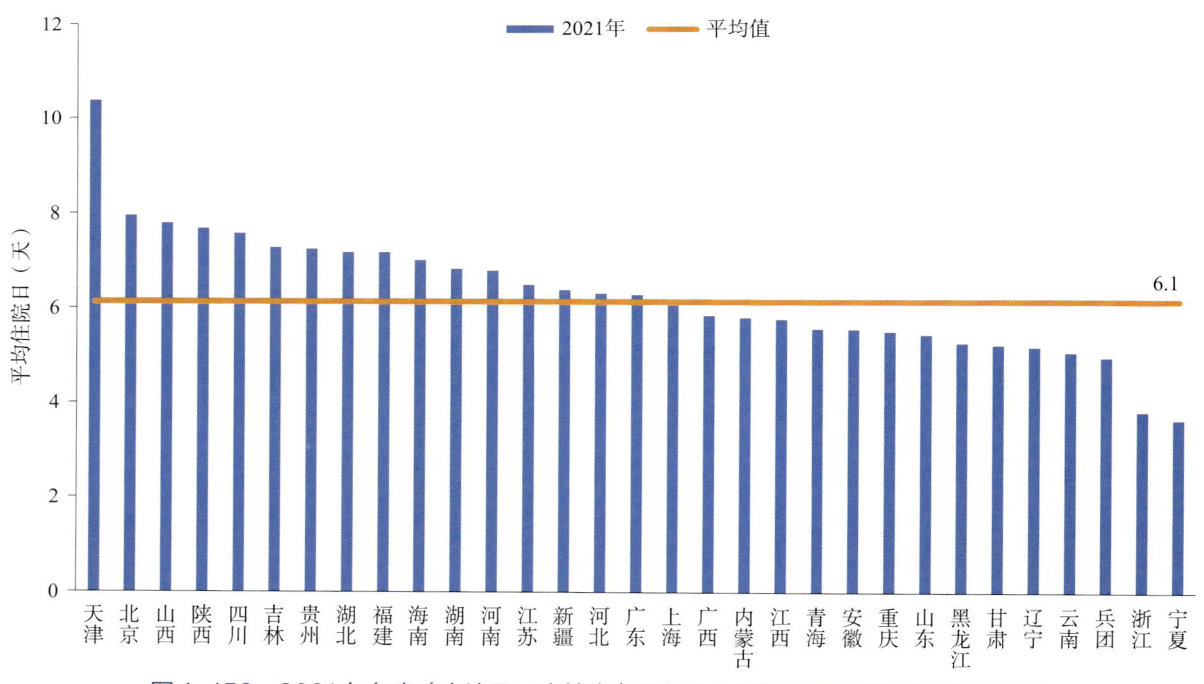

图 1-158　2021 年各省（自治区、直辖市）二级公立医院胃癌化疗患者平均住院日

12．胃癌化疗患者次均费用 2021 年纳入分析的三级公立医院胃癌化疗患者次均费用为 7 629.04 元，其中综合医院为 7 396.84 元，肿瘤专科医院为 8 581.19 元，其他专科医院为 9 857.86 元；按省域分布，青海相对较高，宁夏相对较低（图 1-159）。二级公立医院胃癌化疗患者次均费用为 6 056.56 元，其中综合医院为 5 885.23 元，肿瘤专科医院为 8 296.43 元，其他专科医院为 6 919.19 元；按省域分布，天津相对较高，青海相对较低（图 1-160）。

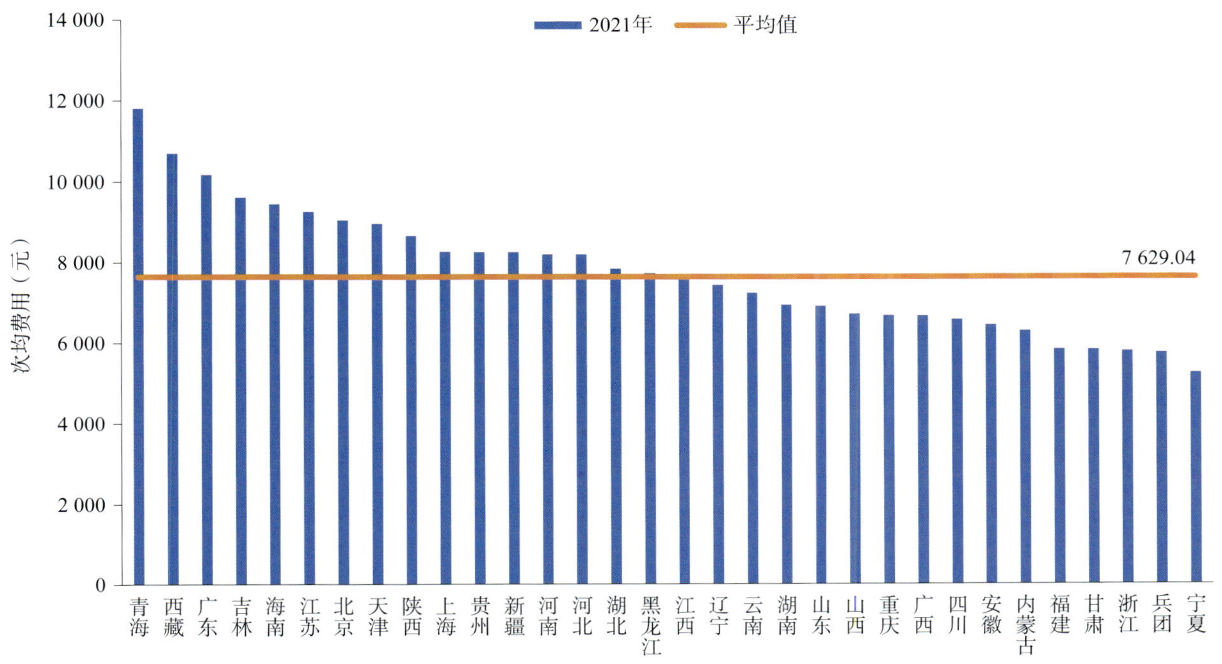

图 1-159 2021 年各省（自治区、直辖市）三级公立医院胃癌化疗患者次均费用

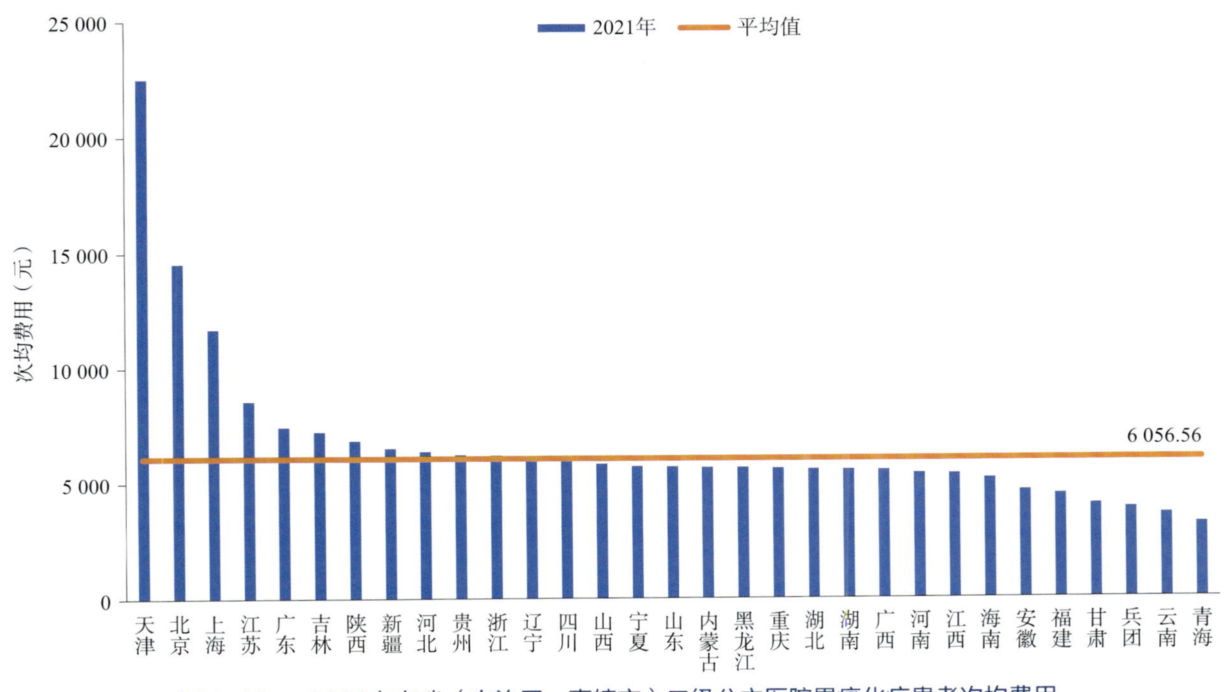

图 1-160 2021 年各省（自治区、直辖市）二级公立医院胃癌化疗患者次均费用

13．胃癌化疗患者住院死亡率　2021 年纳入分析的三级公立医院胃癌化疗患者住院死亡率为 0.011%，其中综合医院为 0.012%，肿瘤专科医院为 0.005%，其他专科医院为 0.072%；按省域分布，辽宁相对较高，其后依次为北京、黑龙江、内蒙古、吉林、广西、安徽、河北、新疆、江苏、甘肃、江西、河南、湖北、山西、四川、福建、兵团，广东等均为 0（图 1-161）。二级公立医院胃癌化疗患者住院死亡率为 0.026%，其中综合医院为 0.026%，肿瘤专科医院为 0.021%，其他专科医院为 0；按省域分布，北京相对较高，其后依次为黑龙江、吉林、内蒙古、湖南、上海、江西、江苏、河北、安徽、浙江、河南，兵团等均为 0（图 1-162）。

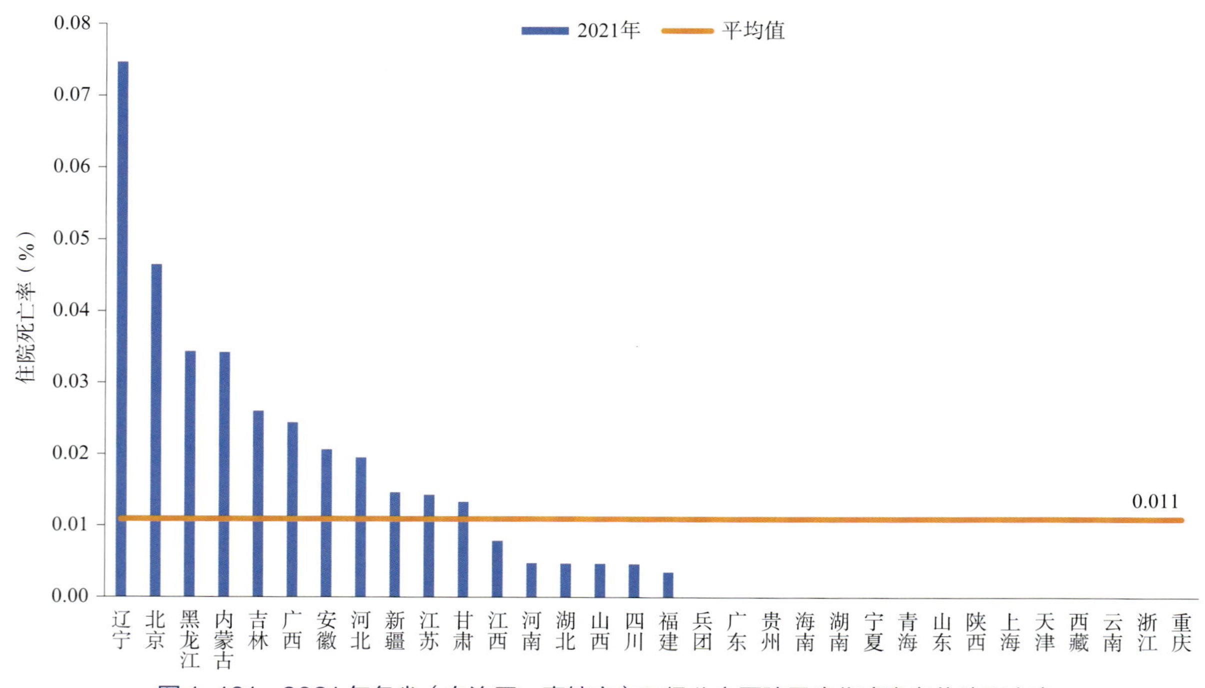

图 1-161　2021 年各省（自治区、直辖市）三级公立医院胃癌化疗患者住院死亡率

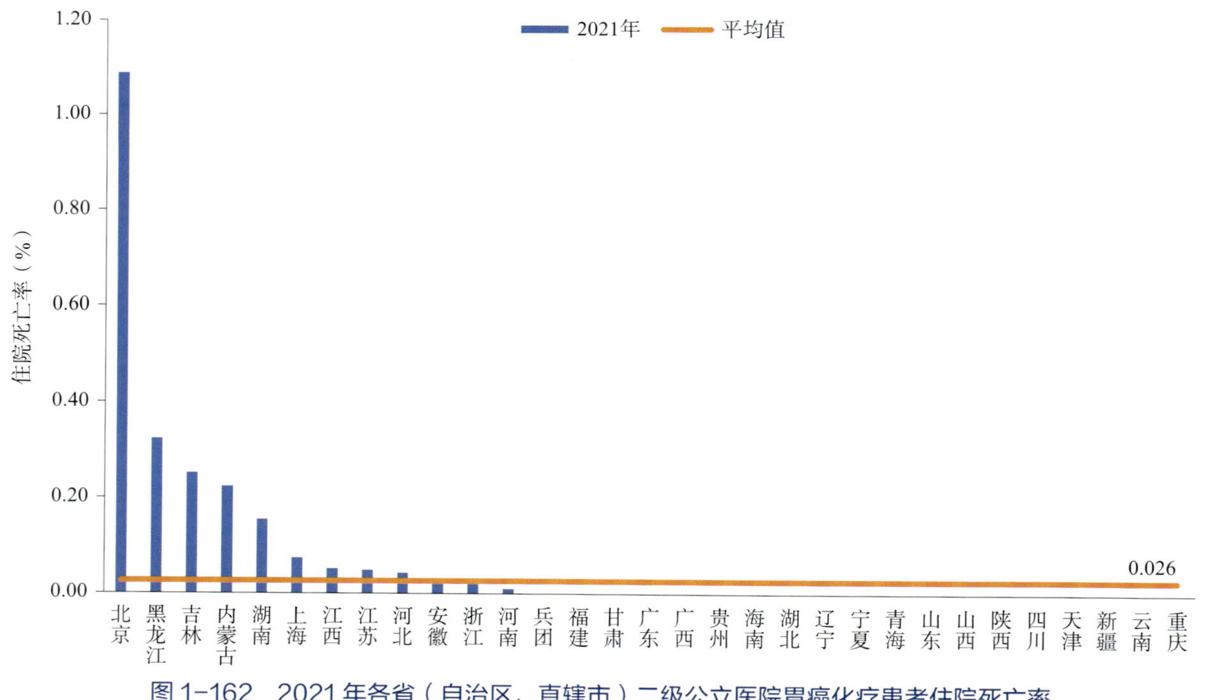

图 1-162　2021 年各省（自治区、直辖市）二级公立医院胃癌化疗患者住院死亡率

14. 胃癌放疗患者分布　2021 年纳入分析的三级公立医院放疗患者共 12 058 例，其中综合医院 10 126 例，肿瘤专科医院 1 790 例，其他专科医院 142 例；按省域分布，山东相对较多，兵团相对较少（兵团纳入分析的例数较少，分析结果仅作参考）（图 1-163）。二级公立医院胃癌放疗患者共 1 883 例，其中综合医院 1 684 例，肿瘤专科医院 170 例，其他专科医院 29 例；按省域分布，山东相对较多（福建等 12 个省份纳入分析的例数较少，分析结果仅作参考）（图 1-164）。

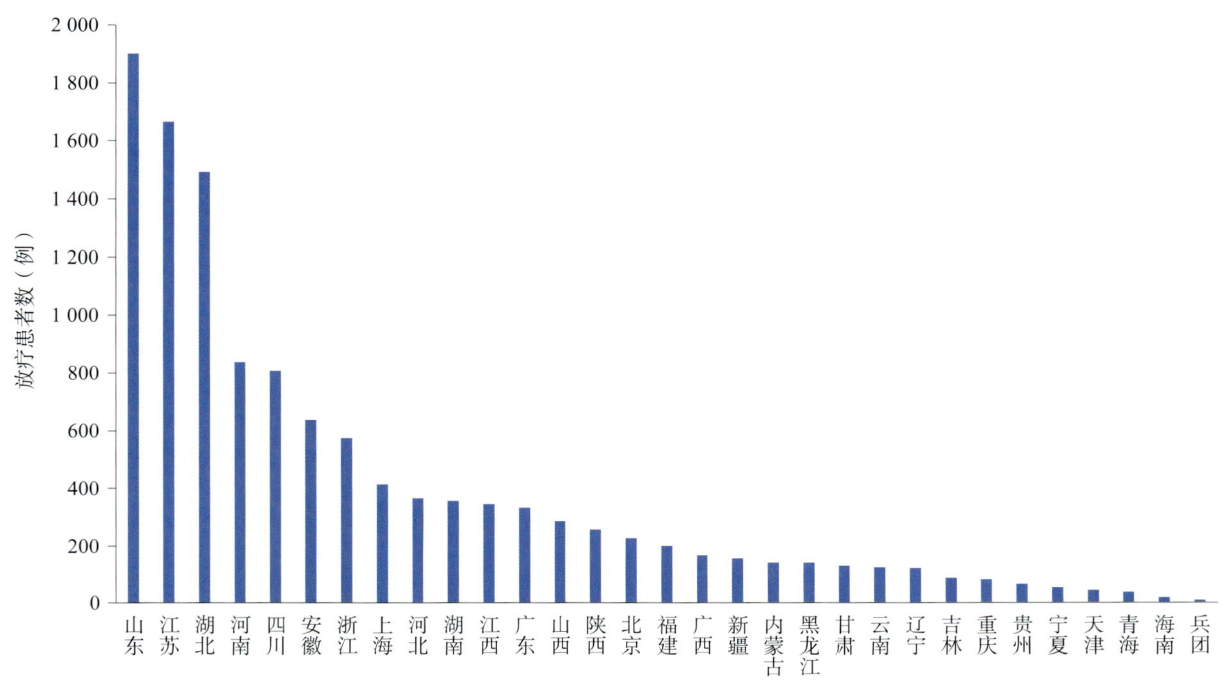

图 1-163　2021 年各省（自治区、直辖市）三级公立医院胃癌放疗患者分布

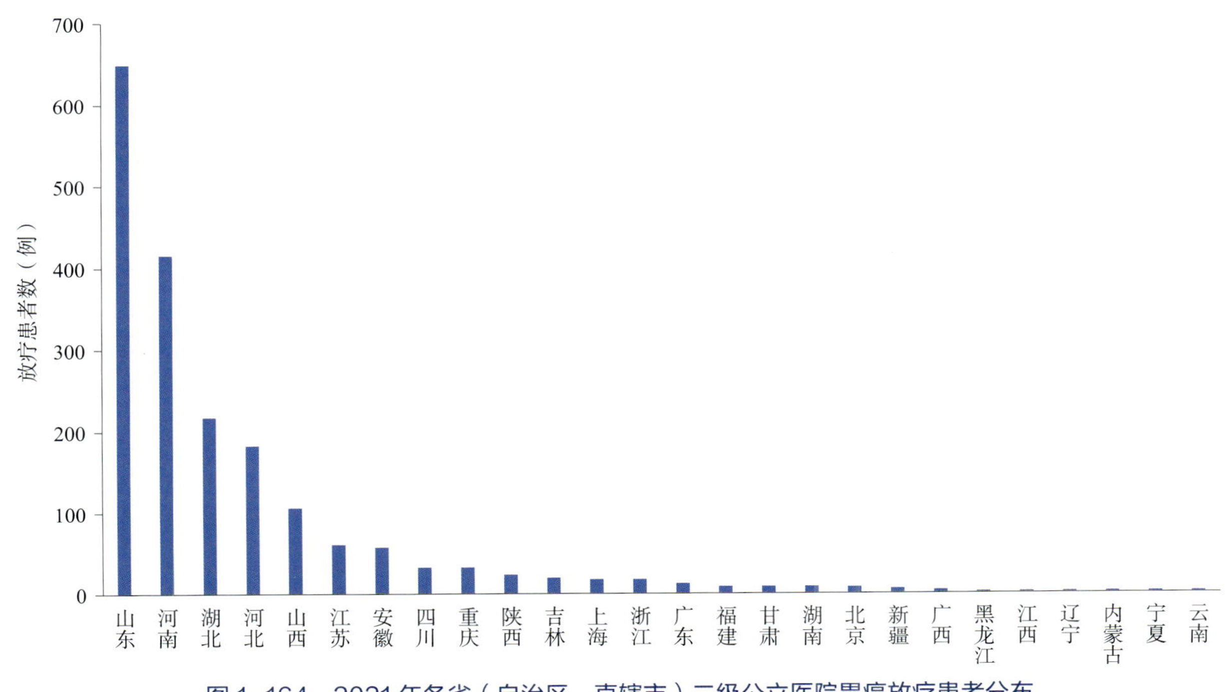

图 1-164　2021 年各省（自治区、直辖市）二级公立医院胃癌放疗患者分布

15. 胃癌放疗患者平均住院日　2021 年纳入分析的三级公立医院放疗患者平均住院日为 22.8 天，其中综合医院为 22.0 天，肿瘤专科医院为 26.6 天，其他专科医院为 32.2 天；按省域分布，贵州相对较多，上海相对较少（图 1-165）。二级公立医院胃癌放疗患者平均住院日为 29.5 天，其中综合医院为 29.5 天，肿瘤专科医院为 39.9 天，其他专科医院为 39.0 天；按省域分布，四川相对较多，云南相对较少（图 1-166）。

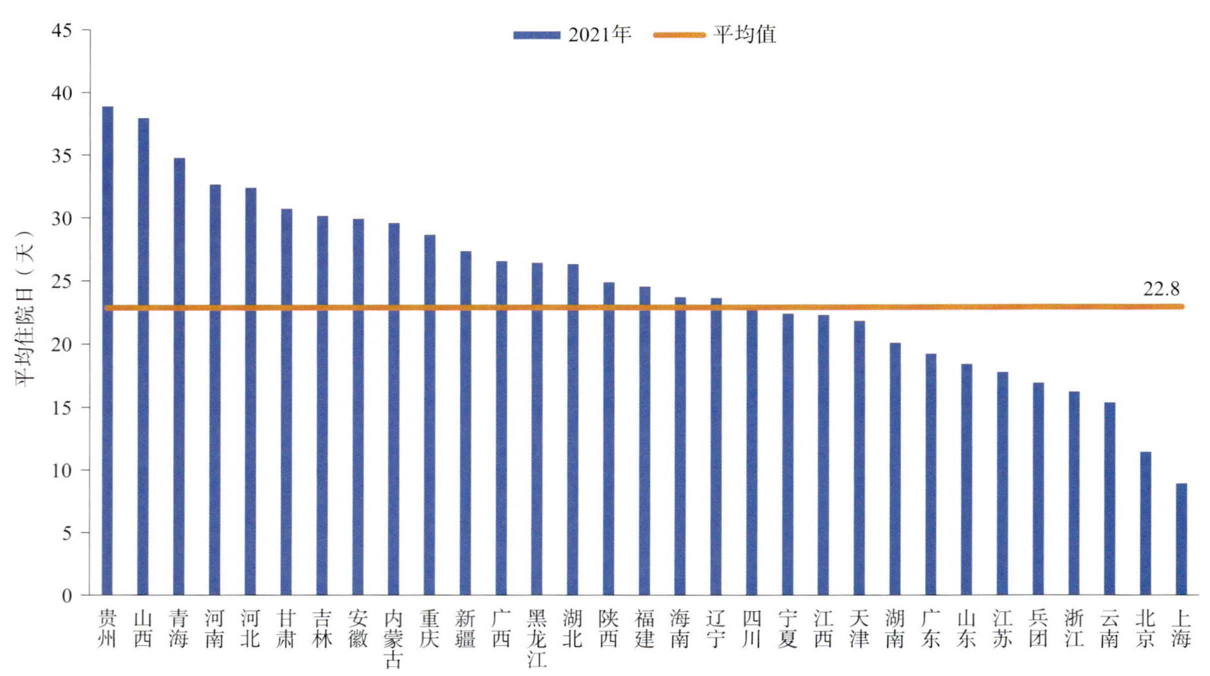

图 1-165　2021 年各省（自治区、直辖市）三级公立医院胃癌放疗患者平均住院日

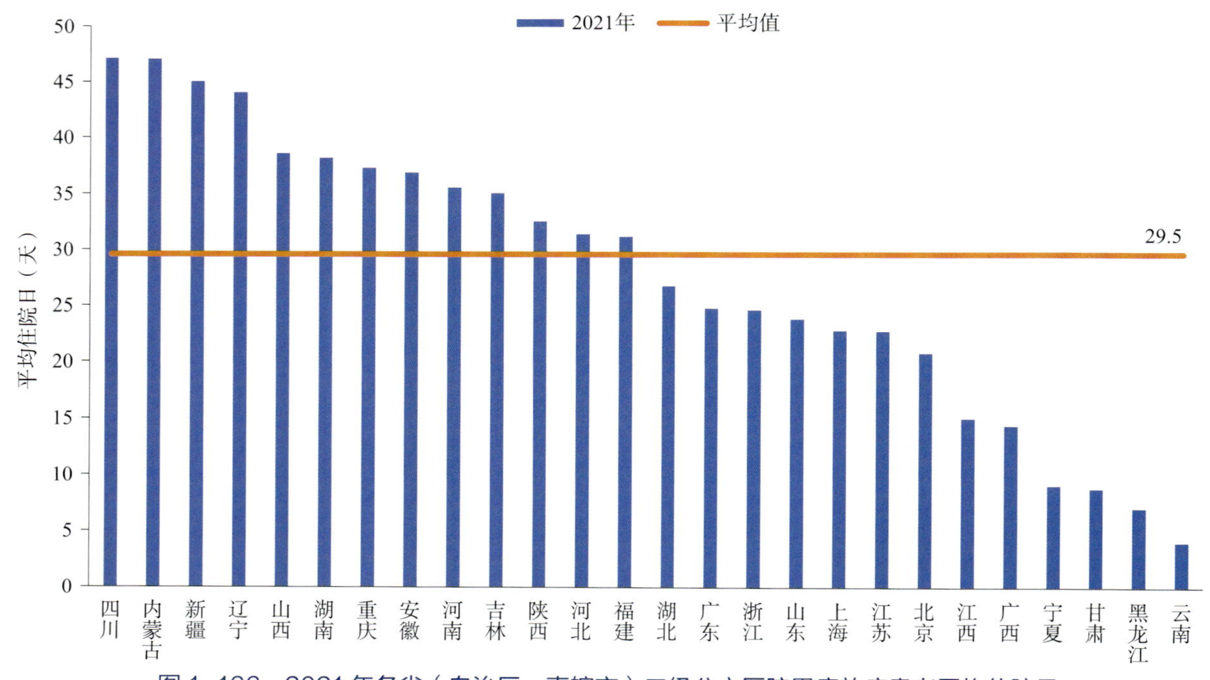

图 1-166　2021 年各省（自治区、直辖市）二级公立医院胃癌放疗患者平均住院日

16．胃癌放疗患者次均费用　2021 年纳入分析的三级公立医院胃癌放疗患者次均费用为 35 869.04 元，其中综合医院为 33 350.89 元，肿瘤专科医院为 49 628.30 元，其他专科医院为 41 993.69 元；按省域分布，北京相对较高，兵团相对较低（图 1-167）。二级公立医院胃癌放疗患者次均费用为 28 234.95 元，其中综合医院为 27 755.85 元，肿瘤专科医院为 35 429.22 元，其他专科医院为 13 882.55 元；按省域分布，辽宁相对较高，云南相对较低（图 1-168）。

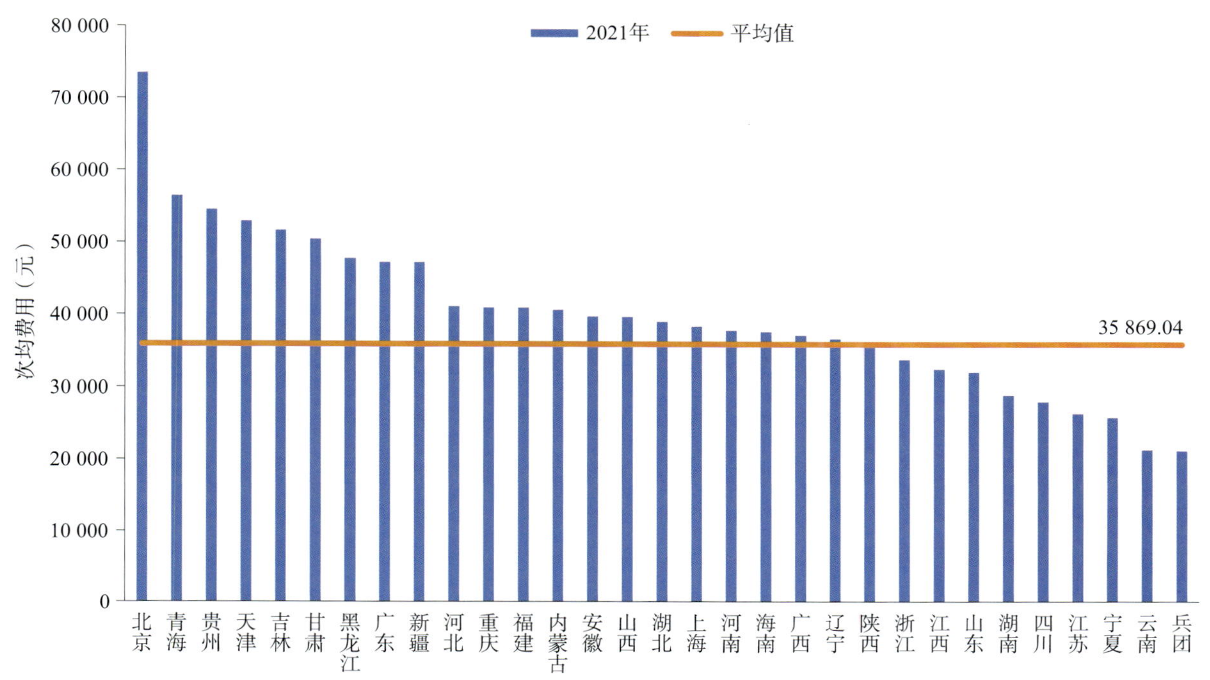

图 1-167　2021 年各省（自治区、直辖市）三级公立医院胃癌放疗患者次均费用

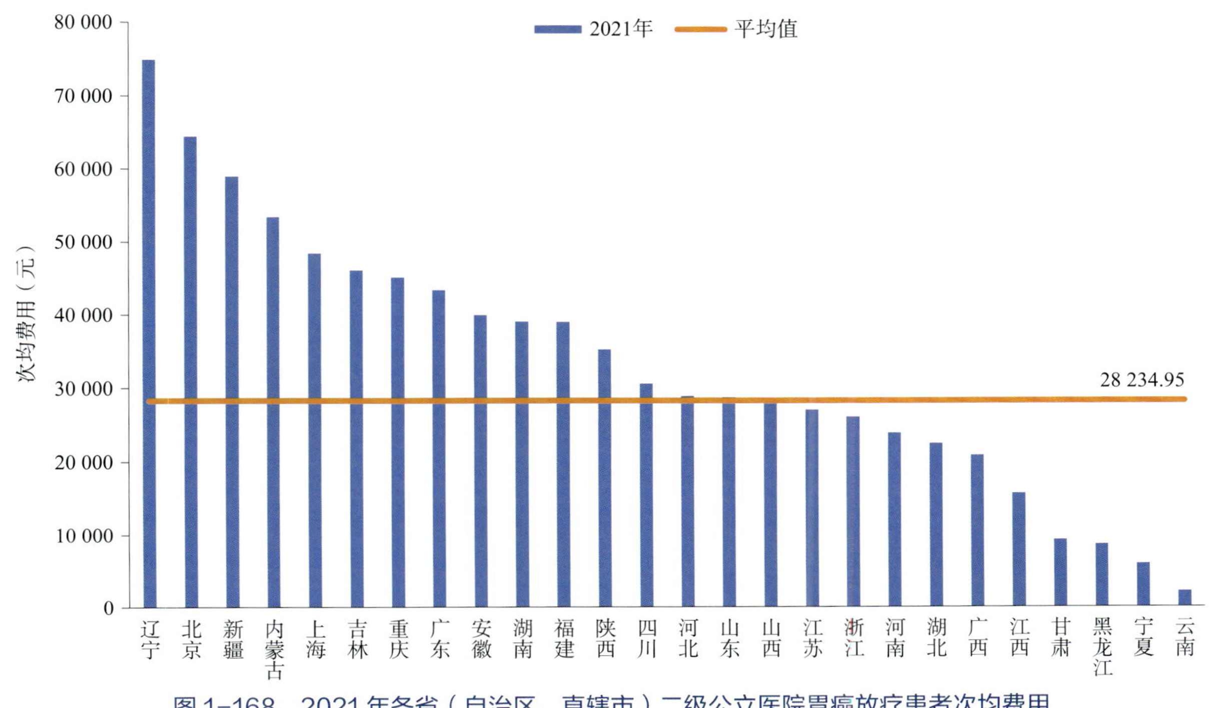

图 1-168　2021 年各省（自治区、直辖市）二级公立医院胃癌放疗患者次均费用

17．胃癌放疗患者住院死亡率　2021 年纳入分析的三级公立医院胃癌放疗患者住院死亡率为 0.09%，其中综合医院为 0.10%，肿瘤专科医院为 0.06%，其他专科医院为 0；按省域分布，辽宁相对较高，其后依次为广西、河北、安徽、山东、河南，北京等均为 0（图 1-169）。二级公立医院胃癌放疗患者住院死亡率为 0.32%，其中综合医院为 0.12%，肿瘤专科医院为 1.18%，其他专科医院为 6.90%；按省域分布，吉林相对较高，除吉林、重庆、河南外，其他省份均为 0，故不作图表展示。

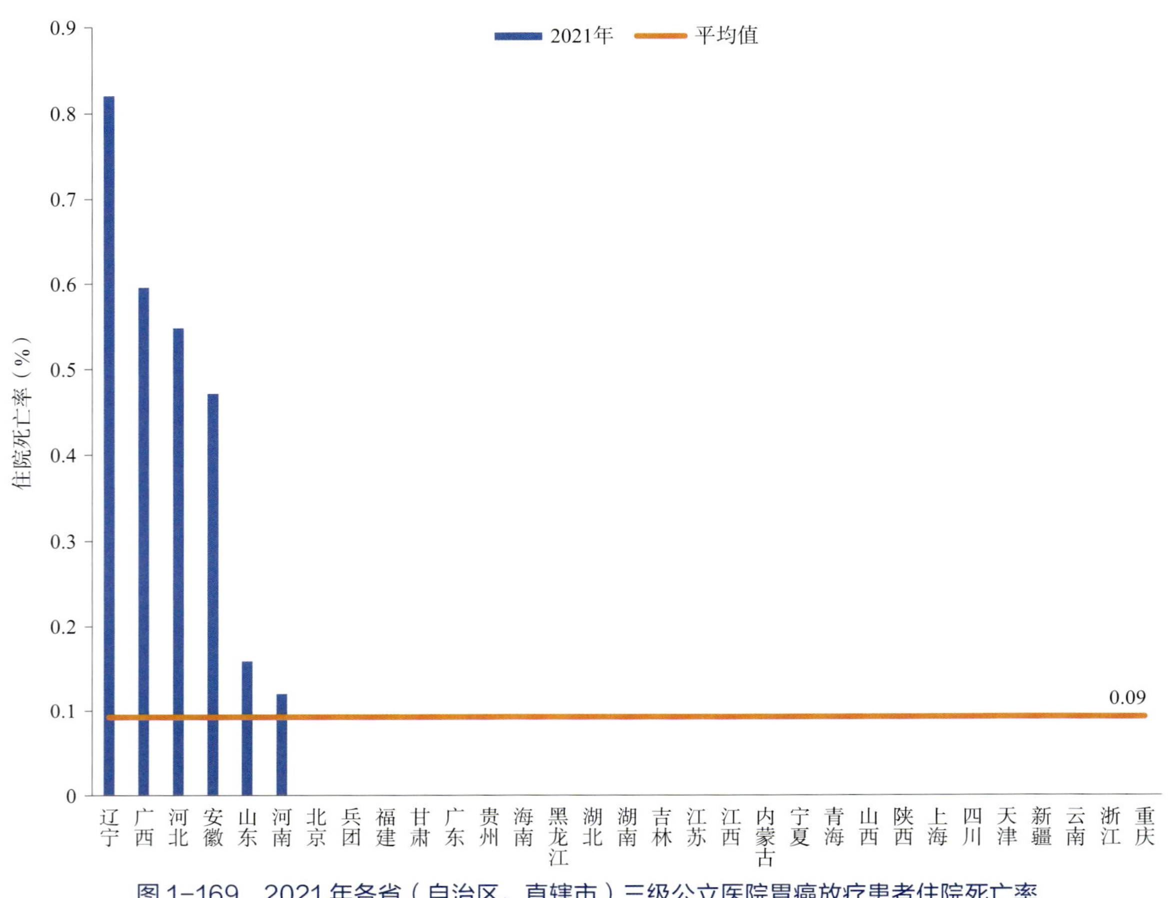

图 1-169　2021 年各省（自治区、直辖市）三级公立医院胃癌放疗患者住院死亡率

（五）肝癌患者医疗服务与质量安全情况

1．肝癌患者分布　2021 年纳入分析的三级公立医院肝癌患者共 835 007 例，其中综合医院 674 546 例，肿瘤专科医院 112 824 例，其他专科医院 47 637 例；按省域分布，广东相对较多，西藏相对较少（图 1-170）。二级公立医院肝癌患者共 116 679 例，其中综合医院 108 638 例，肿瘤专科医院 2 934 例，其他专科医院 5 107 例；按省域分布，山东相对较多，西藏相对较少（图 1-171）。

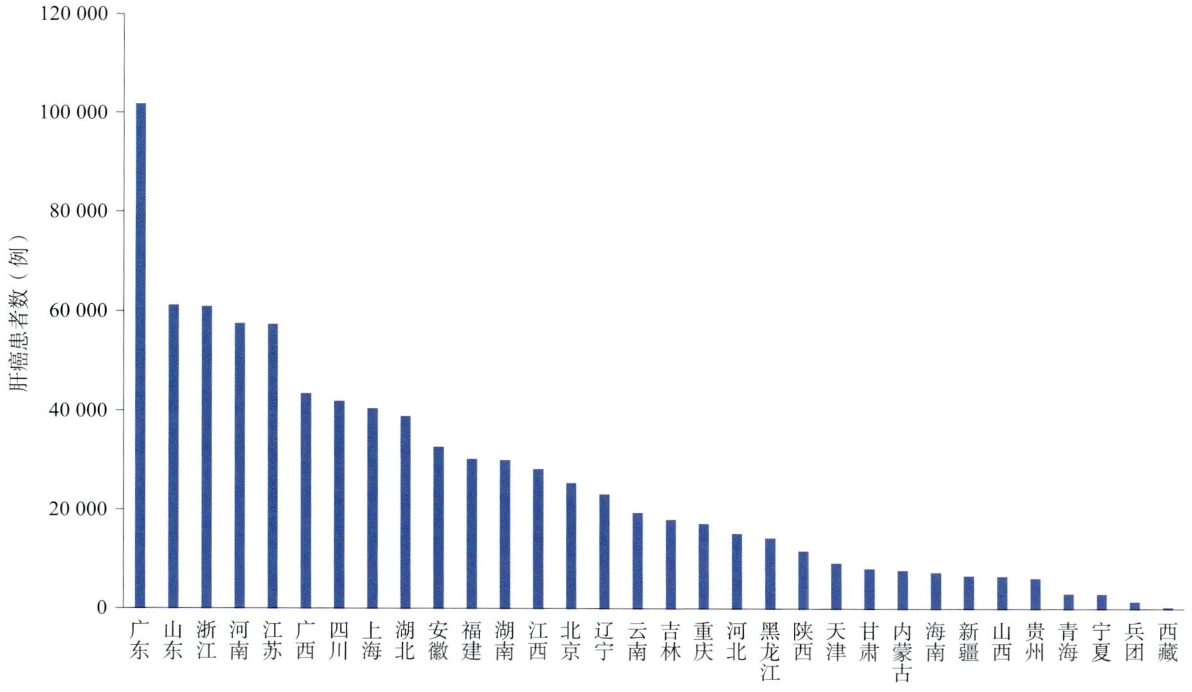

图 1-170　2021 年各省（自治区、直辖市）三级公立医院肝癌患者分布

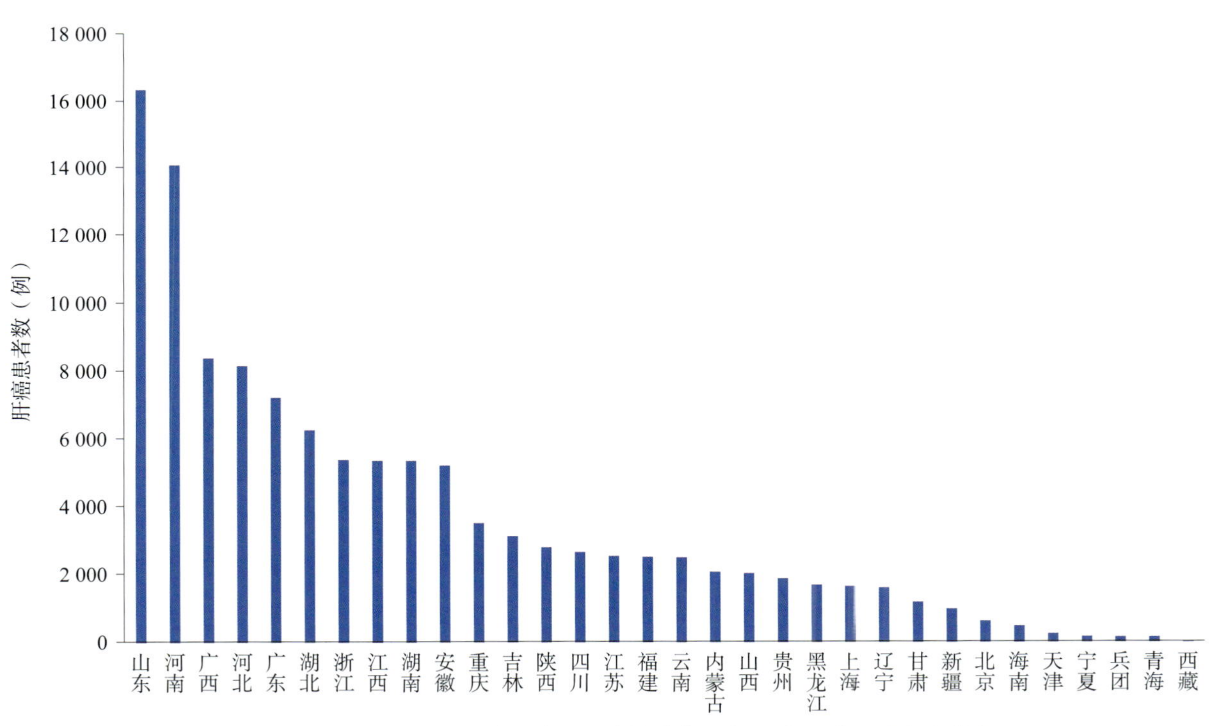

图 1-171　2021 年各省（自治区、直辖市）二级公立医院肝癌患者分布

2. 肝癌患者平均住院日　2021 年纳入分析的三级公立医院肝癌患者平均住院日为 8.3 天，其中综合医院为 8.3 天，肿瘤专科医院为 6.88 天，其他专科医院为 11.87 天；按省域分布，山西相对较多，上海相对较少（图 1-172）。二级公立医院肝癌患者平均住院日为 9.8 天，其中综合医院为 9.6 天，肿瘤专科医院为 10.5 天，其他专科医院为 14.6 天；按省域分布，内蒙古相对较多，新疆相对较少（图 1-173）。

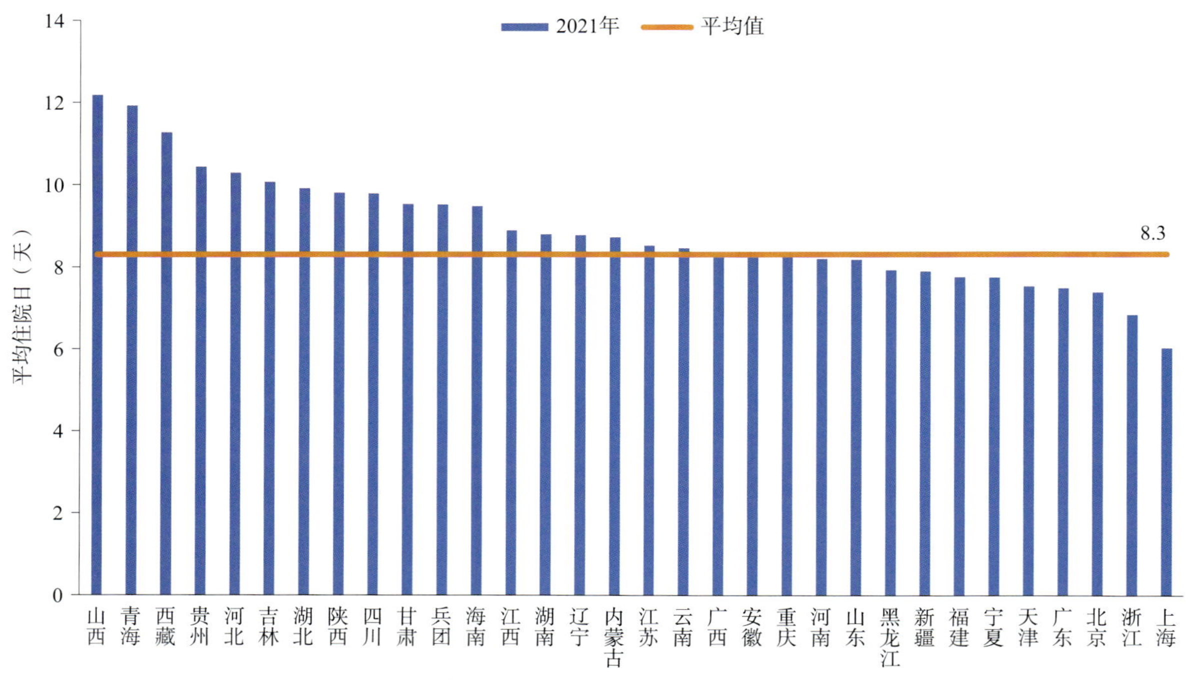

图 1-172　2021 年各省（自治区、直辖市）三级公立医院肝癌患者平均住院日

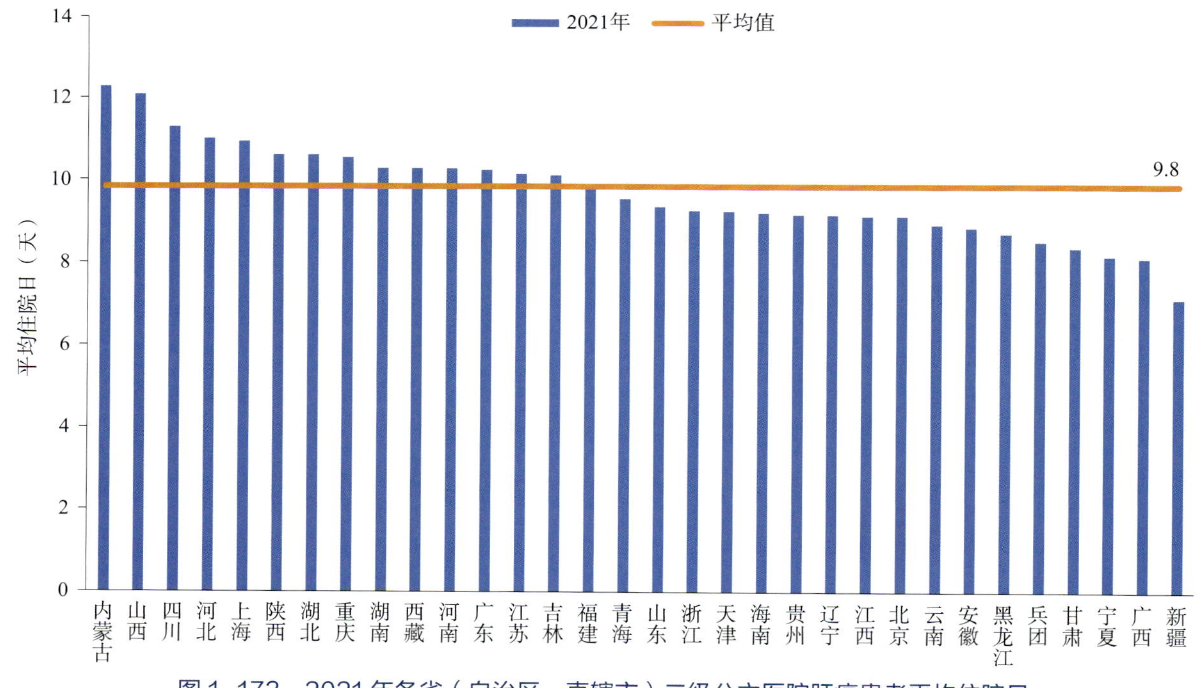

图 1-173　2021 年各省（自治区、直辖市）二级公立医院肝癌患者平均住院日

3．肝癌患者次均费用　2021 年纳入分析的三级公立医院肝癌患者次均费用为 21 001.59 元，其中综合医院为 20 499.64 元，肿瘤专科医院为 22 357.34 元，其他专科医院为 24 898.33 元；按省域分布，天津相对较高，兵团相对较低（图 1-174）。二级公立医院肝癌患者次均费用为 10 202.74 元，其中综合医院为 9 691.40 元，肿瘤专科医院为 13 382.64 元，其他专科医院为 19 253.33 元；按省域分布，辽宁相对较高，甘肃相对较低（图 1-175）。

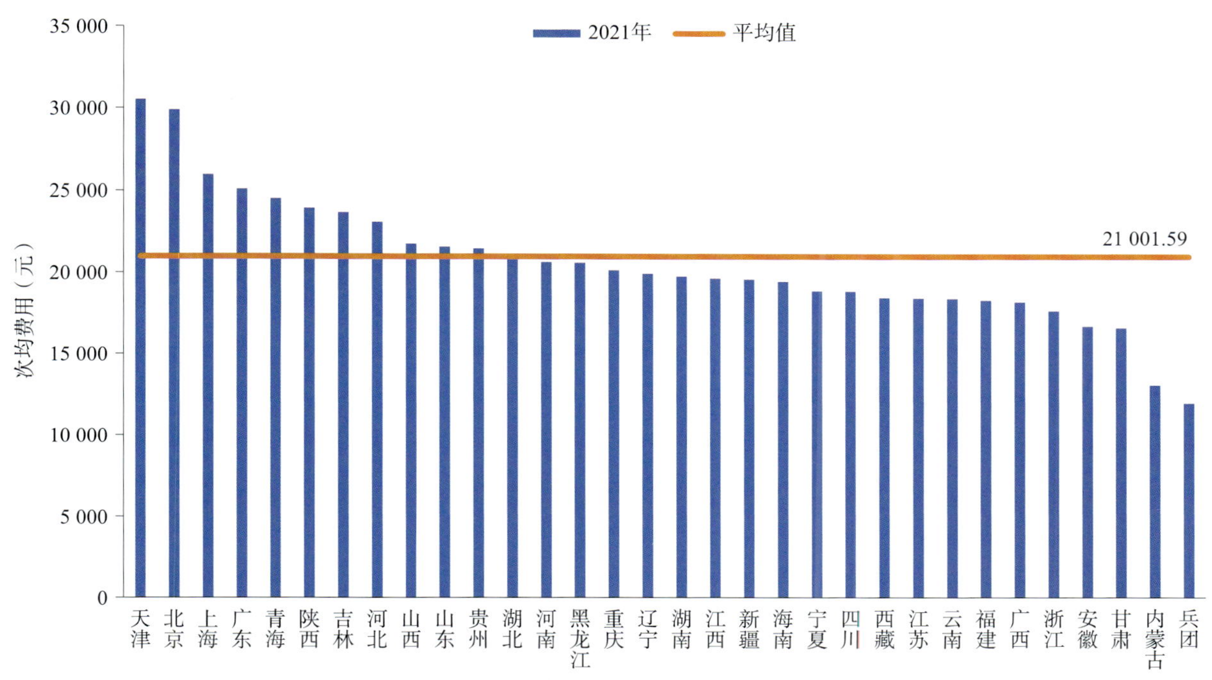

图 1-174　2021 年各省（自治区、直辖市）三级公立医院肝癌患者次均费用

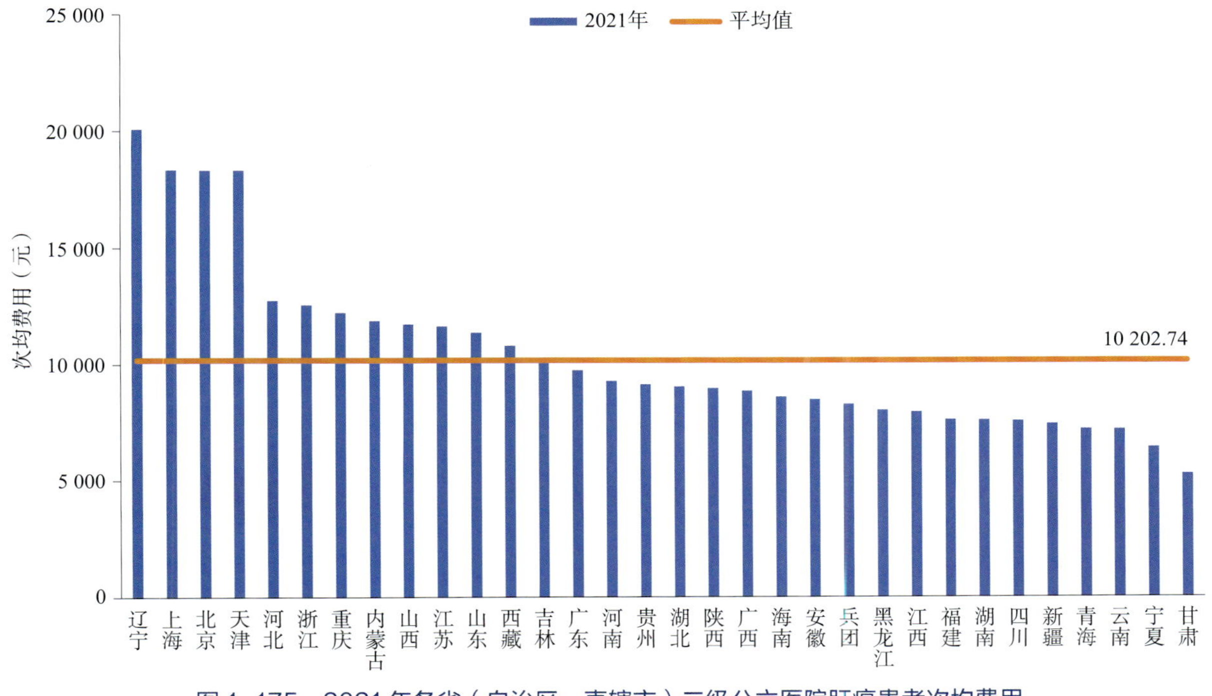

图 1-175　2021 年各省（自治区、直辖市）二级公立医院肝癌患者次均费用

4．肝癌患者住院死亡率　2021 年纳入分析的三级公立医院肝癌患者住院死亡率为 1.60%，其中综合医院为 1.78%，肿瘤专科医院为 0.44%，其他专科医院为 1.83%；按省域分布，兵团相对较高，西藏相对较低（图 1-176）。二级公立医院肝癌患者住院死亡率为 4.95%，其中综合医院为 5.08%，肿瘤专科医院为 2.97%，其他专科医院为 3.39%；按省域分布，上海相对较高，贵州相对较低（图 1-177）。

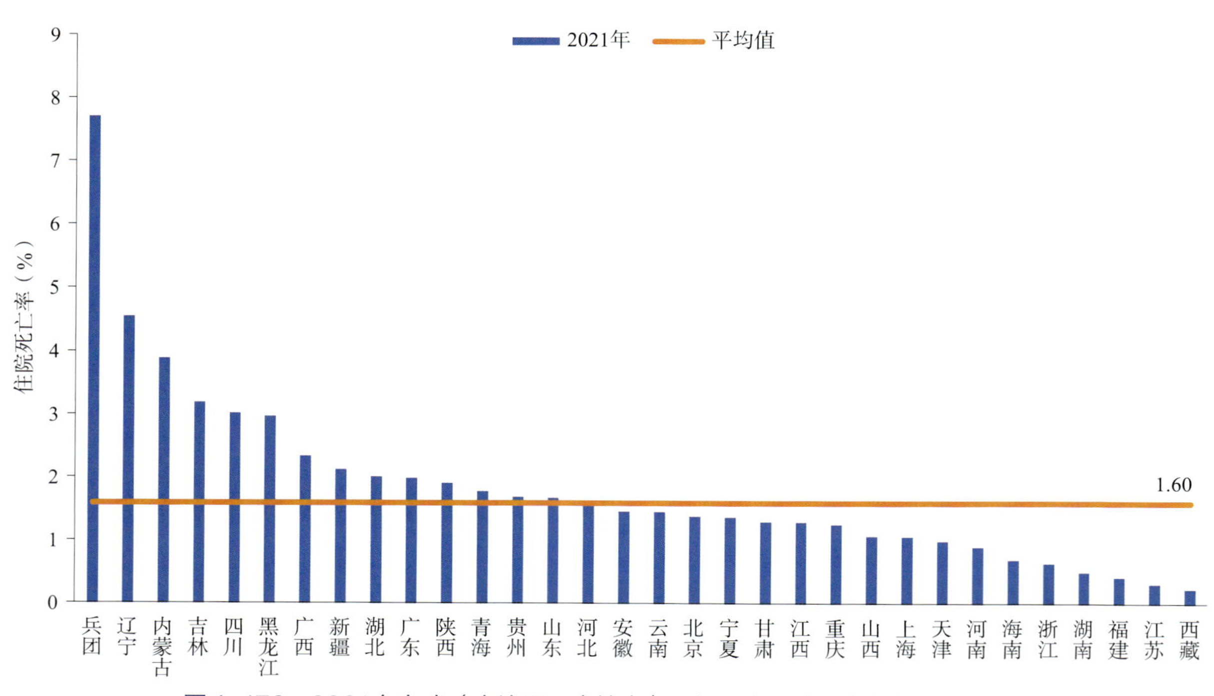

图 1-176　2021 年各省（自治区、直辖市）三级公立医院肝癌患者住院死亡率

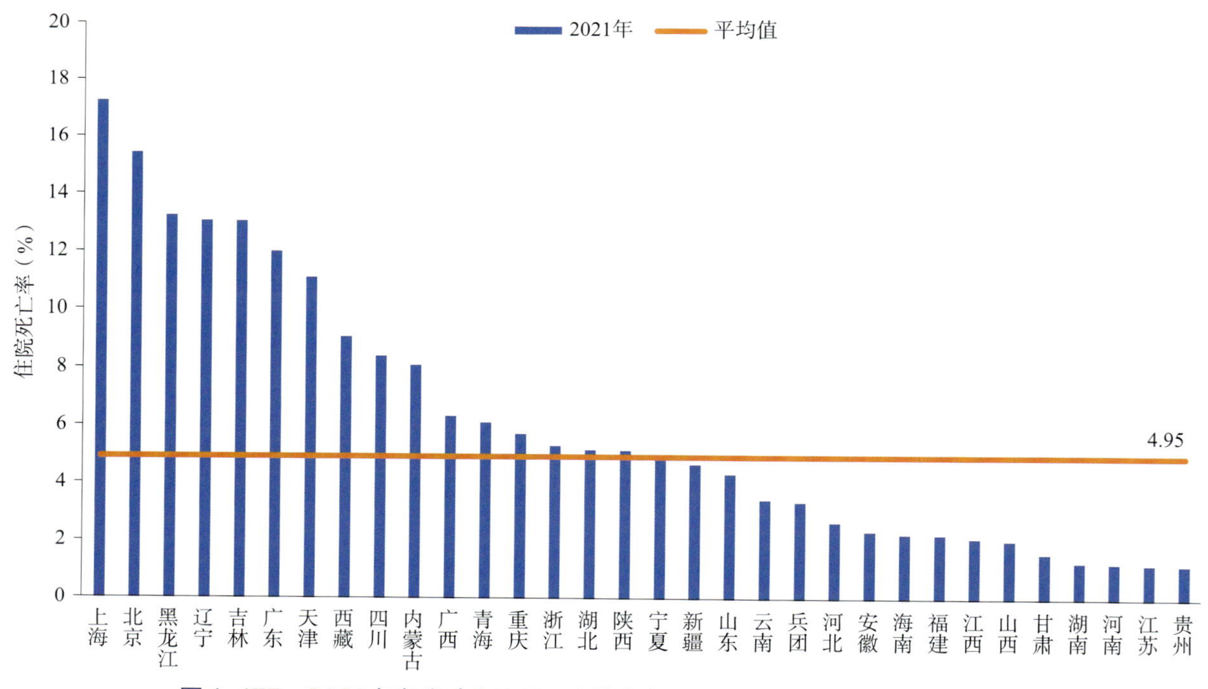

图 1-177　2021 年各省（自治区、直辖市）二级公立医院肝癌患者住院死亡率

5．肝癌手术患者分布　2021 年纳入分析的三级公立医院肝癌手术患者共 156 033 例，其中综合医院 123 741 例，肿瘤专科医院 23 020 例，其他专科医院 9 272 例；按省域分布，广东相对较多，西藏相对较少（图 1-178）。二级公立医院肝癌手术患者共 6 887 例，其中综合医院 5 891 例，肿瘤专科医院 113 例，其他专科医院 883 例；按省域分布，山东相对较多，青海相对较少（北京等 5 个省份纳入分析的例数较少，分析结果仅作参考）（图 1-179）。

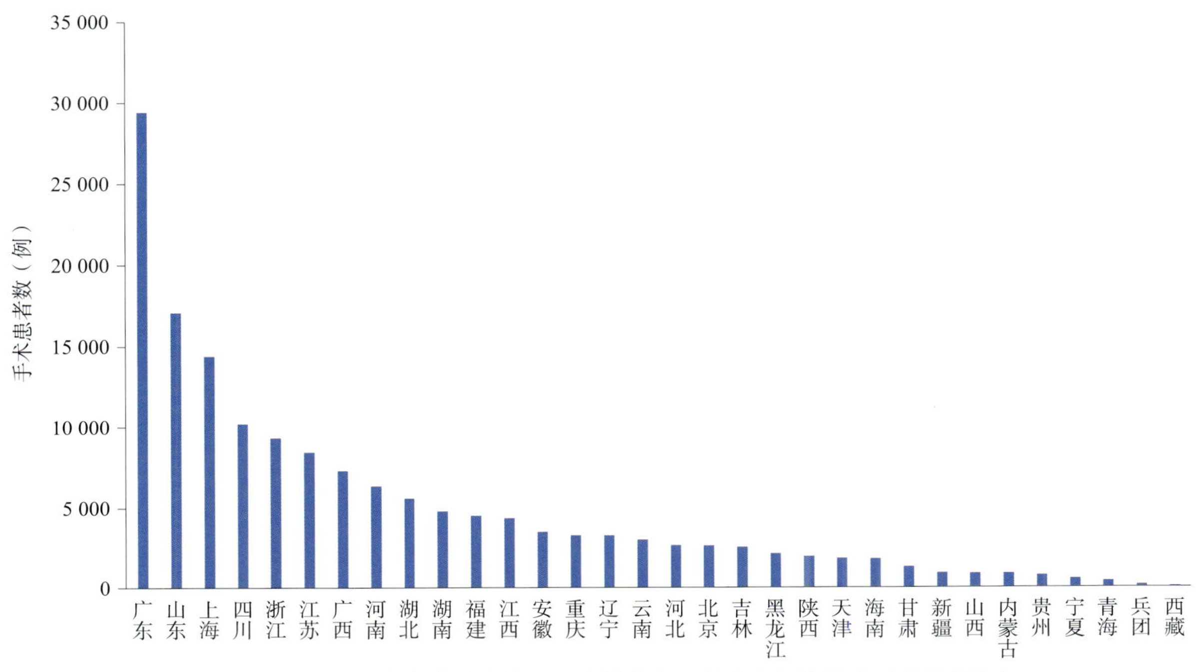

图 1-178　2021 年各省（自治区、直辖市）三级公立医院肝癌手术患者分布

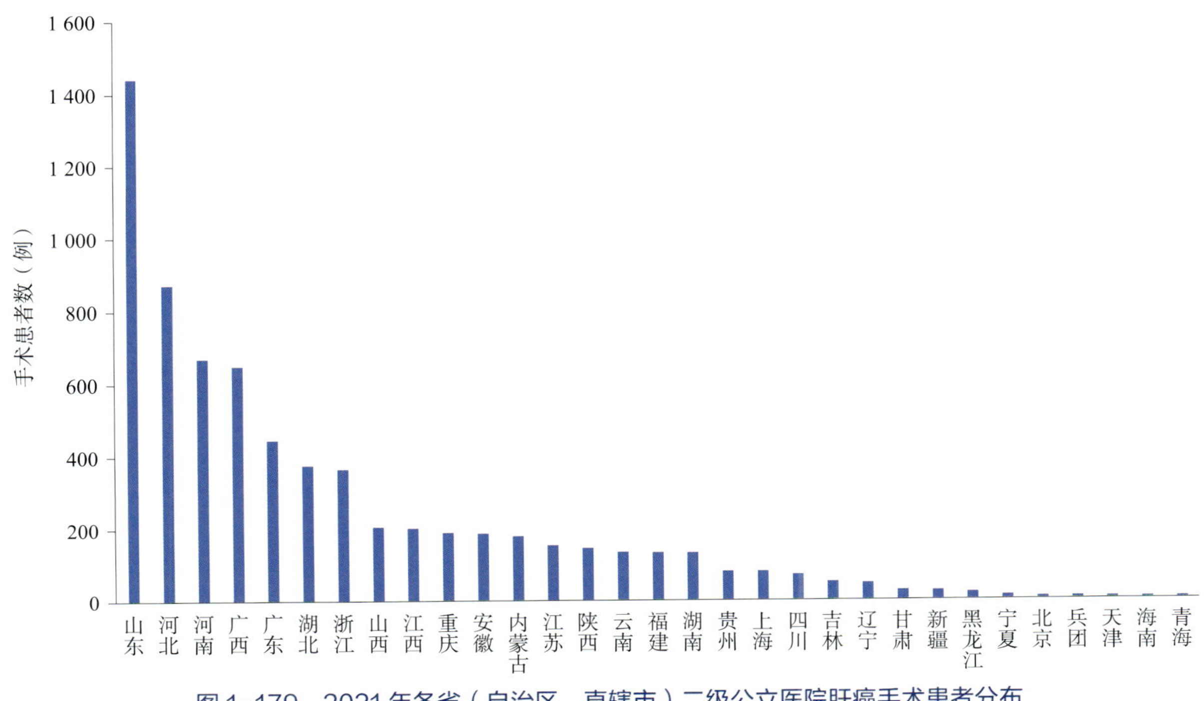

图 1-179　2021 年各省（自治区、直辖市）二级公立医院肝癌手术患者分布

6．肝癌手术患者平均住院日　2021 年纳入分析的三级公立医院肝癌手术患者平均住院日为 12.9 天，其中综合医院为 13.0 天，肿瘤专科医院为 9.9 天，其他专科医院为 17.7 天；按省域分布，贵州相对较多，上海相对较少（图 1-180）。二级公立医院肝癌手术患者平均住院日为 16.3 天，其中综合医院为 16.0 天，肿瘤专科医院为 15.0 天，其他专科医院为 18.4 天；按省域分布，青海相对较多，北京相对较少（图 1-181）。

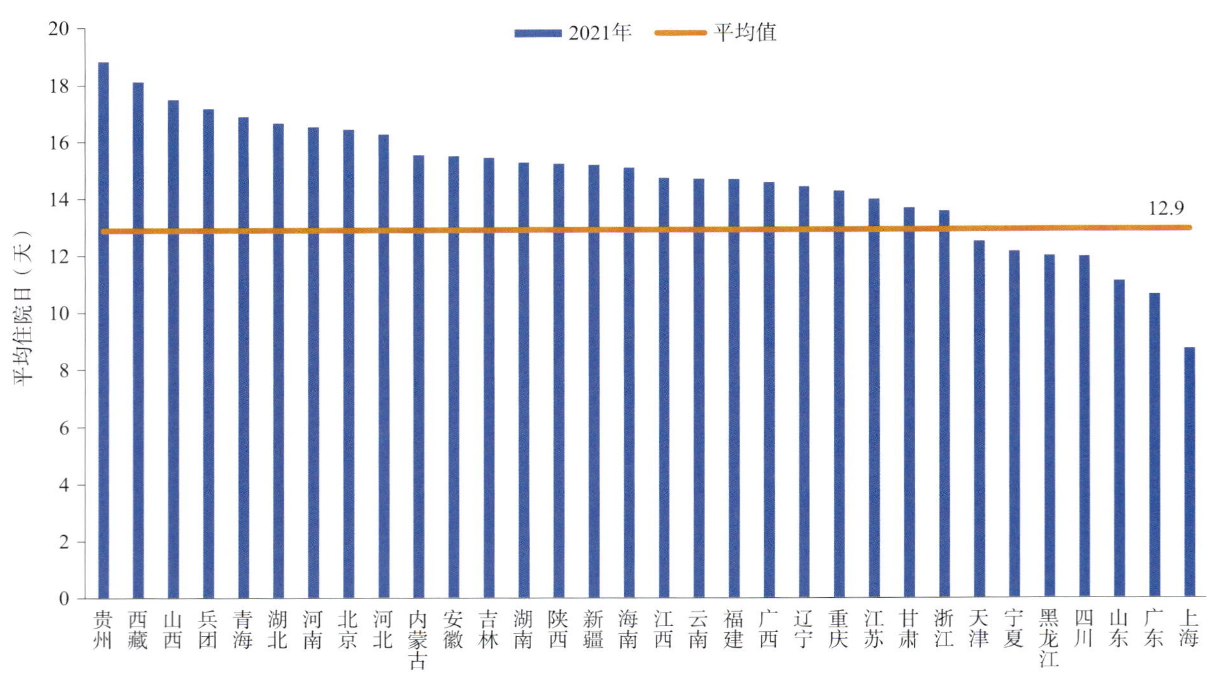

图 1-180　2021 年各省（自治区、直辖市）三级公立医院肝癌手术患者平均住院日

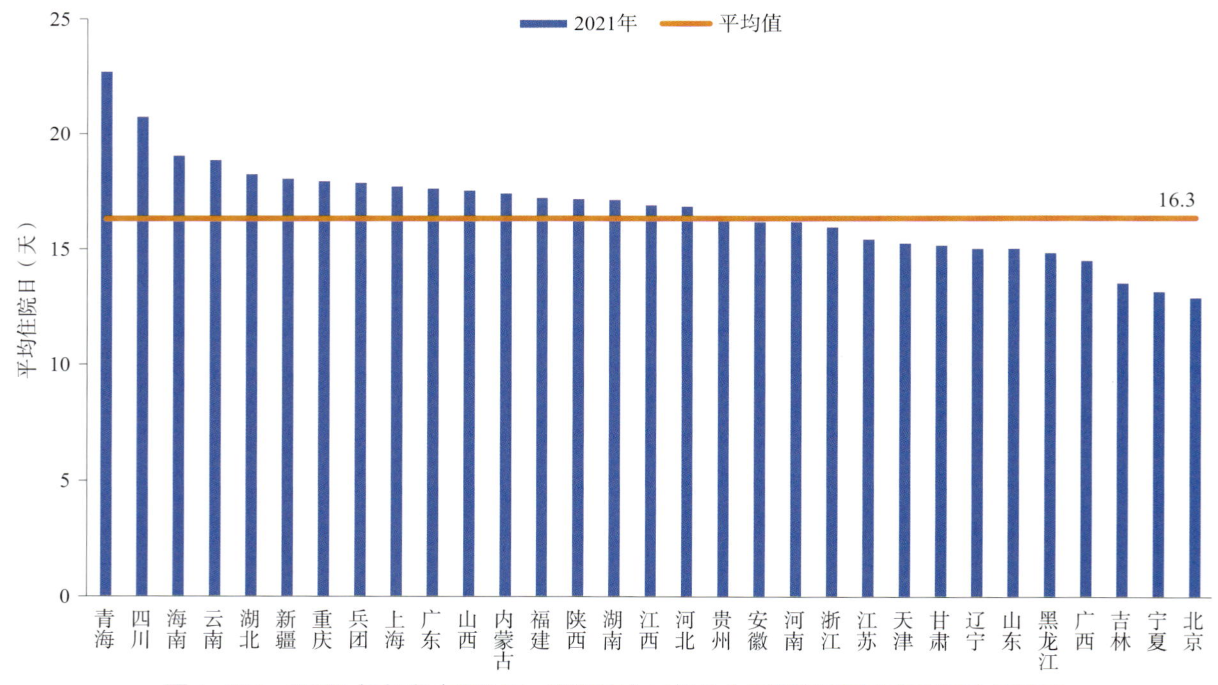

图 1-181　2021 年各省（自治区、直辖市）二级公立医院肝癌手术患者平均住院日

7. 肝癌手术患者次均费用　2021 年纳入分析的三级公立医院肝癌手术患者次均费用为 47 530.38 元，其中综合医院为 48 561.02 元，肿瘤专科医院为 42 789.07 元，其他专科医院为 45 547.19 元；按省域分布，北京相对较高，兵团相对较低（图 1-182）。二级公立医院肝癌手术患者次均费用为 28 481.40 元，其中综合医院为 28 678.49 元，肿瘤专科医院为 29 046.86 元，其他专科医院为 27 094.17 元；按省域分布，天津相对较高，甘肃相对较低（图 1-183）。

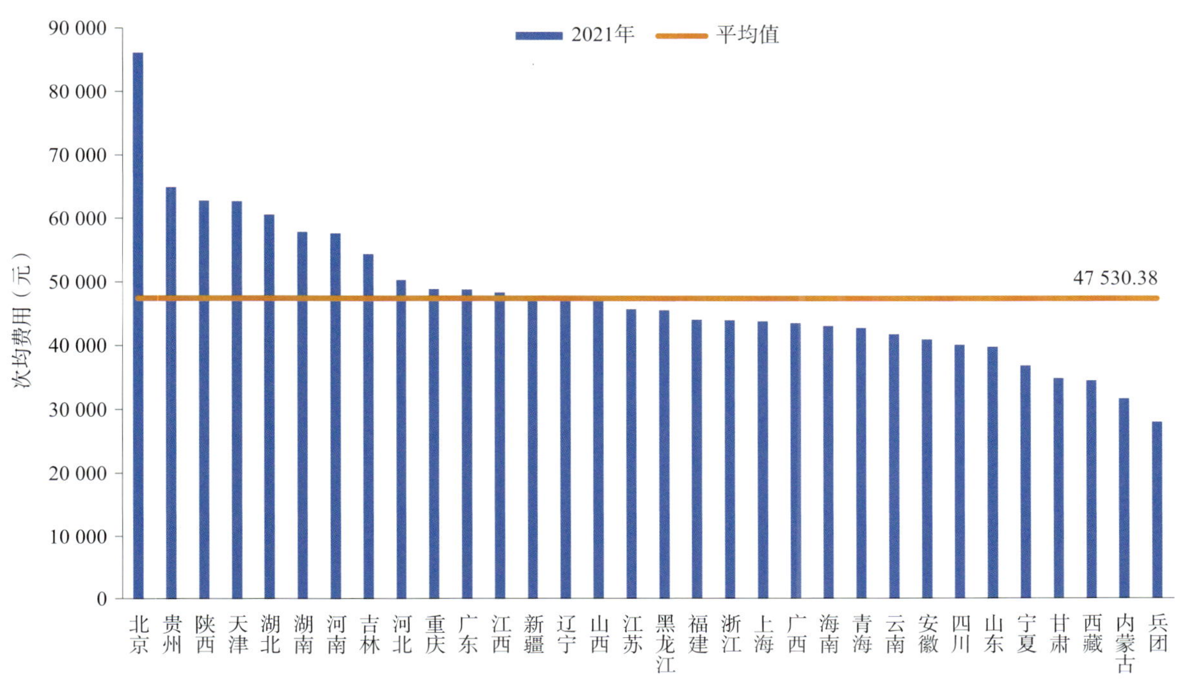

图 1-182　2021 年各省（自治区、直辖市）三级公立医院肝癌手术患者次均费用

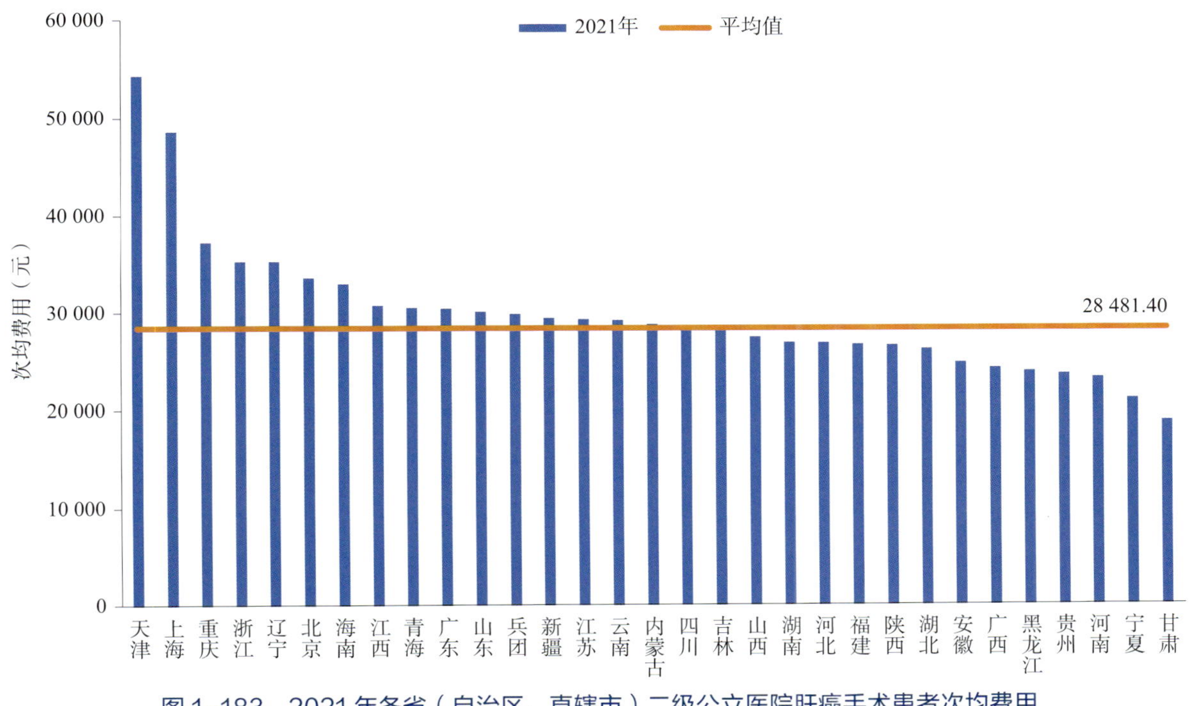

图 1-183　2021 年各省（自治区、直辖市）二级公立医院肝癌手术患者次均费用

8．肝癌手术患者四级手术比例　2021 年纳入分析的三级公立医院肝癌手术患者四级手术比例为 40.33%，其中综合医院为 42.22%，肿瘤专科医院为 35.01%，其他专科医院为 28.46%；按省域分布，北京相对较高，山东相对较低（图 1-184）。二级公立医院肝癌手术患者四级手术比例为 24.78%，其中综合医院为 27.50%，肿瘤专科医院为 22.86%，其他专科医院为 7.09%；按省域分布，北京相对较高，青海为 0（图 1-185）。

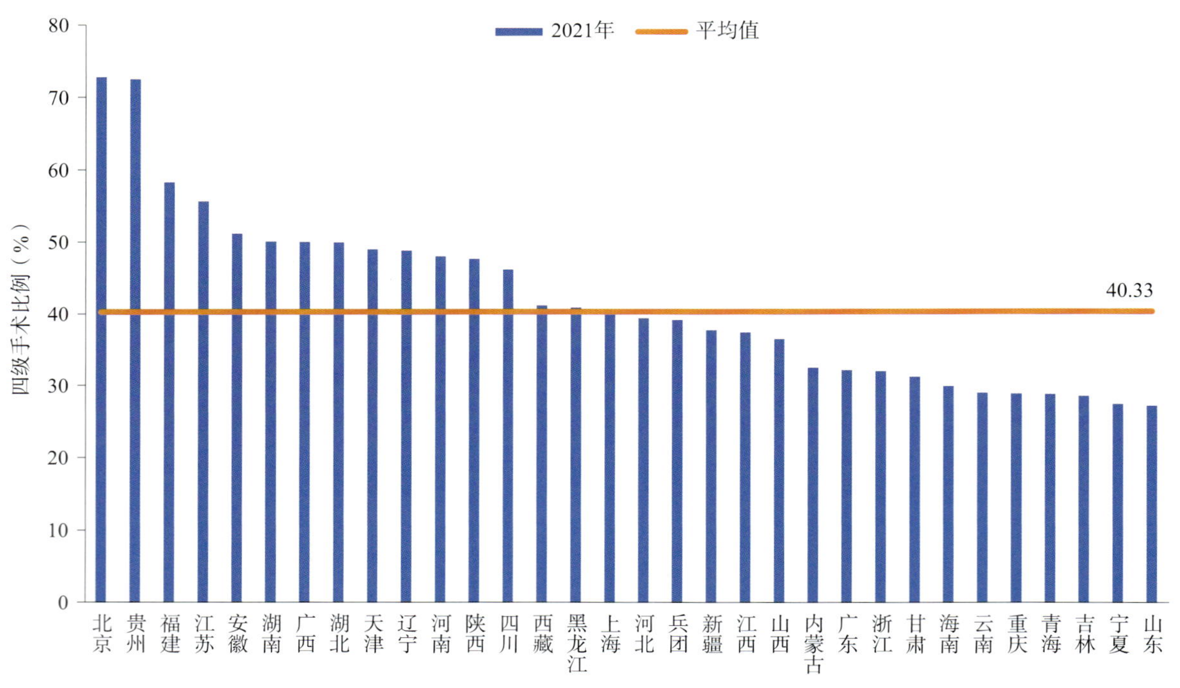

图 1-184　2021 年各省（自治区、直辖市）三级公立医院肝癌手术患者四级手术比例

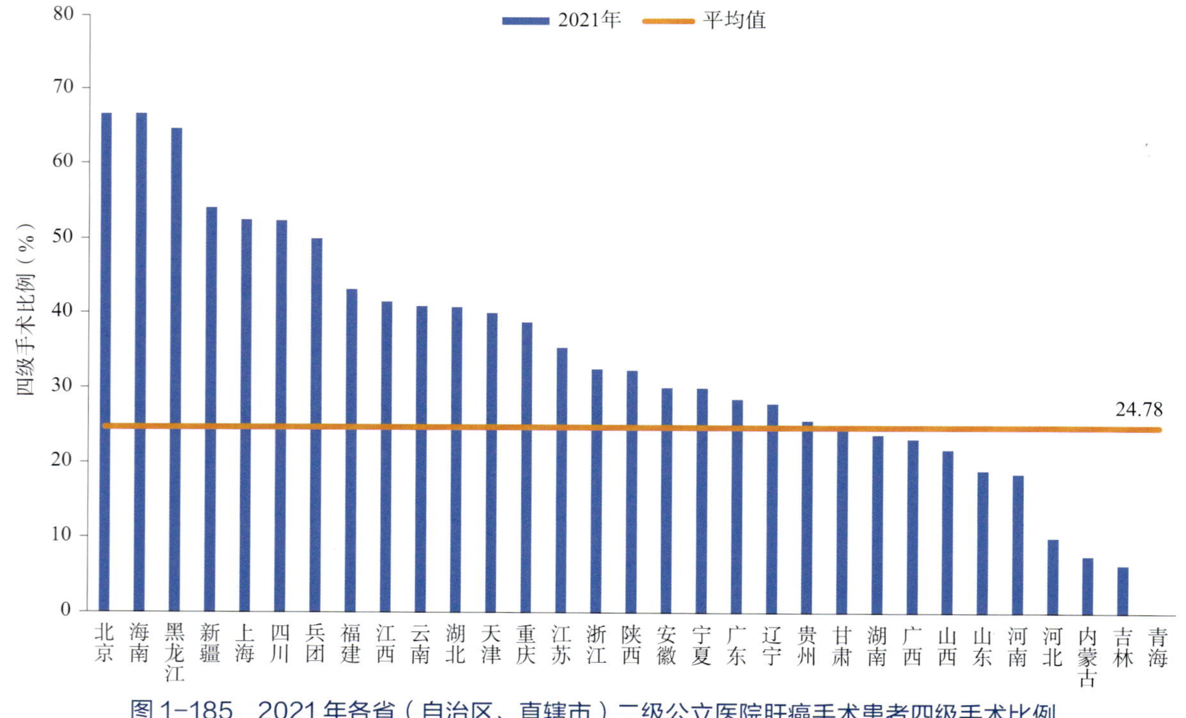

图 1-185　2021 年各省（自治区、直辖市）二级公立医院肝癌手术患者四级手术比例

9. 肝癌手术患者住院死亡率　2021 年纳入分析的三级公立医院肝癌手术患者住院死亡率为 0.44%，其中综合医院为 0.49%，肿瘤专科医院为 0.21%，其他专科医院为 0.36%；按省域分布，兵团相对较高，西藏为 0（图 1-186）。二级公立医院肝癌手术患者住院死亡率为 1.03%，其中综合医院为 1.17%，肿瘤专科医院为 0.88%，其他专科医院为 0.11%；按省域分布，黑龙江相对较高，其后依次为广东、上海、吉林、湖北、重庆、云南、江西、浙江、广西、山东、陕西、河南、河北、内蒙古、安徽，北京等均为 0（图 1-187）。

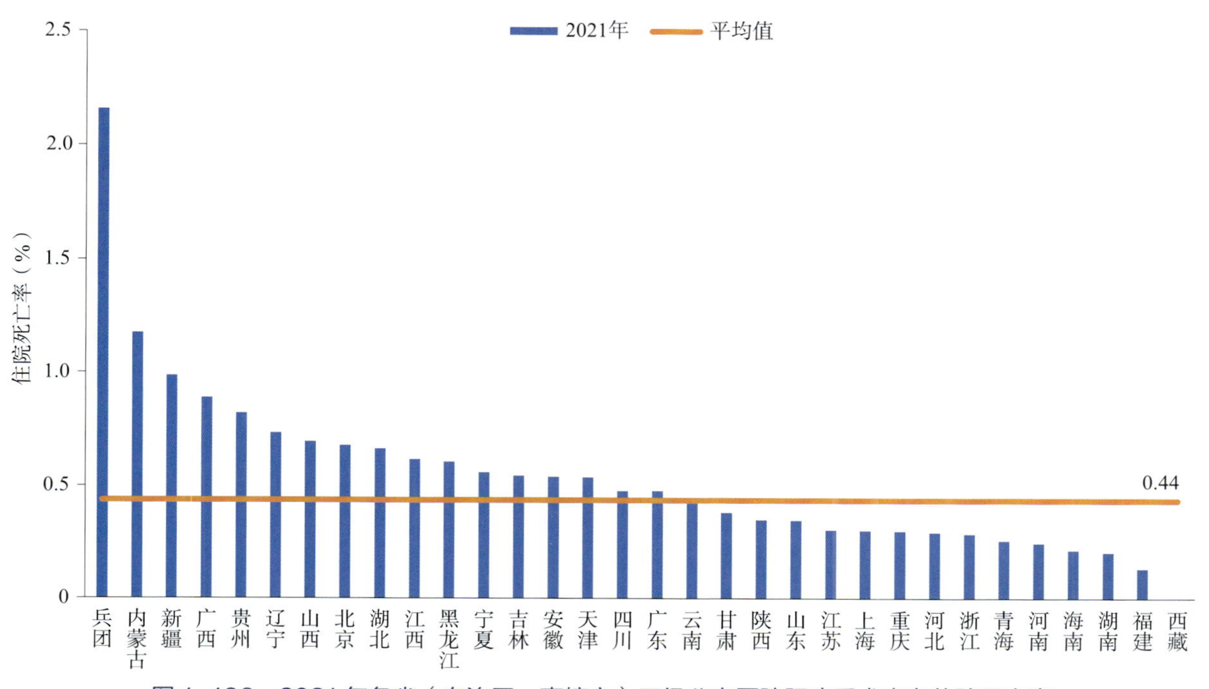

图 1-186　2021 年各省（自治区、直辖市）三级公立医院肝癌手术患者住院死亡率

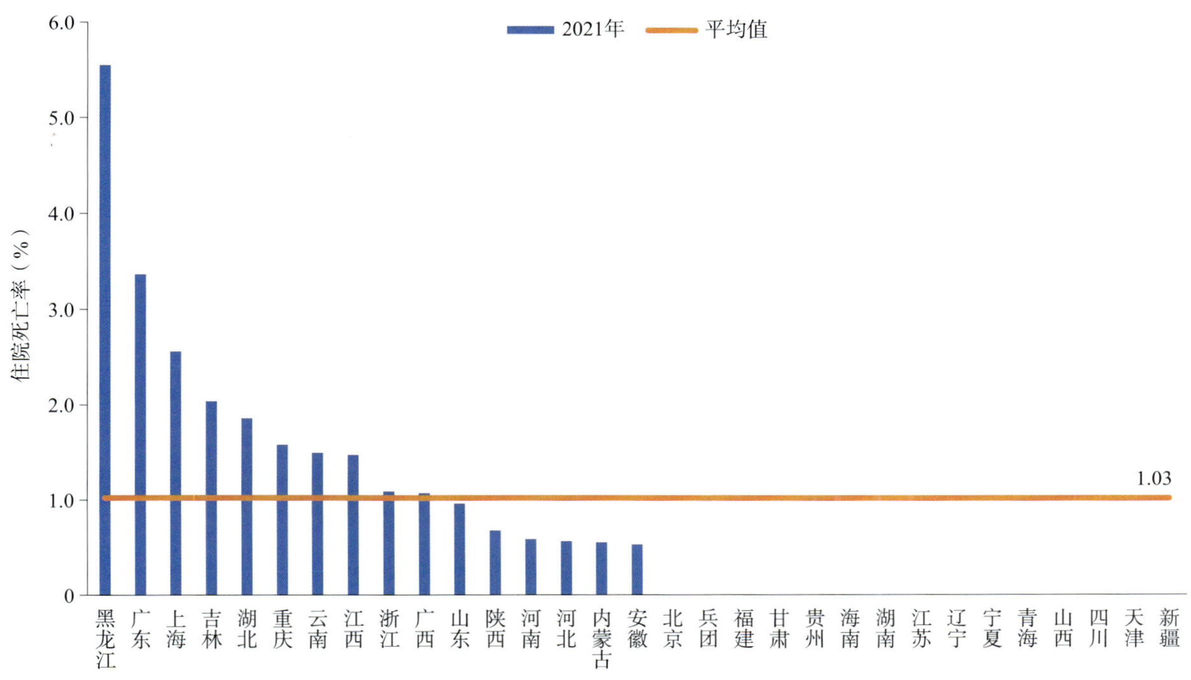

图 1-187　2021 年各省（自治区、直辖市）二级公立医院肝癌手术患者住院死亡率

10．肝癌化疗患者分布　2021 年纳入分析的三级公立医院肝癌化疗患者共 61 704 例，其中综合医院 51 110 例，肿瘤专科医院 7 507 例，其他专科医院 3 087 例；按省域分布，浙江相对较多，西藏相对较少（图 1-188）。二级公立医院肝癌化疗患者共 5 682 例，其中综合医院 5 246 例，肿瘤专科医院 214 例，其他专科医院 222 例；按省域分布，山东相对较多，海南相对较少（宁夏、海南纳入分析的例数较少，分析结果仅作参考）（图 1-189）。

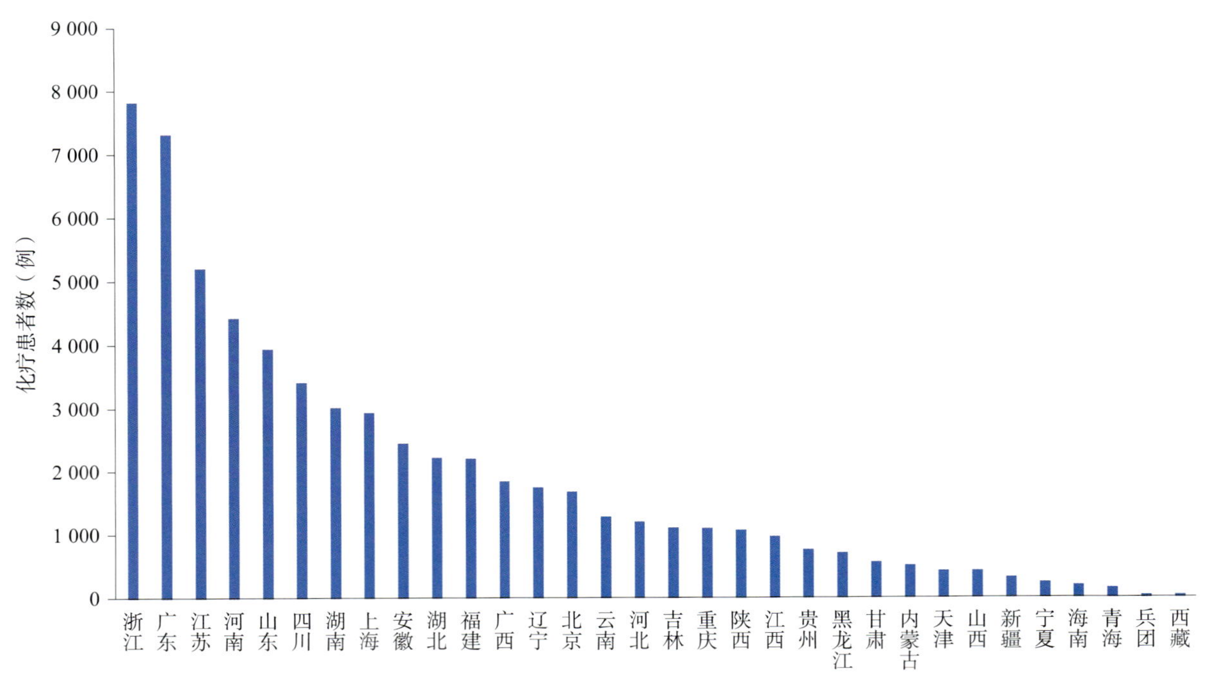

图 1-188　2021 年各省（自治区、直辖市）三级公立医院肝癌化疗患者分布

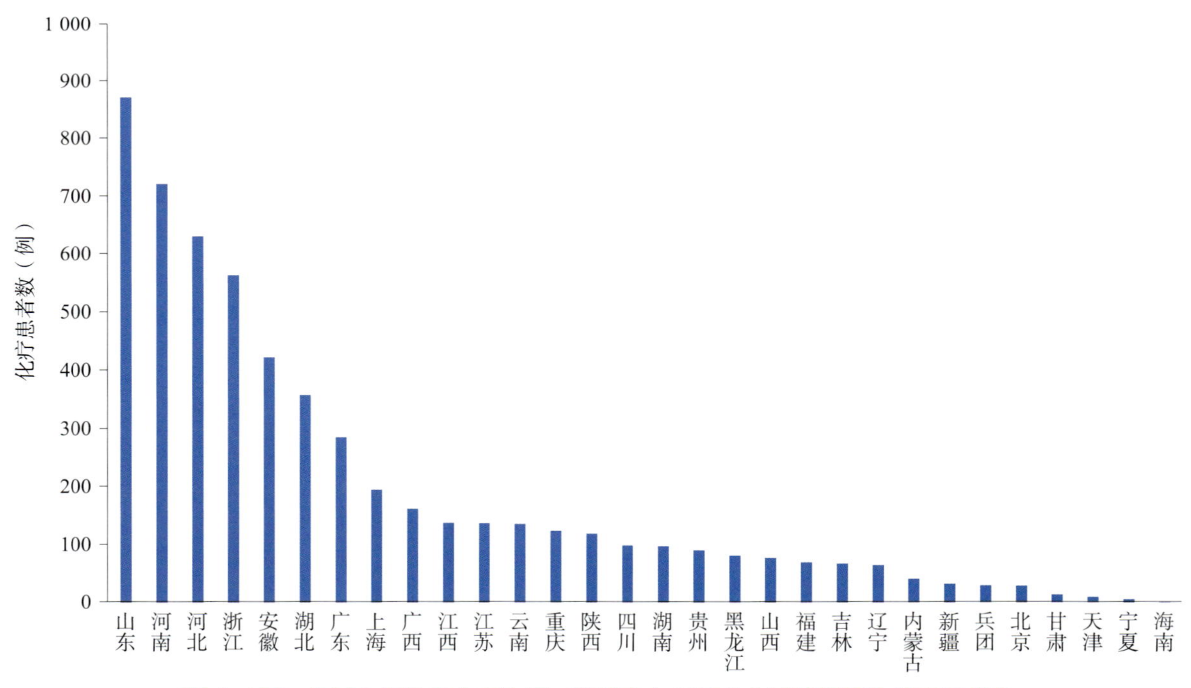

图 1-189　2021 年各省（自治区、直辖市）二级公立医院肝癌化疗患者分布

11．肝癌化疗患者平均住院日　2021 年纳入分析的三级公立医院肝癌化疗患者平均住院日为 5.9 天，其中综合医院为 5.8 天，肿瘤专科医院为 6.2 天，其他专科医院为 6.9 天；按省域分布，西藏相对较多，浙江相对较少（图 1-190）。二级公立医院肝癌化疗患者平均住院日为 7.4 天，其中综合医院为 7.4 天，肿瘤专科医院为 10.6 天，其他专科医院为 8.7 天；按省域分布，四川相对较多，浙江相对较少（图 1-191）。

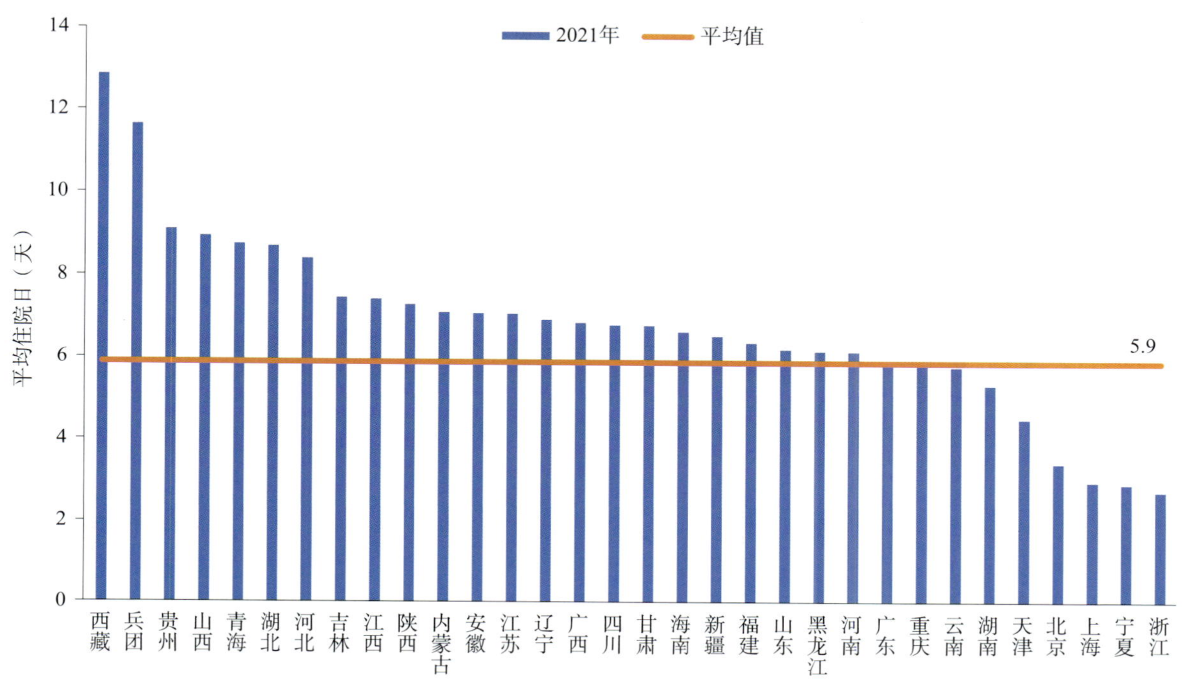

图 1-190　2021 年各省（自治区、直辖市）三级公立医院肝癌化疗患者平均住院日

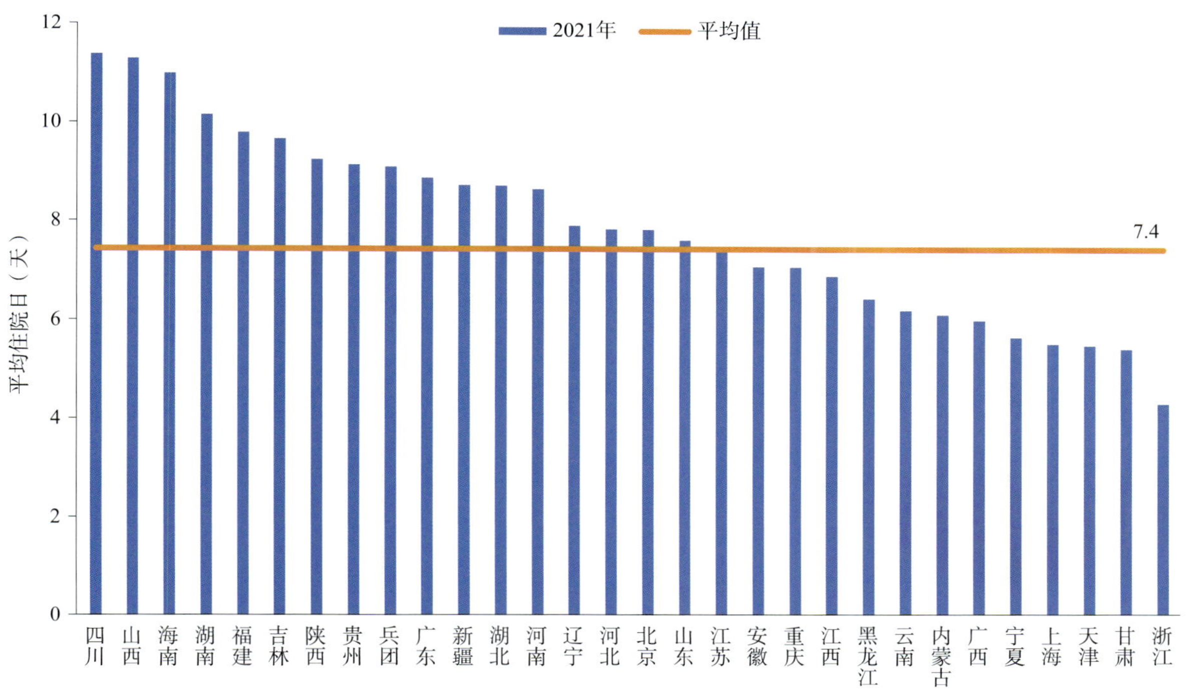

图 1-191　2021 年各省（自治区、直辖市）二级公立医院肝癌化疗患者平均住院日

12．肝癌化疗患者次均费用 2021 年纳入分析的三级公立医院肝癌化疗患者次均费用为 11 374.73 元，其中综合医院为 11 274.90 元，肿瘤专科医院为 12 910.41 元，其他专科医院为 9 293.05 元；按省域分布，西藏相对较高，浙江相对较低（图 1-192）。二级公立医院肝癌化疗患者次均费用为 8 962.82 元，其中综合医院为 8 784.14 元，肿瘤专科医院为 9 854.64 元，其他专科医院为 12 325.40 元；按省域分布，北京相对较高，甘肃相对较低（图 1-193）。

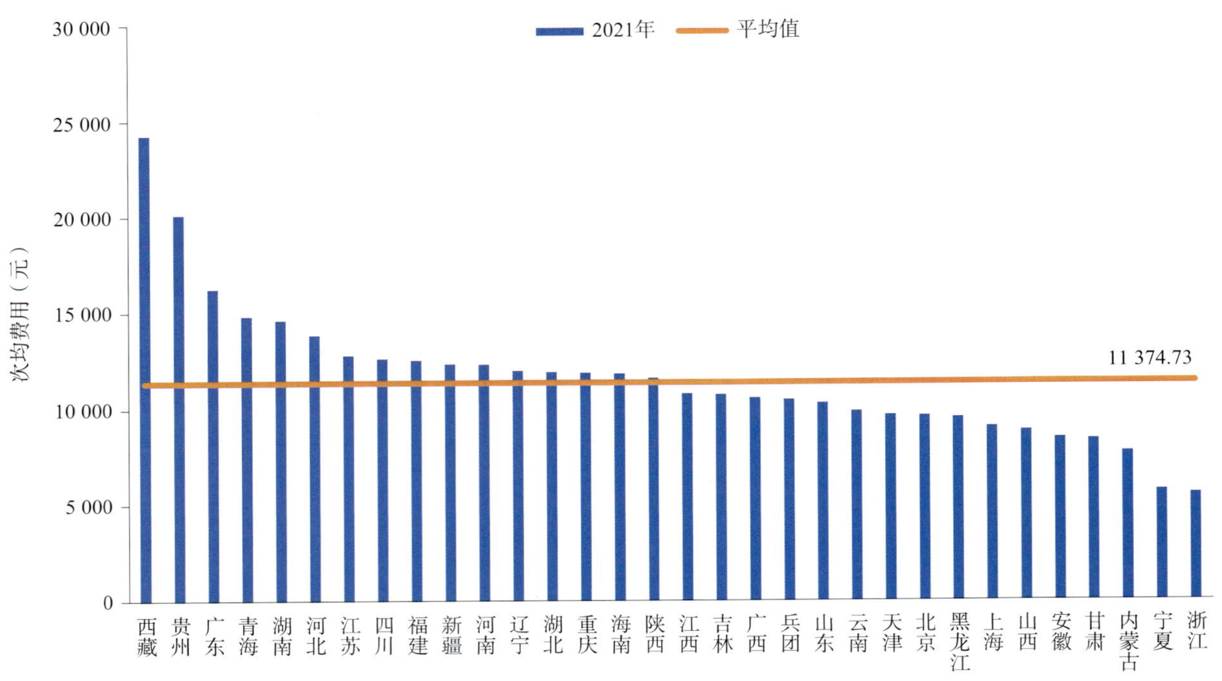

图 1-192 2021 年各省（自治区、直辖市）三级公立医院肝癌化疗患者次均费用

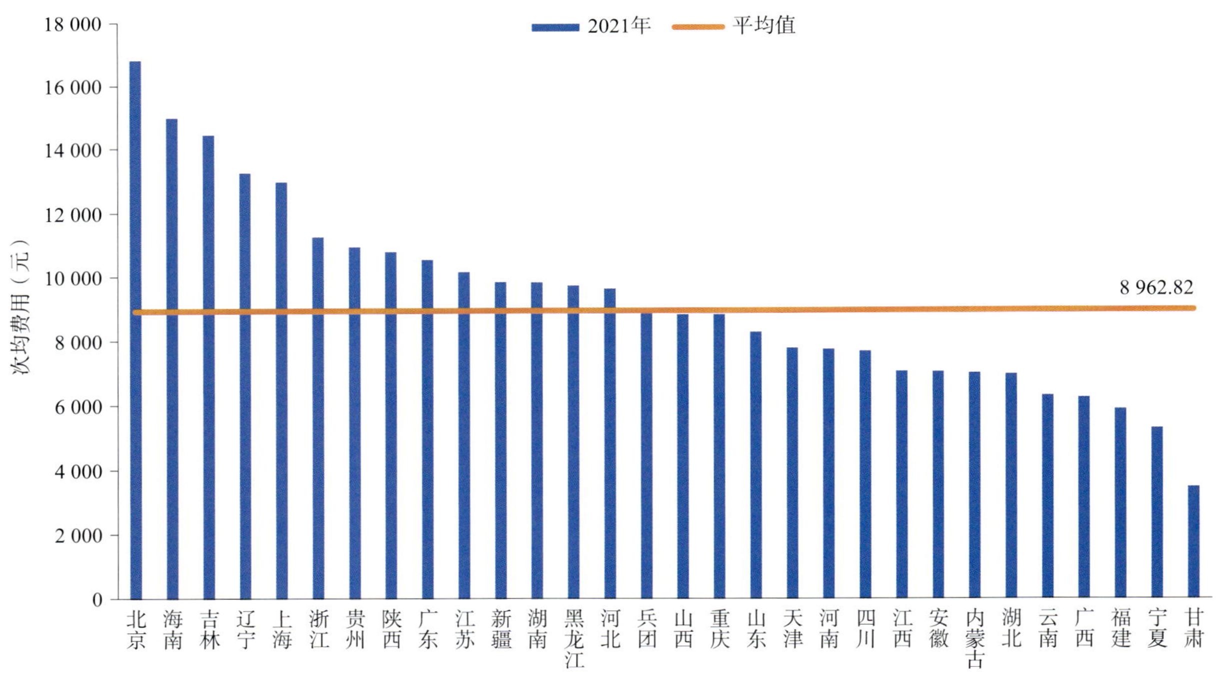

图 1-193 2021 年各省（自治区、直辖市）二级公立医院肝癌化疗患者次均费用

13．肝癌化疗患者住院死亡率　2021 年纳入分析的三级公立医院肝癌化疗患者住院死亡率为 0.02%，其中综合医院为 0.02%，肿瘤专科医院为 0.01%，其他专科医院为 0；按省域分布，青海相对较高，其后依次为河北、辽宁、黑龙江、福建、安徽，北京等均为 0（图 1-194）。二级公立医院肝癌化疗患者住院死亡率为 0.16%，其中综合医院为 0.17%，肿瘤专科医院为 0，其他专科医院为 0；按省域分布，山西相对较高，其后依次为内蒙古、吉林、广西、广东、河南、浙江，安徽等均为 0（图 1-195）。

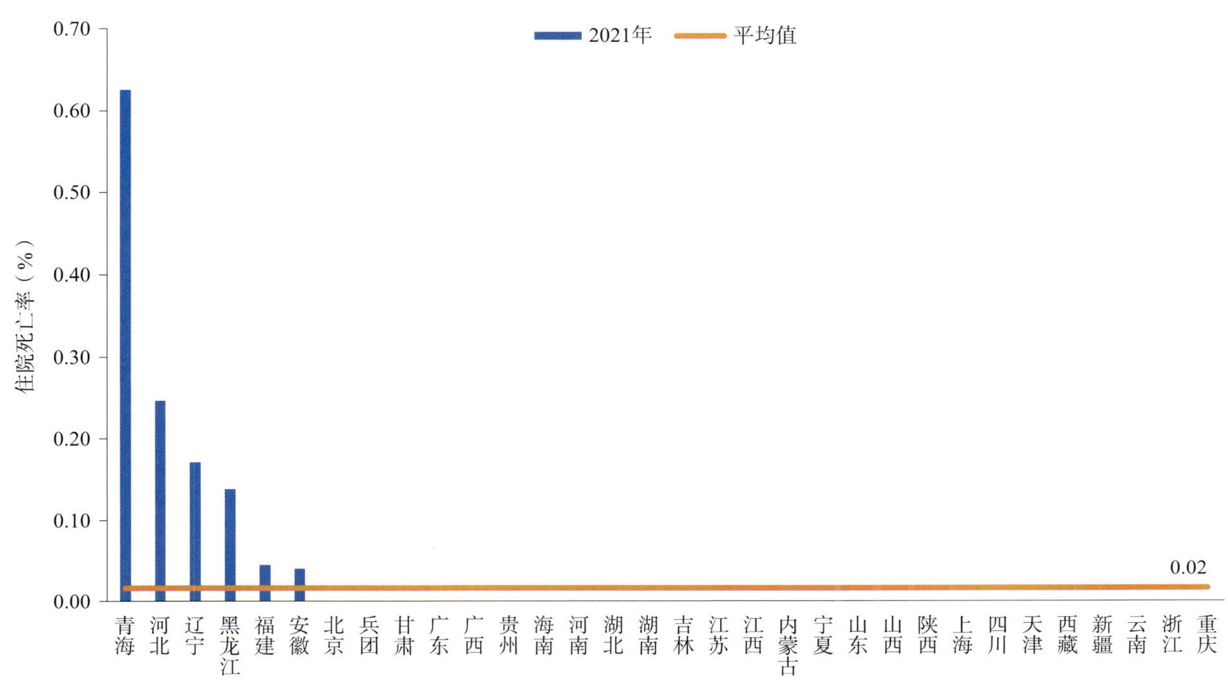

图 1-194　2021 年各省（自治区、直辖市）三级公立医院肝癌化疗患者住院死亡率

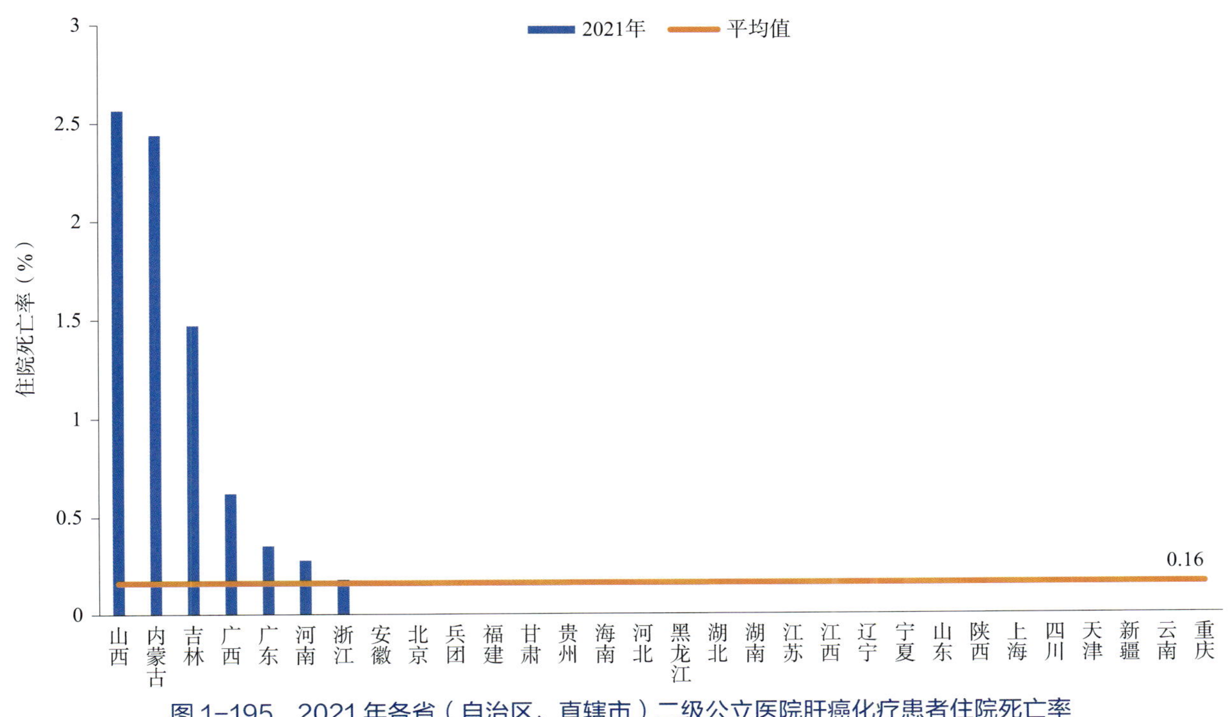

图 1-195　2021 年各省（自治区、直辖市）二级公立医院肝癌化疗患者住院死亡率

14．肝癌放疗患者分布　2021 年纳入分析的三级公立医院肝癌放疗患者共 10 494 例，其中综合医院 8 605 例，肿瘤专科医院 1 496 例，其他专科医院 393 例；按省域分布，浙江相对较多，兵团相对较少（兵团纳入分析的例数较少，分析结果仅作参考）（图 1-196）。二级公立医院肝癌放疗患者共 539 例，其中综合医院 491 例，肿瘤专科医院 45 例，其他专科医院 3 例；按省域分布，山东相对较多，北京、贵州、辽宁相对较少（上海等 9 个省份纳入分析的例数较少，分析结果仅作参考）（图 1-197）。

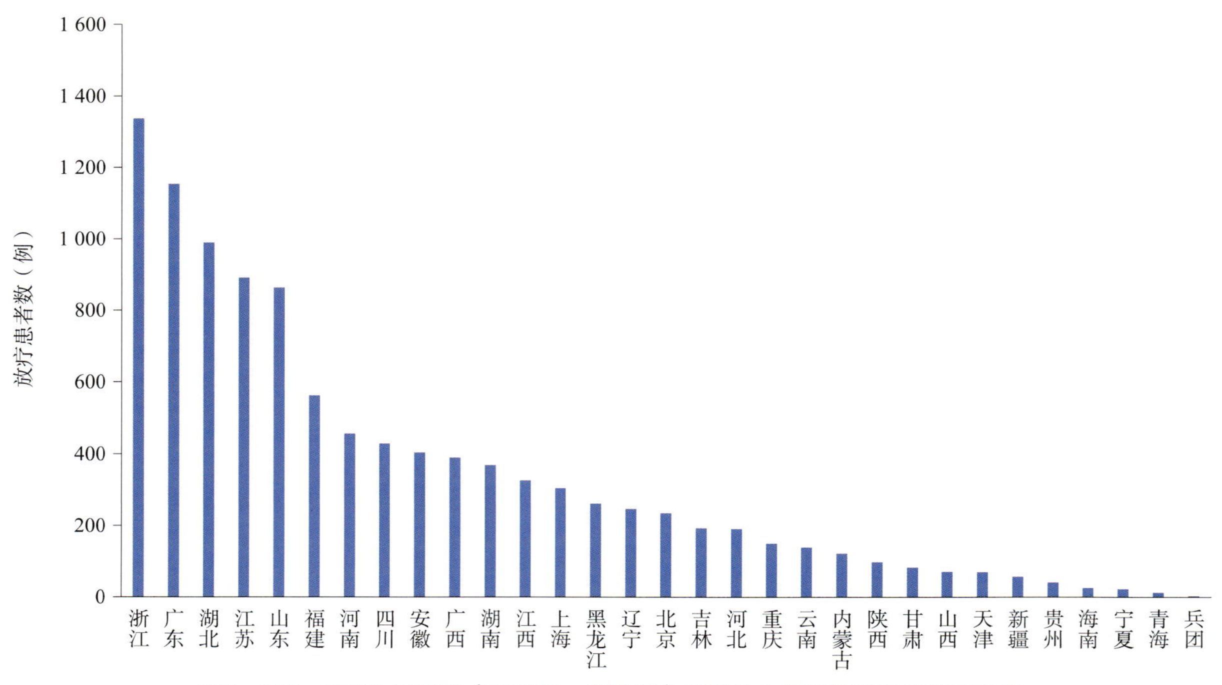

图 1-196　2021 年各省（自治区、直辖市）三级公立医院肝癌放疗患者分布

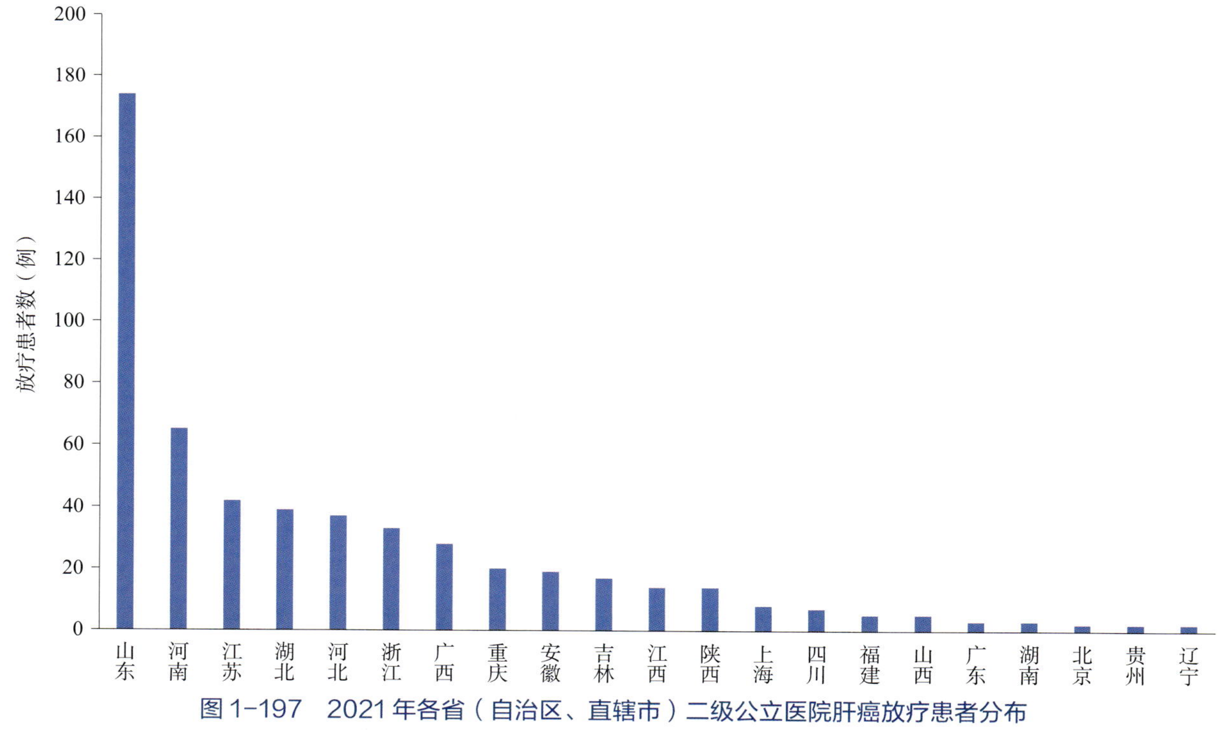

图 1-197　2021 年各省（自治区、直辖市）二级公立医院肝癌放疗患者分布

15．肝癌放疗患者平均住院日　2021 年纳入分析的三级公立医院肝癌放疗患者平均住院日为 15.8 天，其中综合医院为 15.4 天，肿瘤专科医院为 17.0 天，其他专科医院为 20.2 天；按省域分布，青海相对较多，北京相对较少（图 1-198）。二级公立医院肝癌放疗患者平均住院日为 22.6 天，其中综合医院为 21.8 天，肿瘤专科医院为 32.8 天，其他专科医院为 13.7 天；按省域分布，四川相对较多，广西相对较少（图 1-199）。

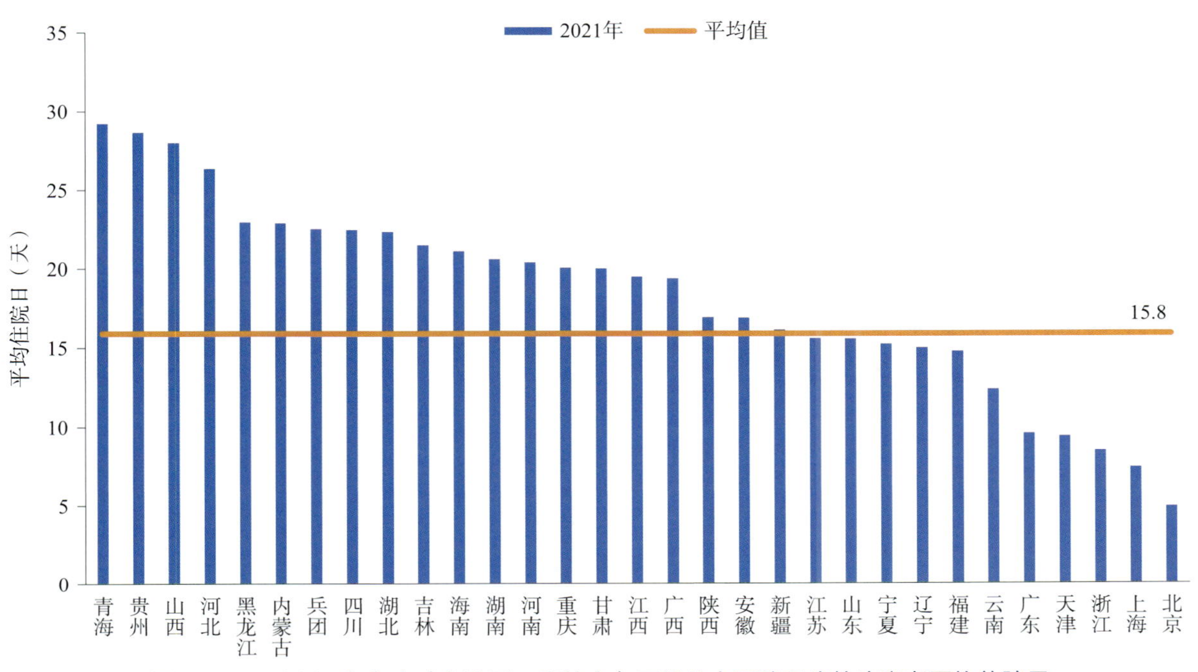

图 1-198　2021 年各省（自治区、直辖市）三级公立医院肝癌放疗患者平均住院日

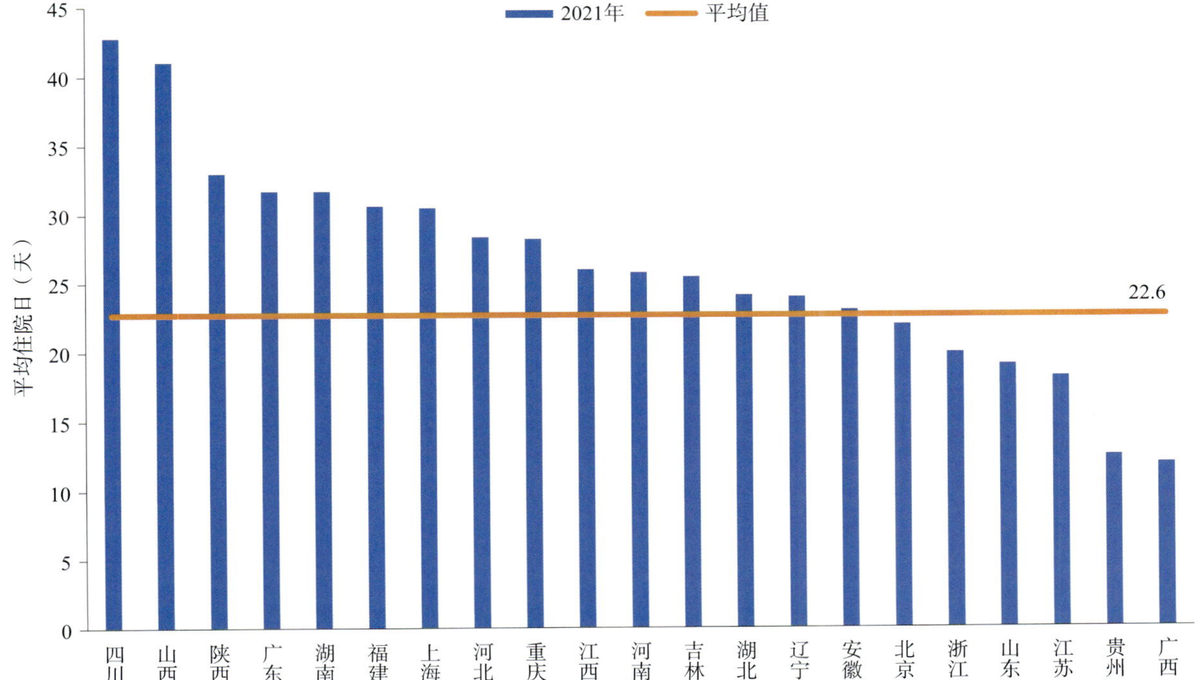

图 1-199　2021 年各省（自治区、直辖市）二级公立医院肝癌放疗患者平均住院日

16．肝癌放疗患者次均费用　2021 年纳入分析的三级公立医院肝癌放疗患者次均费用为 36 442.58 元，其中综合医院为 35 073.44 元，肿瘤专科医院为 43 493.87 元，其他专科医院为 39 579.28 元；按省域分布，青海相对较高，云南相对较低（图 1-200）。二级公立医院肝癌放疗患者次均费用为 29 788.49 元，其中综合医院为 28 998.65 元，肿瘤专科医院为 39 278.39 元，其他专科医院为 16 711.04 元；按省域分布，上海相对较高，河南相对较低（图 1-201）。

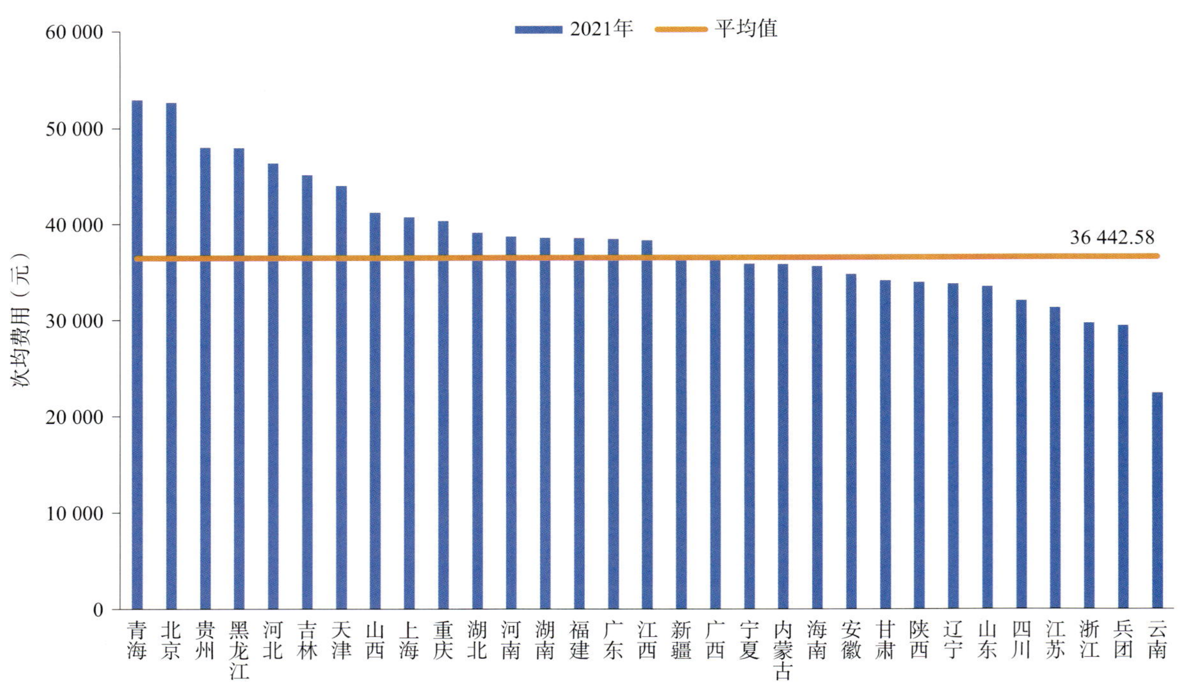

图 1-200　2021 年各省（自治区、直辖市）三级公立医院肝癌放疗患者次均费用

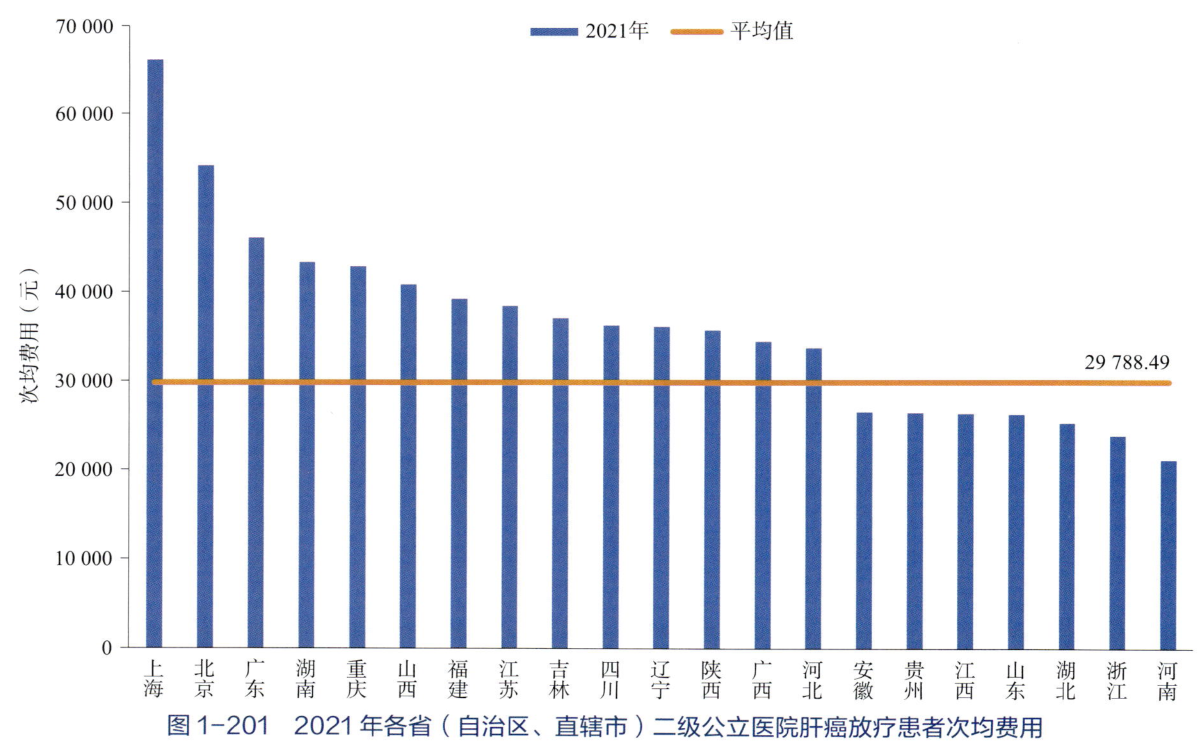

图 1-201　2021 年各省（自治区、直辖市）二级公立医院肝癌放疗患者次均费用

17. 肝癌放疗患者住院死亡率　2021 年纳入分析的三级公立医院肝癌放疗患者住院死亡率为 0.10%，其中综合医院为 0.13%，肿瘤专科医院为 0，其他专科医院为 0；按省域分布，广西相对较高，其后依次为内蒙古、黑龙江、安徽、山东、湖北，北京等均为 0（图 1-202）。二级公立医院肝癌放疗患者住院死亡率为 0.74%，其中综合医院为 0.41%，肿瘤专科医院为 4.44%，其他专科医院为 0；按省域分布，吉林相对较高，除吉林、重庆、山东外，其他省份均为 0，故不作图表展示。

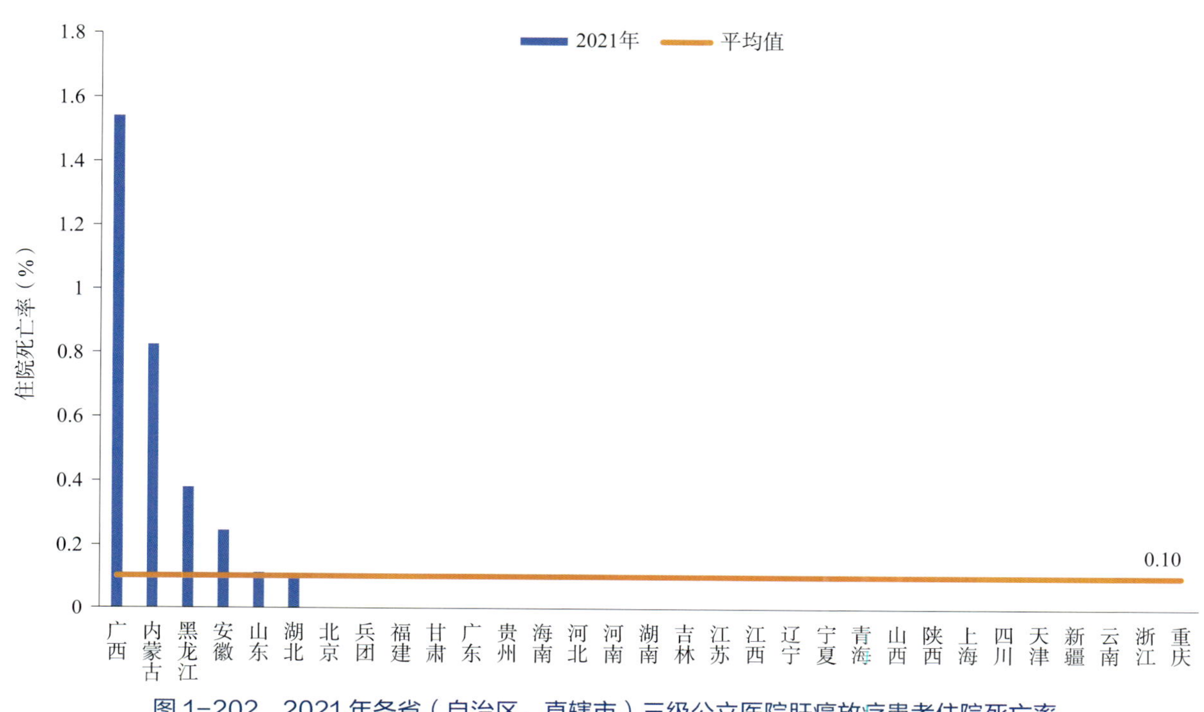

图 1-202　2021 年各省（自治区、直辖市）三级公立医院肝癌放疗患者住院死亡率

第二部分

省级肿瘤质控中心工作经验和典型做法

一、北京市肿瘤治疗质量控制中心和改进中心

北京市肿瘤治疗质量控制中心和改进中心（以下简称质控中心）于 2013 年成立，10 年来不断完善肿瘤诊疗质控体系，持续推进肿瘤单病种质控工作和抗肿瘤药物治疗，特别是肿瘤化疗的质控工作，促进北京市各医疗机构肿瘤诊疗质量提升，不断规范肿瘤诊疗行为。

（一）完善组织体系，健全质控网络

一是加强质控专家体系建设，先后成立质控中心专家委员会、化疗质控专家委员会，以及乳腺癌质控专家委员会等肿瘤单病种质控专家委员会。委员会负责质控活动方案的制定与实施，参加质控工作会议，参加质控检查活动，开展质控培训。二是质控网络覆盖广，质控单位覆盖全市 16 个区 180 余家二、三级医院，其中三级医院 90 余家，二级医院 80 余家。三是持续推进区级质控中心建设，已经有 4 个区成立区级肿瘤质控中心，逐步形成市 – 区肿瘤质控管理体系。四是建立市肿瘤质控工作群，充分利用网络平台，畅通质控中心与各医院的沟通交流渠道。

（二）建立质控标准，持续开展质控活动

一是编制《肿瘤化疗质量控制与评价指导手册》，从人员配备要求、设备配备要求、肿瘤化疗质量监督管理体系、化疗的适应证和注意事项、不良反应评价及疗效评价等方面对化疗的诊疗过程进行全过程质控。二是针对北京市发病率较高的肺癌、乳腺癌、胃癌、结直肠癌、肝癌、甲状腺癌、子宫内膜癌等癌种制定肿瘤单病种质控指标，以单病种质控指标为核心开展医疗机构肿瘤单病种质控工作。三是围绕国家医疗质量安全改进目标，为提高肿瘤治疗前临床 TNM 分期评估率，针对重点癌种制定治疗前临床分期检查评估策略，指导各医院规范进行肿瘤治疗前临床分期评估检查。四是为推广落实肿瘤质控标准、指标，以及诊疗指南、规范等，质控中心组织了内容丰富、形式多样的质控活动，包括质控培训、问卷调研、质控检查、质控工作会议等。质控中心自成立以来，围绕北京市常见癌种，先后组织了多轮单病种规范诊疗和质控培训。五是定期组织肺癌单病种质控检查、肿瘤化疗质控检查等多项质控检查活动。北京市卫生健康委员会（简称卫健委）高度重视肿瘤质控工作，自质控中心成立以来，为推动各项质控活动的开展，针对各项质控活动，市卫健委均通过正式文件的形式将通知印发给各区卫健委及各医院。

（三）开展化疗质控专项评价，成效显著

自 2015 年开始，质控中心每年组织卫生管理、临床和药学专家对北京市开展肿瘤化疗的二、三级医院进行肿瘤化疗质控检查，并将检查结果以报告形式反馈给各医院，督促各医院进行改进，并收集各医院的改进情况，通过检查 – 反馈 – 改进，持续督促各医院不断提升肿瘤化疗质量水平。所检查医院的质量得分由 81.78 分提高至 89.02 分，药物标准应用剂量说明规范率由 28.95% 提高至 66.57%，身高 / 体重 /

体表面积记录规范率由54.47%提高至80.12%，化疗当日药物应用记录规范率由68.42%提高至84.00%，化疗入院病史记录规范率由74.47%提高至78.00%。各医院的肿瘤化疗质量在各方面均得到了较大提升。

（四）充分利用已有信息资源，提高质控信息化水平

在北京市卫健委的支持下，质控中心不断加强与其他相关质控中心的合作，充分发掘已有的数据资源，开展信息化质控。例如通过与北京市医疗管理数据质量控制和改进中心的合作，利用北京市二、三级医院病案首页数据，同时在国家癌症中心、国家肿瘤质控中心的支持下，利用全国医疗质量抽样调查数据、全国抗肿瘤药物临床应用监测网数据，通过信息化手段，开展肿瘤诊疗质量评价，撰写北京市肿瘤专业医疗质量报告。

下一步，质控中心将督促市内各医院在国家平台上按照要求积极上报数据，依托已有平台，不断推进质控信息化建设，提高质控信息化水平。

二、浙江省肿瘤性疾病医疗质量控制中心

浙江省肿瘤性疾病医疗质量控制中心成立于1994年，在国家肿瘤性疾病医疗质量控制中心、浙江省卫生健康委的指导和帮助下，牢牢把握肿瘤规范化诊疗的主题，持续加强浙江省肿瘤诊疗质量控制体系建设，提升浙江省肿瘤诊疗标准化、规范化、科学化和同质化水平。

（一）立足“规范化”，不断推进质量改进工作

一是围绕中心任务，加强目标管理。根据国家医疗质量安全改进目标，在全省范围内发布《关于印发“肿瘤专业医疗质量安全改进目标”目标值及工作要求的通知》等4份文件，明确工作方法及要求、具体目标和实施路径等。二是开展线上自查，关注改进成效。在全省范围内共开展两轮重点癌种的治疗前临床TNM分期评估率自查工作，形成医疗机构自查基线报告。三是组织专家调研，确保改进结果。在全省范围内对重点单位开展重点癌种的治疗前临床TNM分期评估率的现场抽查工作，了解改进措施、成效及困境，并提出指导意见。目前该工作已取得了明显成效，全省80%的医院已远远超过预期目标值，全省整体评估率可达到70%。

（二）立足“精细化”，不断提高诊治规范水平

一是拓展质控领域，出台管理办法。为加强我省医疗机构抗肿瘤药物临床应用管理，本中心联合浙江省医院药事管理质控中心共同组织相关的医学、药学专家，研究制定了《浙江省医疗机构抗肿瘤药物分级管理指导意见（试行）》。根据安全性、可及性、经济性等因素，将抗肿瘤药物分为限制使用级和普通使用级，在省内实现了抗肿瘤药物临床应用分级管理。二是持续发文督促，加强合理用药。通过全国抗肿瘤药物临床应用监测网定期发文通报省内医疗机构上报情况，持续发挥抗肿瘤药物临床应用管理指标监控作用，加强医疗机构抗肿瘤药物合理应用。三是出台检查标准，组织专家检查。组织专家按照《浙江省抗肿瘤药品管理及临床合理应用检查标准》，对32家被检单位的抗肿瘤药物规范化使用及拓展性应用进行质量检查、评估与指导，按表逐一量化打分，提出整改意见。

（三）立足“标准化”，不断开展质控检查工作

一是开展放疗质控检查。认真组织有关专家（共87人次）对全省67家放疗单位就放疗组织与装置的管

理、放疗临床质量管理和放射物理与技术质量管理三大方面进行了质控检查，通过实地勘察、资料查阅、现场询问等形式全面了解医院放疗质控情况，形成了《浙江省肿瘤放射治疗质控检查总结》，进一步推动区域内放疗能力及水平提升，同时为放疗专业的统筹发展提供了翔实的数据。二是开展癌痛规范化检查。组织专家按照《癌痛规范化治疗质量管理专业检查评分标准（2022 版）》，对全省 30 家三级乙等综合性医院进行了癌痛规范化治疗的专项质控检查，提出整改意见，并形成检查报告反馈给各单位。各类质控检查充分发挥了省质控中心、各地市质控中心和各地市龙头医院的辐射作用，凝聚全省力量促进肿瘤诊治质量提升。

（四）立足“区域化”，不断完善三级质控体系

本中心印发了《关于推进三级肿瘤质控体系建设的通知》，要求各地市进一步完善省级—地市级—县区级三级肿瘤质控体系建设，健全医疗质控体系。目前，全省 11 个地市已全部建立地市级肿瘤质控中心，挂靠于主要市级医院，并已建立富阳、慈溪、海宁、诸暨等 30 余家县级质控中心。全省三级质控网络体系基本形成。

（五）立足“同质化”，不断提升基层防治能力

为进一步落实《关于印发肿瘤诊疗质量提升行动计划的通知》等文件精神，结合我省基层医务人员肿瘤防治现状，本中心联合浙江省癌症中心启动实施了“基层临床医师肿瘤疾病诊疗能力提升计划”。计划 3 年内实现全省基层社区卫生服务中心（卫生院）培训覆盖率 60% 以上、培训临床医师 1 000 人的目标，目前前两期已结业。

（六）立足“信息化”，不断强化质控效能建设

2022 年 6 月创办“浙江省肿瘤诊治质控中心”官方微信公众号，发布诊疗标准、诊疗指南、通知文件、质控活动报道等。自创办以来，粉丝数达300余人，覆盖全省各地市，发布中心文件相关文章13篇，转载肿瘤诊治规范化质控指标文章 11 篇、质控活动报道 5 篇、会议通知 4 篇，共计 33 篇，总阅读量达 19 852 人次。

（七）立足“责任化”，不断压实质控职责使命

一是定期召开全省肿瘤诊治质控工作会议，充分起到总结回顾、谋划思路、部署工作和分享经验的作用。二是高质量完成卫生行政部门委派的各项任务，撰写《2022 年度浙江省肿瘤诊疗质量提升行动工作总结》等。三是始终保持和保障质控工作的先进性。2022 年，本中心从 38 家省级质控中心中脱颖而出，荣获了“2021 年度浙江省优秀省级质控中心”称号。

踔厉奋发新征程，勇毅前行谱新篇。下一步我们将继续满怀热情、兢兢业业，为我省肿瘤诊治水平的提高和发展增砖添瓦，再铸辉煌。

三、四川省肿瘤性疾病医疗质量控制中心

四川省肿瘤性疾病医疗质量控制中心（以下简称中心）于2012年成立，挂靠于四川省肿瘤专科医院。10 年来，本中心坚持以规范诊疗为原则，以综合质控为抓手，搭平台、建机制、促规范，始终致力于推动区域肿瘤规范化诊疗水平的提升。

（一）搭平台，完善质控组织体系

持续推进“省－市－县”三级肿瘤质控体系建设，打造专业权威的质控交流平台。一是保持与国家肿瘤质控中心的密切联系，协同推动医疗安全改进目标落实、单病种规范化诊疗质控、抗肿瘤药物临床应用监测等重点工作。二是在省级质控专家委员会基础上组建单病种质控工作组，推动质控工作精细化、科学化。目前已成立乳腺癌和结直肠癌质控工作组，肺癌、食管癌、宫颈癌、卵巢癌质控工作组正在陆续筹建中。三是指导推进市县级肿瘤质控中心建设，开展肿瘤专业情况调查，将指导市县两级质控中心建设与省级质控专家评优推荐等挂钩。目前已实现全省 21 个市（州）市级质控中心建设全覆盖，县级质控中心达到 39 个，占区县总数的 21%，质控覆盖医疗机构 205 家；未来 3 年，力争实现全省 60% 的区县组建县级肿瘤质控中心或肿瘤质控组。

（二）建机制，丰富质控工作内涵

顺应发展趋势，凝练学科特色，丰富质控内涵。一是常态化开展肿瘤专业质量数据调查，编写《四川省 2022 年度医疗质量安全报告（肿瘤专业）》。二是紧跟行业前沿，结合省情实际更新修订《四川省肿瘤性疾病医疗质量质控指标》，联合四川省胸外科医疗质量控制中心编写完成《四川省早中期肺癌诊疗质控口袋书（2021 年版）》并发放给各市级质控中心。三是助力医疗质量安全改进目标落实，开展了肿瘤治疗前 TNM 分期评估宣传解读、巡讲培训及线上飞行质控，完成以市级质控中心挂靠单位为主的第二轮医疗质量安全改进目标质控核查（2022 年市级质控中心挂靠单位 TNM 分期评估率已达到 90%）。四是充分利用四川省医疗“三监管”平台探寻问题线索，探索医防结合、“质控－卫监”联动工作机制。联合四川省癌症防治中心共同举办了“2022 年全省癌症防治技术培训”，依托医疗“三监管”综合监管季报，试行开展了 2 期认定不合理病例线上质控专家点评。五是积极推进信息化质控，完成中心门户网站升级改造，单独建立中心门户网站，增设专题质控、防癌科普等多个模块，完成肿瘤规范化诊疗质控监测平台一期功能开发，并进行了动员培训，部分市级质控中心已入网试用和调试。

（三）促规范，助力诊疗水平提升

落实《四川省肿瘤诊疗质量提升行动实施方案》，助力全省肿瘤诊疗能力提升。一是助力完善覆盖肿瘤诊疗全过程、全周期的分级诊疗体系。召开了四川省肿瘤诊疗质量提升动员会，由中心挂靠单位发起，成立了四川省肿瘤诊疗质量提升联盟，协同推广肿瘤诊疗技术，强化肿瘤诊疗专业人才培养，助力基层服务能力提升；第一批成员单位包括省内 23 家地市级龙头医院。二是推动肿瘤专科人才队伍建设。中心受四川省卫生健康委委托，牵头组织编撰《肿瘤专科医师工作手册》《质控员工作指南》，2022 年已完成大纲论证编撰，肿瘤专科医师及质控员培训工作将于 2023 年全面启动。三是推广单病种质控，组织动员全省各级各类医疗机构积极参与国家癌症中心发起的肿瘤单病种规范诊疗质控试点工作。全省已有 36 家医院加入乳腺癌、卵巢癌、肝癌、肺癌等 4 个癌种规范诊疗质控试点单位创建。四是助力疫情防控，组织编写了《四川省应急状态下高风险肿瘤患者抗肿瘤相关事宜专家共识》，举办了 4 期常态疫情防控下肺癌单病种质控巡讲，线上参会人员约 6 万人次。

四、江苏省肿瘤质控中心

江苏省肿瘤科质控中心成立于 2010 年，2021 年更名为江苏省肿瘤质控中心（以下简称中心），下设乳腺癌、肺癌、食管癌单病种质控专家委员会。近年来，中心不断着重加强组织体系管理，狠抓质控工作落实，推动省内医疗机构肿瘤诊疗服务高质量发展。

（一）完善组织体系，加强中心管理

中心质控对象为三级医疗机构，目前全省质控对象共83家，主要为自愿参加的省、市、县公立三级医疗机构和部分民营三级医疗机构，质控范围为肿瘤诊疗相关的内科、外科、放疗、影像、病理等专业的医疗质量。中心制定了中心职责、委员职责，建立委员考核制度，每两年更新一次中心委员。中心的任务是建立全省肿瘤专业质控指标，制定常见恶性肿瘤诊疗常规并举办培训班，开展质控指标收集、分析评价、反馈和纠偏监控工作，开展质控督查，指导市级质控中心和对象单位开展质控工作。目前，共有市级肿瘤质控中心10个，主要承担本辖区内各级医疗机构的肿瘤科质控工作。已基本形成了全省肿瘤专业医疗质量控制管理网络。

（二）优化质控网络平台，加强诊疗服务建设

随着对质控要求的提高，中心质控范围已从单一的肿瘤科质控逐步扩大至肿瘤相关专业的质控管理。中心建立了质控对象单位职能部门（质管办）工作群。中心挂靠单位出资建立质控数据上报网络平台，由对象单位职能部门统一上报数据，中心专职人员按月收集对象单位的质控指标数据，分析并提出整改意见，形成月报公示。在疫情期间，中心积极参与新冠疫情防控工作，组织中心专家编写《江苏省新型冠状病毒疫情期间肿瘤患者内科诊治管理要点》和《肿瘤患者就诊指南》，明确肿瘤患者诊疗流程，力求疫情期间诊疗规范化、同质化。同时，在质控对象单位内开展“奥密克戎病毒对恶性肿瘤患者接受抗肿瘤治疗影响调查”，为卫生行政管理部门制定防控措施提供依据。

（三）质控工作多样化，提升质控成效

中心每年不断完善质控指标，更新督查标准，运用自查、现场督查、远程病历抽查等多种方式监控对象单位各项指标的完成情况。在肿瘤患者治疗前临床TNM分期方面，中心通过质控专题培训，针对肺癌、肝癌、胃癌、结直肠癌、乳腺癌进行二次治疗前临床TNM分期督查，肿瘤科的TNM分期评估率从77.55%提升到88.72%，非肿瘤科从22.42%上升到54.40%。在肿瘤患者治疗前营养筛查方面，各临床科室对肿瘤患者的营养状况筛查及评估往往不够重视，通过中心的多次培训，各质控对象单位将肿瘤患者的营养状况筛查列入院级质控考核指标中，截至目前，筛查率已接近100%。同时，与医保DRG管理联动，加强合理应用抗肿瘤药物和检查管理，将DRG高、低倍率病例占比纳入质控指标。此外，建立抗肿瘤药物遴选和评估制度，开展临床综合评价，加强医师处方权限管理，通过治疗效果评估、处方点评等方式加强抗肿瘤药物临床应用管理，定期评估并公布应用情况。通过以上措施，非医保适应证用药比例逐步下降。中心制定了各肿瘤病种的诊疗流程，明确各病种治疗前、治疗中、治疗后疗效评估和随访等检查项目，对合理使用医保资金起到积极的推进作用。

（四）发挥单病种质控专业委员会作用，推行单病种多学科诊疗模式

为强化单病种质控管理，发挥单病种质控专业委员会作用，定期修订单病种质控指标。例如，中心将肺小结节手术后病理诊断阳性率增补为质控指标，对质控对象单位规范肺小结节手术适应证起到推动作用。同时，积极配合国家肿瘤质控中心和国家癌症中心工作，推动单病种规范诊疗质控试点工作，省内多家质控对象单位已成功申请为肺癌、乳腺癌、卵巢癌、食管癌规范诊疗质控试点单位。此外，中心加强单病种病理诊断能力提升培训指导工作，已有7家质控对象单位的病理科被国家癌症中心、中国合格评定国家认可委员会评定为“乳腺癌单病种质控病理诊断能力验证计划合格单位”。

中心积极推行单病种多学科诊疗模式。开设单病种多学科诊疗门诊（MDT门诊），涵盖的病种包括肺

小结节、中晚期肺癌、乳腺癌、大肠癌、大肠癌肝转移、胃癌、食管癌、肝癌、骨与软组织肿瘤、不明原发和多原发肿瘤等。各质控对象单位已将单病种术前术后多学科会诊指标纳入医疗质量与安全考核范围。

（五）注重质控培训学习，提升全省肿瘤诊治水平

为提升临床医师的肿瘤诊疗水平、规范抗肿瘤药物合理应用和合理检查，中心每年举办“常见肿瘤诊疗规范省级继续教育学习班”，开展“单病种诊疗规范”“质控指标培训”巡讲活动，组织病例讨论会并邀请专家参会现场点评；同时，采用会前、会中、会后多次签到和会后考试等方式进行会议质控，确保会议成效。

（六）定期召开质控工作会议，提升质控管理水平

中心每年举办两次质控工作会议。会议内容包括：阶段性总结质控工作取得的成效，分析存在的问题并提出改进建议；邀请省内外质控专家介绍质控管理经验；市级质控中心或质控对象单位进行经验交流；讨论并更新各项管理制度和考核制度；公布各质控对象单位年度考核结果并上报省医疗质量管理办公室，作为等级医院评审（复评）和省级临床重点专科评审指标之一。

五、河南省肿瘤诊疗质控中心

河南省肿瘤诊疗质控中心（以下简称中心）成立于 2009 年，在河南省医疗质量控制中心管理办公室（以下简称省质控中心管理办公室）的领导下，以单病种为链条，围绕肿瘤质控指标与年度质量安全改进目标，结合实际情况，积极开展质控工作。

（一）规范中心工作，完善质控体系

一是规范中心建设，严格贯彻河南省质控中心管理要求，自觉接受省质控中心管理办公室的指导、监督，压实责任单位主体责任，落实主任委员负责制，履行请示汇报流程，紧扣质控指标和改进目标开展工作。二是在省质控中心管理办公室的指导下，结合国家肿瘤质控工作要求，细化中心专业组织架构，本着精准、高效质控的宗旨，获批成立了乳腺癌、结直肠癌、放疗、肺癌、妇科肿瘤及肝癌 6 个亚专业组，分类指导各级质控对象规范开展肿瘤诊疗。三是积极对接省辖市卫生健康行政部门，通过培养质控人才、组建质控队伍、培训质控技巧，协助推进市级质控中心建设。目前已有 11 个省辖市建立市级质控中心，分别为郑州市（2 个）、平顶山市、安阳市、新乡市、焦作市、许昌市、漯河市、三门峡市、信阳市和驻马店市，“省 – 市”两级质控架构初步形成。

（二）锚定改进目标，统一工作要求

一是广泛调研，有的放矢。按照有关要求，结合工作实际，中心委员会经深入调研、充分讨论、广泛征求意见等，明确了肿瘤诊疗重点癌种，围绕“提高肿瘤治疗前临床 TNM 分期评估率”（临床 TNM 分期评估率简称 cTNM 评估率）制定工作方案，指导各医疗机构对 2020 年、2021 年 cTNM 评估率进行自查，对数据进行收集、整理、分析，掌握重点癌种基线情况，梳理存在的问题，制定改进措施。二是强化评估，重在指导。临床 TNM 分期（cTNM）评估对指导制定肿瘤患者诊疗方案、确保其科学性和合理性具有重要意义。在基线调查分析基础上，针对存在的问题，省质控中心报请省卫生健康委，经省质控中心管理办公室审核，制发了《河南省肿瘤治疗前 TNM 分期评估管理指引（试行）》（豫卫医质控〔2021〕7 号），明确适用范围，制定判断流程、评估策略及规范，强调质量控制，要求医院由医务管理部门牵头，组建病

案、肿瘤、影像及其他临床科室成立专项组，完善相关制度，围绕 cTNM、诊疗规范和指南等定期组织培训，着重提升诊疗能力。

（三）完善专业规范，多措并举质控

一是制定专家共识，制发质控手册。省质控中心组织乳腺癌亚专业组从乳腺癌早期手术、早期乳腺癌内分泌治疗、晚期乳腺癌诊疗、乳腺癌辅助治疗、乳腺癌辅助化疗、乳腺癌术后放射治疗、乳腺癌规范化病理诊断等 7 个方面分别制定专家共识，发表于《中华肿瘤防治杂志》，强调乳腺癌单病种多学科诊疗。肺癌亚专业组从肺癌诊断质控，包括治疗前 TNM 分期、MDT 执行流程、治疗质控标准、非小细胞肺癌（NSCLC）治疗质控、小细胞肺癌治疗质控等 6 个方面，编写出版《河南省肺癌规范诊疗质控指导手册（2022 年版）》，为指导河南省规范诊疗肺癌提供遵循，为全省同质化诊疗奠定基础。二是实地质控指导与评价。乳腺癌亚专业组率先制定《河南省乳腺癌诊疗质量控制指标及评价细则（试行）》，建立起三级质控指标体系，包括 5 部分 27 项指标，为提高全省乳腺癌专业的诊疗水平奠定坚实基础。质控专家先后前往豫北、豫东、豫南及豫西地区对质控单位开展首批乳腺癌诊疗规范化质量控制试点工作，形成培训 – 考核 – 督导 – 整改 – 培训的 PDCA 闭环，通过“解剖麻雀”、突破瓶颈、打通堵点，切实提升乳腺癌诊疗水平。三是开展医疗质量专题培训。乳腺癌、肺癌、放疗亚专业组以规范化诊疗为主要内容，每年针对全省二级及以上医疗机构多次召开质量培训会，对相关质控指标、指南、规范性诊疗等进行解读，指导医疗机构持续改进医疗质量。

（四）扎实勤勉工作，质控成效初现

一是通过扎实开展肿瘤质控工作，2021 年将 cTNM 评估率从 34.89% 提升至 47.22%，在改进目标方面取得了明显的成效。二是在 2022 年省级专业质控中心述职评价中，中心一举斩获了第 4 名，较既往成绩提升了 15 名。三是中心工作获得省卫生健康委高度赞扬和肯定，中心秘书同时作为省质控中心管理办公室成员，负责包干指导其他 10 个省级专业质控中心开展工作，工作认真、热情诚恳、指导到位，获得了领导和同事们的高度认可。

下一步，中心将持续完善工作机制，进一步建立健全三级质控体系，贯彻落实医疗质量安全改进目标，积极发挥中心在肿瘤诊治规范化方面的引领作用，以目标为引领，以问题为导向，通过数字赋能探索建立长效、常态机制，深入推广规范化诊疗模式，强力推进肿瘤诊疗同质化建设。

六、安徽省肿瘤质量控制中心

安徽省肿瘤质量控制中心（以下简称中心）成立于2009年，挂靠于中国科学技术大学附属第一医院，后者是全省首个针对各类肿瘤（除肺癌）诊治设立的综合治疗中心。中心以持续推进我省肿瘤规范化诊疗水平提升为目标，遵照国家、省卫健委等工作安排，在实践中发现问题、解决问题，持续推进我省肿瘤诊疗工作全面开展。

（一）健全组织架构，覆盖全省地市

中心设有肿瘤内科、肿瘤放疗科、肿瘤外科三个分中心，分别负责相应专业的质控工作。同时，我省 16 个地市均已成立市级肿瘤质控中心，并成立县级肿瘤质控中心 3 个（无县级肿瘤质控中心地区则成立县级肿瘤质控小组，负责县级医院质控工作），逐步完善“省 – 市 – 县”三级质控网络，使肿瘤质控工作进一步向基层推进。

（二）完善质控标准，促进规范诊疗

中心针对肿瘤内科、肿瘤放疗科、肿瘤外科分别设置质控标准。其中，针对肿瘤内科制定了首诊患者评估标准、复诊患者评估标准、新型抗肿瘤药物评估标准等；针对肿瘤放疗科，对物理技师和临床医师制定不同的评估标准；针对肿瘤外科，根据疾病特点制定胃癌、食管癌、乳腺癌等单病种质控标准。同时，各分中心针对历年检查中发现的问题，不断修订、优化标准（截至2022年，已更新至第4版），促进肿瘤规范化诊疗。

（三）丰富评估形式，落实改进要求

一是市级肿瘤质控中心互评，促进各市交流。16个市级肿瘤质控中心，每年至少进行一次交叉评估，及时发现、整改问题，促进各市交流、共同进步。二是考核市级肿瘤质控中心，落实各项措施。中心每年对各市级肿瘤质控中心进行考核、排名，促进各市级肿瘤质控中心全面落实各项要求，切实提高全省肿瘤诊疗水平。三是开展专项评估，逐个击破问题。根据肿瘤诊疗质量提升目标——提升肿瘤患者临床TNM分期评估率，中心开展针对首诊患者的评估，对首诊患者的病理诊断、临床分期、治疗前检查、治疗方案、是否参与MDT讨论等进行专项评估，从而提升全省肿瘤规范化诊疗水平；并要求各医院针对首诊患者诊疗情况进行专项记录，便于随访跟进。同时，自2011年开始，中心高度重视癌痛规范化诊疗工作，先后开展多次癌痛专项培训、评估工作，促使癌痛规范化诊疗基本覆盖至基层；自2021年起，中心陆续开展呕吐规范化诊疗、肿瘤患者营养评估等工作，进一步提升肿瘤患者生存质量。

（四）查找分析问题，提出解决方案

一是成立外科分中心，规范外科肿瘤诊疗。在过往肿瘤内科质控评估中，发现首诊患者以外科就诊居多，且较多患者术后即在外科进行抗肿瘤药物治疗，诊疗存在较多不规范之处；同时，部分外科对肿瘤内科进行的评估工作配合度不高。为解决此问题，我中心成立外科分中心，并设立胃肠、肝胆、甲乳（即甲状腺与乳腺外科）等外科质控组，正式全面启动针对外科肿瘤患者诊疗方面的质控工作，其重点工作内容为外科肿瘤患者是否应行手术诊疗、抗肿瘤药物是否规范化使用、推行“单病种多学科”诊疗模式等。同时，持续推进各市级外科分中心成立，使肿瘤质控覆盖外科系统。二是推进“单病种多学科”诊疗模式。我省以各市级肿瘤质控中心挂靠单位为代表的三级医院，开展MDT的情况普遍较少。为大力推进“单病种多学科”诊疗模式，中心成立“安徽省消化道肿瘤MDT联盟”，通过对各市级肿瘤质控中心挂靠单位MDT工作开展情况的考核，确定首批联盟成员。各成员需建立完善的工作制度、流程，规范开展MDT工作。中心年终对各成员进行考核。联盟的成立使各医院提高了对MDT的重视程度，同时建立了各市级交流机制，并拟于2022年起开展各市之间的线上交流，促进MDT在全省范围内推广。三是规范拓展性用药，成立临床研究协作组。部分医疗机构存在以临床研究为名义不规范使用抗肿瘤药物的现象，为减少此类情况发生，中心牵头成立“安徽省消化道临床研究协作组”，针对拓展性用药，采取“先讨论备案、后使用”的方式，最大程度避免药物滥用的情况发生。四是培训考核青年医师，夯实临床医师诊疗基本功。每年针对青年医师进行肿瘤规范化诊疗基础培训，并在评估工作中对青年医师进行现场考核，促进青年医师专业水平的提高。

下一步，中心将在保质保量完成各项工作的基础上，继续不断总结经验，查找不足。进一步提高数据化管理水平，同时加强肿瘤质控管理工作力度，持续提升各医院落实肿瘤质控政策的执行力。

七、吉林省肿瘤科医疗质量控制中心

吉林省肿瘤科医疗质量控制中心于2010年成立，十余年来通过宣贯标准、质控巡检、专项培训、规范化诊治巡讲等多种举措提升了吉林省肿瘤规范化诊治水平。2022年吉林省新冠疫情爆发期间，本中心与各地区肿瘤质控中心携手，想患者之所想、急患者之所急，紧急采取一系列有效举措，积极保障肿瘤患者医疗安全，并通过规范化诊治巡讲持续提升肿瘤医务工作者业务水平。

（一）搭建肿瘤质控网络，为质控工作顺利开展提供保障

在吉林省卫生健康委员会（以下简称吉林省卫健委）的大力支持下，在国家肿瘤质控中心的指导下，进一步完善了覆盖吉林省9个地市（州）的“国家－省级－市级”纵横结合的三级质控管理网络。各地区肿瘤质控中心建立了地区肿瘤质控工作办公室，设置了质控联络员，积极传达各级卫健委及国家肿瘤中心质控政策及工作精神，推动各项质控工作积极有序开展。

（二）积极抗击新冠疫情，竭力解决患者就医难题，保障规范治疗

2022年3月中旬，新冠疫情席卷了吉林、长春两地，两座城市先后按下了暂停键。肿瘤患者作为免疫功能低下、需要按计划治疗和定期复查的特殊群体，诊疗计划被打乱，患者及其家属难免陷入焦虑惶恐和不知所措中。急难时刻，中心调整工作重点，与9个地市（州）的地区肿瘤质控中心联动，紧急采取了一系列举措，保障了肿瘤患者在疫情期间的医疗安全。一是调研患者就医难题，及时回复协助解决。紧急设计了“新冠疫情期间患者需求调研问卷”发给肿瘤患者，及时准确了解患者面临的困难和迫切需要解决的问题，并在24小时内耐心细致地逐个回复了1 200余名患者在问卷中提出的各类问题，尽可能协助解决。二是组织专家编写患者管理建议，给予患者科学指导。通过查询国内外文献，根据我省患者具体情况，编写了涵盖8种常见肿瘤、3大常见症状及临床试验管理的《新冠疫情期间肿瘤患者管理建议》，为解决患者疫情期间就医、检查、调整治疗方案、处理并发症等诸多问题提供了科学参考及理论依据，必要且及时。三是召开全省肿瘤质控中心线上沟通会，协调患者就近诊疗。吉林省9个地市（州）的肿瘤质控中心主任、副主任及相关质控专家出席了会议。各地市（州）中心主任互通有无，分别介绍了目前当地封控情况、本单位肿瘤患者收容救治能力等。与会人员深入交流、献计献策，指导患者就近就医。各单位在疫情政策允许条件下，尽全力安排患者入院，最大限度地保障肿瘤患者规律性治疗，协力解决患者就医难题。四是组织线上医患交流会及专场答疑会，科学指导患者。同时，为尽快与更多的患者更高效地沟通，组织了“医患同心　共克时艰——新冠疫情期间医患交流会”。肿瘤质控中心专家在线统一解答了患者提出的问题，患者及家属共10 781人次参与了线上交流。4月份肿瘤防治宣传周期间，肿瘤质控中心以单病种为主题，每天针对1～2个瘤种，连续组织了7场线上专题答疑会，进一步解决了患者在封控隔离期间遇到的各类新的困难和问题。五是开展线上疑难病例会诊，满足疑难肿瘤患者的会诊需求。分别组织了3场疑难病例线上会诊，为长春、吉林、白城、四平、延边和通化等地区的34名患者制定了疫情封控下最合理的诊疗方案，解决了患者的疑难问题，使各基层单位的诊疗、学术水平获得同步提升。中心与各地市（州）肿瘤质控中心上下联动、团结协作、紧急采取的多项举措，为疫情之下的肿瘤患者撑起了一方晴空，彰显了各级肿瘤质控中心的高度责任感和社会担当。

（三）组织规范化诊治巡讲，持续推进肿瘤规范化诊治

中心2018—2022年连续举办了5轮规范化诊治巡讲活动。2022年度的4场巡讲紧密围绕国家卫健委医疗质量改进工作重点、国家肿瘤质控中心重点工作部署及吉林省卫健委质控工作要求，同时结合既往质

控督导考核中发现的问题，设置巡讲内容，除常见瘤种的规范化诊治解读及最新进展介绍之外，还设计加入了以下内容：①通报2021—2022年度重点质控工作情况。将临床TNM分期情况及癌痛示范病房督导考核结果通报给相关单位，让各医疗机构彼此了解，互相学习、互相借鉴，并在未来工作中及时改进。②临床TNM分期解读及调研。准确的肿瘤治疗前临床TNM分期是实施肿瘤规范化诊疗的前提和基础，对于推进肿瘤规范化诊疗尤为重要。巡讲专门设置了五大常见瘤种（肺癌、乳腺癌、肝癌、胃癌、肠癌）的临床TNM分期要点解读，并让基层医疗机构填写了临床TNM分期调研问卷。③每场巡讲安排一个病例汇报（分别是肺癌、乳腺癌、结肠癌和恶性黑色素瘤）与专家点评。病例以运行病历为主，突出诊治规范性、体现临床TNM分期和MDT诊疗理念，并提出需要进一步解决的疑难问题，由点评专家针对上述几方面给予深入的分析和指导。

站在新的历史起点，中心将不断优化质控方法，提升质控管理水平，推动肿瘤诊疗服务高质量发展，为健康中国助力！

八、河北省肿瘤内科质量管理与控制中心

河北省肿瘤内科质量管理与控制中心（以下简称省质控中心）在国家肿瘤质控中心和河北省卫生健康委员会（以下简称省卫健委）医政医管处的领导下，在河北医科大学第四医院的大力支持下，与省质控中心专家组和各地市质控中心团结协作，在确保新冠疫情防控任务全面落实前提下，积极开展了各项相关质控工作，并取得了一定成绩。

（一）加强地市级质控中心组织建设，健全完善质控网络

为了将肿瘤内科专业质控工作落实到位，全面提高全省各地市的肿瘤内科专业医疗质量，省质控中心全力推进质控工作网络建设。截至2022年11月已全部完成石家庄、保定、衡水、邯郸、邢台、沧州、秦皇岛、廊坊、唐山、张家口、承德等11个地市级和1个直属市级质控中心组建；另外，省质控中心也与辛集市、雄安新区当地卫健委建立密切的联系。各地市级质控中心也建立了以市县级二级以上医院为骨干医院的市县级质控工作网络架构，基本形成了“国家－省－市－县”四级的肿瘤质控工作网络。各级质控中心工作稳步开展，结合本地区的肿瘤防治特点，积极开展规范化诊疗培训和肿瘤内科诊治质控工作。通过开展形式多样的专业培训和学术活动，有效推动了质控工作。

（二）多措并举，落实肿瘤专业质控工作改进目标

省质控中心认真学习贯彻国家医疗质量安全改进目标政策要求，在省卫健委医政医管处的组织协调下，于2021年7月15日召开了全省该年度肿瘤专业质量安全改进目标推进工作培训会议。会议在省卫健委设立主会场，在各地市卫健委设立分会场，各地市肿瘤内科专业质控中心、二级以上医院代表采用线下线上相结合的形式参加了会议。会后各地市级肿瘤质控中心、二级以上医疗机构进一步统一思想、提高认识，积极整改，抓紧落实，以改促建，大力推行多学科协作诊疗模式，肿瘤治疗前临床TNM分期评估率显著提高，全面推动我省肿瘤专业规范化诊疗工作。

（三）加强肿瘤诊疗人才培训，提高肿瘤规范化诊疗能力

省质控中心依托挂靠单位，充分发挥多个专业学会学术平台和专业人才优势，在全省范围内广泛开展了恶性肿瘤诊治的国家级及省级继续医学教育培训项目。邀请国内知名肿瘤学专家以及河北省各地市不同学科的专家参加国家级和省级继续教育的培训，主要涉及肺癌、胃癌、结直肠癌、乳腺癌、泌尿及妇科肿

瘤以及软组织肉瘤等常见实体肿瘤规范化诊疗，在全省范围内起到了良好的学术引领和辐射作用。几年来，省质控中心和各地市质控中心同时将肿瘤规范化诊疗培训与住院医师规范化培训和医务人员继续教育相结合，全省各地市质控中心累计开展各类培训和学习研讨会200余场。2022年以来，国家肿瘤质控中心先后下发乳腺癌、原发性肺癌、肝癌、卵巢癌、宫颈癌、原发性结直肠癌、淋巴瘤、甲状腺癌、鼻咽癌、黑色素瘤、胃癌、膀胱癌和前列腺癌等13项规范诊疗质控指标，省质控中心认真进行了传达、学习和培训工作，进一步推动我省肿瘤专业规范化诊疗质控工作。由于疫情防控要求，培训大多采用线上形式，全省累计线上和线下培训达1万余人次，为提高肿瘤规范化诊疗能力做出了积极贡献。

（四）落实肿瘤诊疗规范和临床路径，规范肿瘤诊疗行为

省质控中心根据国家卫健委制定的常见恶性肿瘤相关诊疗规范和临床路径以及省卫健委相关文件具体要求，监督各级医疗机构严格落实肿瘤相关诊疗规范和临床路径，实施规范化诊疗。在临床诊疗实践中，根据患者基本情况，肿瘤病理分型、分期、分子生物学特征，以及既往治疗等情况，合理选择手术、化疗、放疗、生物靶向治疗、中医药等治疗方式。各级医院的肿瘤内科或肿瘤科严格控制本专业或科室抗肿瘤药物和辅助用药的品种数量，对于同一通用名称药物品种，对其品规数量都作出了限定，优先选用《国家基本药物目录》、《国家基本医疗保险、工伤保险和生育保险药品目录》和新农合药品目录收录及国家谈判的药品，辅助用药的使用比例显著降低。

（五）推行“单病种多学科”诊疗，优化肿瘤诊疗模式

省质控中心重点在三级医院和肿瘤专科医院继续积极推行“单病种多学科”诊疗模式（MDT），特别是针对病情复杂的恶性肿瘤患者，组织肿瘤科、内科、外科、放疗、病理、药学、影像、检验、核医学等相关学科进行多学科病例讨论或联合查房，制订科学、适宜的诊疗方案。省质控中心和各地市质控中心分别在石家庄、唐山、保定、邢台、邯郸、沧州、承德、张家口等地举办100余次多学科参与的消化道恶性肿瘤、肺癌、乳腺癌等疑难病例讨论和联合查房活动，邀请国内知名肿瘤学专家以及河北省各地市不同学科的专家200余人次。同时，充分利用网络信息技术，实行网上MDT、远程会诊等模式，打破了地域和时间的限制。推动精准理念和个体化治疗融入肿瘤日常诊疗工作，切实优化肿瘤患者的诊疗模式。

（六）积极完成国家肿瘤质控中心和河北省卫生健康委部署的各项工作

2022年，省质控中心协助各地市质控中心上报获批肺癌、卵巢癌、肝癌（5家医院）等3个癌种的规范诊疗质量控制试点单位，同时组织了甲状腺癌、淋巴瘤、食管癌、胰腺癌、前列腺癌、膀胱癌等瘤种的规范诊疗质量控制试点申报工作。顺利完成了省卫生健康委医疗评价指导中心组织起草的《2020—2022年河北省三级医院医疗服务数据评价报告（征求意见稿）》中肿瘤部分的论证和编写工作。按时参加国家肿瘤质控中心的工作例会，与全国各省市的肿瘤质控专家进行线上的交流和经验分享，进一步提高了省质控中心的工作质量和水平。

第三部分

肿瘤规范诊疗质量控制指标

一、乳腺癌规范诊疗质量控制指标

（国家癌症中心乳腺癌质控专家委员会制订）

诊疗指标 1　乳腺癌患者首次治疗前完成临床 TNM 分期诊断率
诊疗指标 2　乳腺癌患者首次治疗前完成临床 TNM 分期检查评估率
诊疗指标 3　乳腺癌患者抗肿瘤药物治疗前病理学诊断率
诊疗指标 4　乳腺癌患者术后病理报告完整率
诊疗指标 5　乳腺癌患者首次治疗前完成多学科综合诊疗（MDT）比例
诊疗指标 6　早期乳腺癌患者前哨淋巴结活检手术比例
诊疗指标 7　乳腺癌患者保乳术后放疗比例
诊疗指标 8　乳腺癌改良根治术后患者的放疗比例
诊疗指标 9　乳腺癌患者放疗记录规范率
诊疗指标 10　临床分期为Ⅲ期的乳腺癌患者术前新辅助治疗比例
诊疗指标 11　乳腺癌患者化疗记录规范率
诊疗指标 12　晚期转移性乳腺癌患者首次治疗选择全身系统性治疗比例
诊疗指标 13　乳腺癌术后激素受体阳性患者接受辅助内分泌治疗比例
诊疗指标 14　乳腺癌术后 HER-2 阳性患者接受针对性靶向治疗比例
诊疗指标 15　放射治疗前乳腺癌患者病理学诊断率
诊疗指标 16　乳腺癌术后接受辅助内分泌治疗的患者中激素受体阳性患者比例
诊疗指标 17　乳腺癌接受抗 HER-2 靶向治疗的患者中 HER-2 阳性患者比例
诊疗指标 18　腋窝淋巴结清扫数量为 10 个以上者比例
诊疗指标 19　乳腺癌患者首次治疗前超声诊断符合率
诊疗指标 20　乳腺癌患者首次治疗前乳腺 X 线诊断符合率
管理指标 1　乳腺癌手术患者并发症发生率
管理指标 2　乳腺癌Ⅰ类切口手术部位感染率
管理指标 3　乳腺癌患者非计划二次手术率
管理指标 4　乳腺癌患者低风险组病例死亡率
管理指标 5　乳腺癌患者治疗后随访率

二、肺癌规范诊疗质量控制指标

（国家癌症中心肺癌质控专家委员会制订）

诊疗指标 1　肺癌患者首次抗肿瘤治疗前完成临床 TNM 分期诊断率
诊疗指标 2　肺癌患者首次抗肿瘤治疗前完成临床 TNM 分期检查评估率
诊疗指标 3　肺癌患者首次非手术治疗前病理学诊断率
诊疗指标 4　肺癌患者手术治疗后 pTNM 分期率
诊疗指标 5　肺癌切除术术中淋巴结清扫率
诊疗指标 6　肺癌切除术术中纵隔淋巴结清扫站数≥ 3 站的比例
诊疗指标 7　Ⅲ期肺癌患者首次治疗前完成多学科综合诊疗（MDT）的比例
诊疗指标 8　肺癌患者精确放疗比例
诊疗指标 9　肺癌患者放疗记录规范率
诊疗指标 10　Ⅳ期肺癌患者首次抗肿瘤药物治疗采用一线推荐方案的比例
诊疗指标 11　肺癌患者接受分子靶向治疗前驱动基因阳性的比例
诊疗指标 12　肺癌患者放疗和（或）抗肿瘤药物治疗不良反应评价比例
诊疗指标 13　肺癌患者放疗和（或）抗肿瘤药物治疗后疗效评价比例
管理指标 1　肺癌治疗后随访率
管理指标 2　肺癌手术患者肿瘤完整切除（R0）率
管理指标 3　肺癌手术患者并发症发生率
管理指标 4　肺癌患者平均术后住院天数
管理指标 5　肺癌患者术后院内死亡率

三、肝癌规范诊疗质量控制指标

（国家癌症中心肝癌质控专家委员会制订）

诊疗指标 1　肝细胞癌患者首次治疗前临床中国肝癌分期诊断率
诊疗指标 2　肝细胞癌患者首次治疗前临床中国肝癌分期检查评估率
诊疗指标 3　肝内胆管癌患者首次治疗前临床 TNM 分期诊断率
诊疗指标 4　肝内胆管癌患者首次治疗前临床 TNM 分期检查评估率
诊疗指标 5　肝细胞癌患者首次治疗方案符合指南的比例
诊疗指标 6　非手术治疗的肝内胆管癌患者首次治疗前完成病理学诊断率
诊疗指标 7　手术治疗后肝内胆管癌患者 pTNM 分期评估率
诊疗指标 8　肝癌患者手术治疗后病理报告完整率
诊疗指标 9　手术切除的早期肝细胞癌患者中合并中高危复发因素的患者比例
诊疗指标 10　手术切除的肝内胆管癌患者术中淋巴结清扫率
诊疗指标 11　经皮肝动脉插管化疗栓塞（TACE）治疗的肝癌患者中精细 TACE 治疗占比
诊疗指标 12　中国肝癌分期Ⅱ b 和Ⅲ a 期肝细胞癌患者首次治疗选择 TACE 治疗的比例
诊疗指标 13　中晚期肝癌患者接受综合治疗的比例
诊疗指标 14　放射治疗的肝癌患者中接受精确放疗的比例

诊疗指标 15　肝癌患者西药抗肿瘤系统治疗后肝脏和心脏不良事件分级评价比例
诊疗指标 16　肝癌患者非手术治疗后完成疗效评价的比例
诊疗指标 17　肝癌患者接受中医中药治疗的比例
诊疗指标 18　出院肝癌患者手术和局部治疗占比
诊疗指标 19　出院肝癌手术患者中微创手术占比
管理指标 1　肝癌手术患者并发症发生率
管理指标 2　肝癌手术患者或 TACE 患者或局部消融患者平均住院日
管理指标 3　肝癌手术患者或 TACE 患者或局部消融患者平均住院费用
管理指标 4　肝癌手术患者非计划手术率
管理指标 5　肝癌手术患者或 TACE 患者或局部消融患者平均术后住院天数
管理指标 6　肝癌低风险组患者死亡率
管理指标 7　肝癌重点监控高值医用耗材费用占比
管理指标 8　住院肝癌患者治疗后随访率
管理指标 9　肝癌患者围手术期死亡率

四、卵巢癌规范诊疗质量控制指标

（国家癌症中心卵巢癌质控专家委员会制订）

诊疗指标 1　卵巢恶性肿瘤患者初始治疗前病史采集及辅助检查完成率
诊疗指标 2　有严重合并症和（或）晚期卵巢恶性肿瘤和（或）可能需要多个器官切除的患者初始治疗前完成多学科综合诊疗（MDT）的比例
诊疗指标 3　卵巢恶性肿瘤患者非手术治疗或新辅助化疗前病理学诊断率
诊疗指标 4　卵巢恶性肿瘤患者新辅助化疗规范率
诊疗指标 5　卵巢恶性肿瘤患者初次手术治疗的手术记录规范率
诊疗指标 6　卵巢恶性肿瘤患者初次手术后病理报告完整率
诊疗指标 7　卵巢恶性肿瘤患者初次手术后明确国际妇产科联盟（International Federation of Gynecology and Obstetrics，FIGO）分期和（或）TNM 分期率
诊疗指标 8　新诊断卵巢恶性肿瘤患者完成肿瘤分子检测的比例
诊疗指标 9　卵巢恶性肿瘤患者一线辅助治疗规范率
诊疗指标 10　卵巢恶性肿瘤患者一线辅助治疗不良反应评价的比例
诊疗指标 11　卵巢恶性肿瘤患者一线维持治疗规范率
诊疗指标 12　卵巢恶性肿瘤患者治疗后随访率
管理指标 1　卵巢恶性肿瘤患者发生手术相关的严重并发症或死亡的比例

五、宫颈癌规范诊疗质量控制指标

（国家癌症中心宫颈癌质控专家委员会制订）

诊疗指标 1　宫颈癌患者首次治疗前完成临床 FIGO 分期诊断率
诊疗指标 2　宫颈癌患者首次治疗前完成临床 FIGO 分期检查评估率

诊疗指标 3　宫颈癌患者首次治疗前病理学诊断率
诊疗指标 4　宫颈癌患者术后病理报告完整率
诊疗指标 5　早期宫颈癌根治性手术治疗患者淋巴结切除率
诊疗指标 6　宫颈癌患者手术记录规范率
诊疗指标 7　术后病理存在高危因素的宫颈癌患者接受同步放化疗率
诊疗指标 8　术后病理存在符合 Sedlis 标准的中危因素的宫颈癌患者放疗率
诊疗指标 9　中晚期宫颈癌患者同步放化疗率
诊疗指标 10　宫颈癌患者精确体外放疗率
诊疗指标 11　宫颈癌患者精确腔内放疗率
诊疗指标 12　宫颈癌患者放疗记录规范率
诊疗指标 13　宫颈癌患者增敏化疗采用标准方案比例
诊疗指标 14　复发宫颈癌患者首次化疗采用标准方案比例
诊疗指标 15　宫颈癌患者接受放疗和（或）抗肿瘤药物治疗急性不良反应评价比例
诊疗指标 16　宫颈癌患者放疗和（或）抗肿瘤药物治疗后疗效评价比例
诊疗指标 17　宫颈癌患者治疗后随访率
管理指标 1　宫颈癌手术患者并发症发生率
管理指标 2　宫颈癌手术患者平均住院日
管理指标 3　宫颈癌手术患者次均费用
管理指标 4　宫颈癌手术患者非计划二次手术率
管理指标 5　宫颈癌手术患者平均术后住院天数
管理指标 6　宫颈癌放疗患者平均放疗持续时间
管理指标 7　宫颈癌根治性放疗患者次均费用
管理指标 8　宫颈癌辅助放疗患者次均费用
管理指标 9　宫颈癌放疗患者近期并发症发生率
管理指标 10　宫颈癌放疗患者远期并发症发生率

六、结直肠癌规范诊疗质量控制指标

（国家癌症中心结直肠癌质控专家委员会制订）

诊疗指标 1　结直肠癌患者首次治疗前完成临床 TNM 分期诊断率
诊疗指标 2　结直肠癌患者首次治疗前完成临床 TNM 分期检查评估率
诊疗指标 3　结直肠癌患者首次非手术治疗前病理学诊断率
诊疗指标 4　Ⅳ期结直肠癌患者首次治疗前完成多学科综合诊疗（MDT）的比例
诊疗指标 5　首诊局部进展期直肠癌患者新辅助治疗率
诊疗指标 6　结直肠癌患者接受需要通过基因检测和（或）分子检测进行治疗的比例
诊疗指标 7　直肠癌患者放疗记录规范率
诊疗指标 8　结直肠癌患者手术术中清扫淋巴结数量合格率
诊疗指标 9　首诊转移性结直肠癌患者首次化疗采用一线方案的比例
诊疗指标 10　结直肠癌患者术后 C 级吻合口瘘发生率
诊疗指标 11　结直肠癌患者术后病理报告完整率

诊疗指标 12　结直肠癌患者手术治疗后 pT（肿瘤分期）和 pN（淋巴结分期）分期率
诊疗指标 13　结直肠癌患者放疗和（或）抗肿瘤药物治疗后疗效评价比例
管理指标 1　结直肠癌手术患者并发症发生率
管理指标 2　结直肠癌手术患者二次手术率
管理指标 3　结直肠癌患者手术死亡率
管理指标 4　结直肠癌住院患者治疗后随访率

七、淋巴瘤规范诊疗质量控制指标

（国家癌症中心淋巴瘤质控专家委员会制订）

诊疗指标 1　淋巴瘤患者首次治疗前完成临床 Ann Arbor 分期（Lugano 修订版）诊断率
诊疗指标 2　淋巴瘤患者首次治疗前完成临床 Ann Arbor 分期（Lugano 修订版）检查评估率
诊疗指标 3　NK / T 细胞淋巴瘤患者首次治疗前完成 CA 分期诊断率
诊疗指标 4　弥漫大 B 细胞淋巴瘤患者首次治疗前完成病理学细胞起源诊断率
诊疗指标 5　T 细胞淋巴瘤患者首次治疗前病理学诊断率
诊疗指标 6　弥漫大 B 细胞淋巴瘤患者首次治疗前完成国际预后指数评估率
诊疗指标 7　T 细胞淋巴瘤患者首次治疗前完成预后因素评估率
诊疗指标 8　滤泡淋巴瘤患者首次治疗前完成 FLIPI 评分率
诊疗指标 9　滤泡淋巴瘤进展期患者首次治疗前评估治疗指征率
诊疗指标 10　淋巴瘤患者首次抗肿瘤治疗采用推荐的一线方案的比例
诊疗指标 11　滤泡淋巴瘤患者首次诱导治疗后进行维持治疗的比例
诊疗指标 12　早期 NK/T 细胞淋巴瘤患者放疗比例
诊疗指标 13　淋巴瘤患者首次抗肿瘤治疗后进行疗效评价的比例
诊疗指标 14　淋巴瘤患者首次抗肿瘤治疗后进行不良反应评价的比例
管理指标 1　淋巴瘤患者治疗随访率

八、鼻咽癌规范诊疗质量控制指标

（国家癌症中心鼻咽癌质控专家委员会制订）

诊疗指标 1　鼻咽癌患者首次治疗前临床 TNM 分期诊断率
诊疗指标 2　鼻咽癌患者首次治疗前临床 TNM 分期检查评估率
诊疗指标 3　鼻咽癌患者首次治疗前病理学诊断率
诊疗指标 4　鼻咽癌患者首次治疗前完成外周血 EB 病毒检查率
诊疗指标 5　N3 期鼻咽癌患者首次治疗前接受 PET-CT 检查的比例
诊疗指标 6　鼻咽癌住院患者首次治疗前完成营养风险筛查和评估的比例
诊疗指标 7　Ⅰ期鼻咽癌患者接受单纯根治性放疗的比例
诊疗指标 8　初诊鼻咽癌患者接受精确放疗的比例
诊疗指标 9　鼻咽癌患者放疗记录规范率
诊疗指标 10　局部区域晚期（Ⅲ～Ⅳa 期）鼻咽癌患者首次治疗行综合治疗的比例

诊疗指标 11 局部区域晚期（Ⅲ～Ⅳa 期）鼻咽癌患者首次治疗行同步放化疗的比例
诊疗指标 12 局部区域晚期（Ⅲ～Ⅳa 期）鼻咽癌患者首次抗肿瘤治疗采用一线方案的比例
诊疗指标 13 鼻咽癌患者放疗期间急性口腔黏膜炎评价率
诊疗指标 14 鼻咽癌患者放疗期间急性皮肤反应评价率
诊疗指标 15 鼻咽癌患者放疗期间急性口干反应评价率
诊疗指标 16 鼻咽癌患者抗肿瘤药物治疗相关不良反应评价率
诊疗指标 17 鼻咽癌患者诱导化疗后疗效评价率
诊疗指标 18 鼻咽癌患者放疗后疗效评价率
诊疗指标 19 鼻咽癌患者根治性放疗按时完成率

九、甲状腺癌规范诊疗质量控制指标

（国家癌症中心甲状腺癌质控专家委员会制订）

诊疗指标 1 甲状腺癌患者术前超声报告完整率
诊疗指标 2 甲状腺癌患者首次手术前甲状腺血清学检测评估率
诊疗指标 3 甲状腺癌患者手术前细胞病理学检查率
诊疗指标 4 甲状腺癌患者首次治疗前临床 TNM 分期诊断率
诊疗指标 5 甲状腺癌患者首次治疗前临床 TNM 分期检查评估策略符合率
诊疗指标 6 甲状腺癌全切术后甲状旁腺功能评估率
诊疗指标 7 甲状腺癌患者术后病理报告完整率
诊疗指标 8 甲状腺癌术中冰冻病理与术后病理符合率
诊疗指标 9 甲状腺癌患者 pTNM 分期率
诊疗指标 10 分化型甲状腺癌 ^{131}I 治疗前生化评估率
诊疗指标 11 分化型甲状腺癌 ^{131}I 治疗前诊断性 ^{131}I 全身显像率
诊疗指标 12 分化型甲状腺癌 ^{131}I 治疗后 ^{131}I 全身显像率
诊疗指标 13 甲状腺癌患者术后发声质量评估率
管理指标 1 甲状腺癌术后出血清创率
管理指标 2 甲状腺癌术后切口感染率
管理指标 3 甲状腺癌手术预防性抗菌药物使用率
管理指标 4 甲状腺癌术后切口甲级愈合率
管理指标 5 甲状腺癌患者出院小结或出院记录中出院宣教告知率

十、黑色素瘤规范诊疗质量控制指标

（国家癌症中心黑色素瘤质控专家委员会制订）

诊疗指标 1 黑色素瘤患者首次治疗前临床 TNM 分期诊断率
诊疗指标 2 黑色素瘤患者首次治疗前临床 TNM 分期检查评估策略符合率
诊疗指标 3 黑色素瘤患者非手术治疗前病理学诊断率
诊疗指标 4 皮肤或肢端黑色素瘤患者术后病理报告完整率

诊疗指标 5 黑色素瘤患者手术治疗后 pTNM 分期率
诊疗指标 6 黑色素瘤根治术后患者（病理分期Ⅱ B～Ⅳ期）接受辅助治疗比例
诊疗指标 7 黑色素瘤根治术后患者辅助抗肿瘤药物治疗记录规范率
诊疗指标 8 黑色素瘤根治术后患者辅助治疗后随访率
诊疗指标 9 非转移性黑色素瘤患者原发灶切除率
诊疗指标 10 Ⅳ期黑色素瘤患者接受基因检测的比例
诊疗指标 11 Ⅳ期黑色素瘤患者系统性抗肿瘤药物治疗记录规范率
诊疗指标 12 Ⅳ期黑色素瘤患者系统性抗肿瘤药物治疗完成疗效评价率
诊疗指标 13 Ⅳ期黑色素瘤患者系统性抗肿瘤药物治疗记录不良反应的比例

十一、胃癌规范诊疗质量控制指标

（国家癌症中心胃癌质控专家委员会制订）

诊疗指标 1 胃癌患者首次治疗前临床 TNM 分期诊断率
诊疗指标 2 胃癌患者首次治疗前临床 TNM 分期检查评估率
诊疗指标 3 胃癌患者首次治疗前病理学诊断率
诊疗指标 4 胃癌患者术后病理报告完整率
诊疗指标 5 胃癌患者手术治疗后 pTNM 分期率
诊疗指标 6 接受内镜治疗的胃癌患者术后切缘阳性比例
诊疗指标 7 Ⅰ～Ⅲ期胃癌患者手术治疗术中淋巴结清扫总数≥ 16 枚的比例
诊疗指标 8 转移性胃癌患者首次治疗行手术治疗的比例
诊疗指标 9 胃癌手术患者术前完成营养风险筛查与评估的比例
诊疗指标 10 胃癌患者放疗记录规范率
诊疗指标 11 晚期转移性胃癌患者首次抗肿瘤药物治疗采用指南规范推荐的一线治疗方案的比例
诊疗指标 12 胃癌患者放疗或抗肿瘤药物治疗后疗效评价比例
诊疗指标 13 胃癌患者首次治疗前影像学评估报告规范率
诊疗指标 14 晚期转移性胃癌患者首次抗肿瘤药物治疗前病理生物标志物诊断率
管理指标 1 胃癌患者手术治疗后 30 天内重返手术室率
管理指标 2 胃癌患者手术治疗后 30 天内非计划重返住院率
管理指标 3 胃癌患者首次治疗后 5 年生存率

十二、膀胱癌规范诊疗质量控制指标

（国家癌症中心膀胱癌质控专家委员会制订）

诊疗指标 1 膀胱癌患者首次治疗前临床 TNM 分期诊断率
诊疗指标 2 膀胱癌患者首次治疗前临床 TNM 分期检查评估率
诊疗指标 3 膀胱癌患者首次非手术治疗前病理学诊断率
诊疗指标 4 膀胱癌患者根治性手术术中淋巴结清扫率
诊疗指标 5 肌层浸润性膀胱癌患者首次治疗前完成多学科综合诊疗（MDT）比例

诊疗指标 6　肌层浸润性膀胱癌患者新辅助化疗比例
诊疗指标 7　肌层浸润性膀胱癌患者术后接受辅助治疗的比例
诊疗指标 8　经尿道膀胱肿瘤切除术后即刻膀胱灌注化疗的比例
诊疗指标 9　膀胱癌患者接受根治性膀胱切除术中采用微创手术的比例
诊疗指标 10　接受保膀胱的≥ T2 期且 M0 期膀胱癌患者精确放疗的比例
诊疗指标 11　膀胱癌患者放疗记录规范率
诊疗指标 12　Ⅳ期膀胱癌患者首次抗肿瘤药物治疗采用一线方案的比例
诊疗指标 13　膀胱癌患者经尿道膀胱肿瘤切除术后病理报告完整率
诊疗指标 14　膀胱癌患者根治性膀胱切除术后病理报告完整率
诊疗指标 15　膀胱癌患者手术治疗后 pTNM 分期率
诊疗指标 16　膀胱癌患者抗肿瘤药物治疗不良反应评价比例
诊疗指标 17　膀胱癌患者抗肿瘤药物治疗后疗效评价比例
诊疗指标 18　根治性膀胱切除术患者接受原位新膀胱术的比例
诊疗指标 19　根治性膀胱切除术患者接受回肠通道术的比例
诊疗指标 20　根治性膀胱切除术患者接受输尿管皮肤造口术的比例
管理指标 1　膀胱癌患者围手术期高级别（Clavien-Dindo 分级为Ⅲ ~ Ⅳ级）并发症发生率
管理指标 2　膀胱癌患者围手术期死亡率

十三、前列腺癌规范诊疗质量控制指标

（国家癌症中心前列腺癌质控专家委员会制订）

诊疗指标 1　前列腺癌患者首次治疗前临床 TNM 分期诊断率
诊疗指标 2　前列腺癌患者首次治疗前临床 TNM 分期检查评估率
诊疗指标 3　前列腺癌患者首次非手术治疗前病理学诊断率
诊疗指标 4　前列腺癌患者穿刺活检病理报告完整率
诊疗指标 5　前列腺癌患者术后病理报告完整率
诊疗指标 6　前列腺癌患者手术治疗后 pTNM 分期率
诊疗指标 7　M0 期前列腺癌患者根治性精确放疗比例
诊疗指标 8　前列腺癌患者放疗记录规范率
诊疗指标 9　Ⅲ期前列腺癌患者首次治疗前完成多学科综合诊疗（MDT）比例
诊疗指标 10　Ⅲ期前列腺癌患者初始治疗行综合治疗的比例
诊疗指标 11　Ⅳ期前列腺癌患者首次化疗采用一线方案的比例
诊疗指标 12　转移性激素敏感性前列腺癌患者首次抗肿瘤药物治疗采用一线方案的比例
诊疗指标 13　前列腺癌患者放疗不良反应评价比例
诊疗指标 14　前列腺癌患者抗肿瘤药物治疗不良反应评价比例
诊疗指标 15　前列腺癌患者抗肿瘤药物治疗后疗效评价比例
管理指标 1　前列腺癌患者围手术期死亡率

十四、喉癌规范诊疗质量控制指标

（国家癌症中心喉癌质控专家委员会制订）

诊疗指标 1 喉癌患者首次治疗前临床 TNM 分期诊断率
诊疗指标 2 喉癌患者首次治疗前临床 TNM 分期检查评估率
诊疗指标 3 喉癌患者首次手术治疗前原发灶病理学诊断率
诊疗指标 4 喉癌患者首次非手术治疗前原发灶病理学诊断率
诊疗指标 5 喉癌非新辅助治疗患者术后病理报告完整率
诊疗指标 6 喉癌新辅助治疗患者术后病理报告完整率
诊疗指标 7 T1～2N0M0 期声门型喉癌患者首次治疗行手术治疗根治率
诊疗指标 8 T1～2N0M0 期声门型喉癌患者首次治疗行放疗根治率
诊疗指标 9 Ⅲ～Ⅳb 期喉癌患者首次治疗前完成多学科综合诊疗（MDT）比例
诊疗指标 10 Ⅲ～Ⅳb 期喉癌诱导抗肿瘤药物治疗采用一线方案的比例
诊疗指标 11 Ⅲ～Ⅳa 期喉癌患者根治性手术术中淋巴结清扫率
诊疗指标 12 Ⅲ～Ⅳa 期喉癌患者根治性手术术中单侧颈淋巴结清扫数≥18 枚的比例
诊疗指标 13 喉癌患者精确放疗比例
诊疗指标 14 喉癌患者放疗记录规范率
诊疗指标 15 喉癌患者放疗和（或）抗肿瘤药物治疗不良反应评价比例
诊疗指标 16 喉癌患者放疗和（或）抗肿瘤药物治疗后疗效评价比例
诊疗指标 17 喉癌局部区域复发后放疗前病理诊断率
诊疗指标 18 复发转移喉癌患者首次抗肿瘤药物治疗采用一线方案的比例
诊疗指标 19 喉癌患者治疗后随访率
管理指标 1 Ⅲ～Ⅳa 期喉癌患者根治性手术完整切除（R0）率

十五、食管癌规范诊疗质量控制指标

（国家癌症中心食管癌质控专家委员会制订）

诊疗指标 1 食管癌患者首次治疗前完成临床 TNM 分期诊断率
诊疗指标 2 食管癌患者首次治疗前完成临床 TNM 分期检查评估策略符合率
诊疗指标 3 食管癌患者首次抗肿瘤治疗前病理学诊断率
诊疗指标 4 早期食管癌患者行 EMR / ESD 前进行 NBI+ 放大内镜或超声内镜检查的比例
诊疗指标 5 食管胃交界部癌 Siewert 分型比例
诊疗指标 6 食管癌患者新辅助治疗后手术治疗前分期评估率
诊疗指标 7 局部晚期可切除食管癌患者术前行新辅助治疗的比例
诊疗指标 8 食管癌患者根治性手术淋巴结清扫合格率（≥ 15 枚）
诊疗指标 9 食管癌患者根治性手术术中淋巴结清扫站数得分超过 18 分的比例
诊疗指标 10 食管癌患者术后病理报告完整率
诊疗指标 11 晚期食管腺癌患者接受抗 HER-2 靶向治疗前靶点检测阳性的比例
诊疗指标 12 食管癌精准放疗率

诊疗指标 13 食管癌根治性放疗剂量规范率
诊疗指标 14 接受抗肿瘤药物治疗的食管癌患者用药后进行不良反应评价的比例
诊疗指标 15 接受抗肿瘤药物治疗的食管癌患者用药后进行疗效评价的比例
诊疗指标 16 食管癌患者出院诊断 TNM 分期率
诊疗指标 17 食管癌患者治疗后随访率
管理指标 1 食管癌手术前预防性抗生素规范使用率
管理指标 2 食管癌手术后非计划二次手术率
管理指标 3 食管癌患者手术后 30 天死亡率
管理指标 4 食管癌患者手术后 90 天死亡率

十六、胰腺癌规范诊疗质量控制指标

（国家癌症中心胰腺癌质控专家委员会制订）

诊疗指标 1 胰腺癌患者首次治疗前临床 TNM 分期诊断率
诊疗指标 2 胰腺癌患者首次治疗前临床 TNM 分期检查评估策略符合率
诊疗指标 3 胰腺癌患者首次治疗前腹部增强 CT 或 MRI 诊断率
诊疗指标 4 胰腺癌患者首次治疗前腹部增强 CT 或 MRI 诊断报告完整率
诊疗指标 5 胰腺癌首次治疗为非根治性手术治疗的患者治疗前病理学诊断完成率
诊疗指标 6 胰腺癌患者手术治疗后病理 TNM 分期评估率
诊疗指标 7 胰腺癌患者手术治疗后病理报告完整率
诊疗指标 8 手术切除的胰腺癌患者术中淋巴结清扫率
诊疗指标 9 手术治疗的胰腺癌患者中微创手术占比
诊疗指标 10 经根治性手术治疗的胰腺癌患者行辅助治疗的比例
诊疗指标 11 胰腺癌患者首次治疗行姑息治疗的比例
诊疗指标 12 Ⅳ期胰腺癌患者首次抗肿瘤药物治疗采用推荐一线方案的比例
诊疗指标 13 胰腺癌患者抗肿瘤药物治疗不良反应评价比例
诊疗指标 14 放射治疗的胰腺癌患者中精准放疗比例
诊疗指标 15 胰腺癌患者放疗记录规范率
诊疗指标 16 胰腺癌患者精准放疗后结果评价比例
诊疗指标 17 胰腺癌患者首次非手术治疗后完成疗效评价比例
管理指标 1 住院胰腺癌患者治疗后随访率
管理指标 2 胰腺癌患者围手术期死亡率

十七、肾癌规范诊疗质量控制指标

（国家癌症中心肾癌质控专家委员会制订）

诊疗指标 1 肾癌患者首次治疗前临床 TNM 分期诊断率
诊疗指标 2 肾癌患者首次治疗前临床 TNM 分期检查评估策略符合率
诊疗指标 3 肾癌患者首次非手术治疗前病理学诊断率

诊疗指标 4　肾癌患者手术治疗后病理 TNM 分期评估率
诊疗指标 5　肾癌患者手术治疗后病理报告完整率
诊疗指标 6　接受手术治疗的肾癌患者中微创手术占比
诊疗指标 7　T1a 期肾癌患者接受肾部分切除手术的比例
诊疗指标 8　肾癌手术患者术中及术后输血率
诊疗指标 9　晚期肾癌患者接受系统治疗的比例
诊疗指标 10　肾癌患者非手术治疗后完成疗效评价的比例
管理指标 1　肾癌手术患者并发症发生率
管理指标 2　肾癌手术患者平均住院日
管理指标 3　肾癌手术患者次均费用
管理指标 4　肾癌手术患者二次手术率
管理指标 5　肾癌行肾根治切除术患者平均术后住院天数
管理指标 6　肾癌患者围手术期死亡率
管理指标 7　肾癌手术患者术后 30 天内非计划住院率
管理指标 8　住院肾癌患者治疗后随访率
管理指标 9　肾癌行肾部分切除术患者平均术后住院天数